马·小·娜
怀孕笔记

师从国家第六批**名老中医专家王庆国**教授
马小娜◎主编

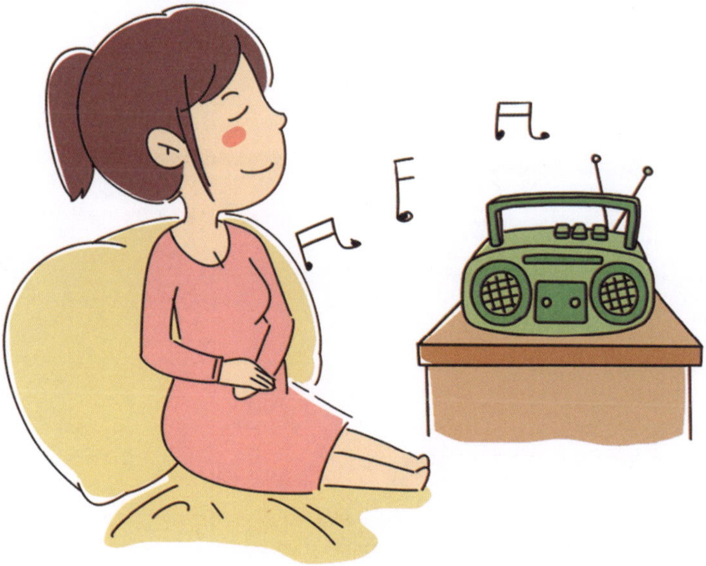

吉林科学技术出版社

图书在版编目（CIP）数据

马小娜怀孕笔记 / 马小娜主编 . -- 长春 : 吉林科学技术出版社 , 2021.12

ISBN 978-7-5578-7705-7

Ⅰ . ①马… Ⅱ . ①马… Ⅲ . ①妊娠期 - 妇幼保健 - 基本知识 Ⅳ . ① R715.3

中国版本图书馆 CIP 数据核字 (2021) 第 226728 号

马小娜怀孕笔记

MA XIAONA HUAIYUN BIJI

主　　编　马小娜
出 版 人　宛　霞
责任编辑　宿迪超
助理编辑　郭劲松
美术编辑　百事通
图文统筹　上品励合（北京）文化传播有限公司
封面设计　长春美印图文设计有限公司
幅面尺寸　167 mm × 235 mm
开　　本　16
印　　张　15
页　　数　240
字　　数　200 千字
印　　数　1-6000 册
版　　次　2022 年 1 月第 1 版
印　　次　2022 年 1 月第 1 次印刷
出　　版　吉林科学技术出版社
发　　行　吉林科学技术出版社
社　　址　长春市福祉大路 5788 号出版大厦 A 座
邮　　编　130118
发行部电话 / 传真　0431-81629529　81629530　81629531
81629532　81629533　81629534
储运部电话　0431-86059116
编辑部电话　0431-81629378
印　　刷　长春百花彩印有限公司
书　　号　ISBN 978-7-5578-7705-7
定　　价　59.80 元

前言

社会在不断发展，人们对健康生育的需求也产生了巨大的改变，居家与医院妇产科协调互补的护理形式更为普遍。

本书以时下比较流行的手账形式，生动详细地介绍了孕产妇、胎儿的健康和安全管理，比如，孕前优生优育的重要性、孕产妇的衣食住行以及基本监护知识、产前健康管理、分娩配合技巧、孕产妇的心理调适以及家庭育儿常识等，重点强调了准爸爸乃至整个家庭环境相互配合的重要性。

本书围绕生育，全方位、多方面地对孕前、妊娠期、分娩期可能遇到的问题做了详细的分析，并在营养饮食、休息安排、活动或运动项目、优生优育、母婴疾病的预防与改善方面进行了科学详尽的指导，以确保母婴身心健康。

本书以日记形式导入，每月、每周、每一天的内容都是按照整个孕期的前后顺序安排的，知识点呈现深入浅出，表达形式活跃，语言表达言简意赅且含金量高，配图精准，方便读者翻阅，甚至可以边学习、边操作，直观感受强。

本书是众多专业人士智慧的结晶，可以作为广大妇幼保健工作者的参考教材，还可供家庭成员，特别是女性朋友学习。

目录

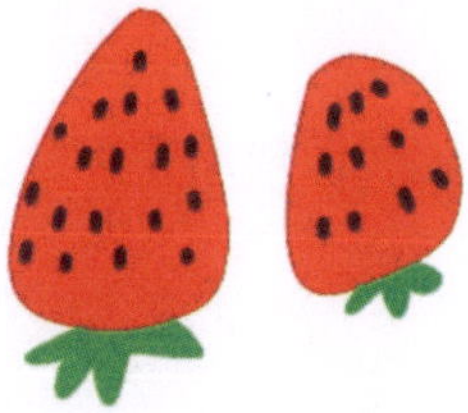

孕1月

受精卵正在“安营扎寨”

孕妈妈： 刚怀孕的你，体重、体型和孕前别无二致。只是，子宫壁开始变软、增厚，卵巢开始分泌黄体激素，乳头颜色变深，且变得敏感。

胎宝宝： 他（她）还是颗受精卵，被称为“胎芽”，通过B超观看，他（她）有点像小小的种子，长约0.2毫米，重约1.5毫克。

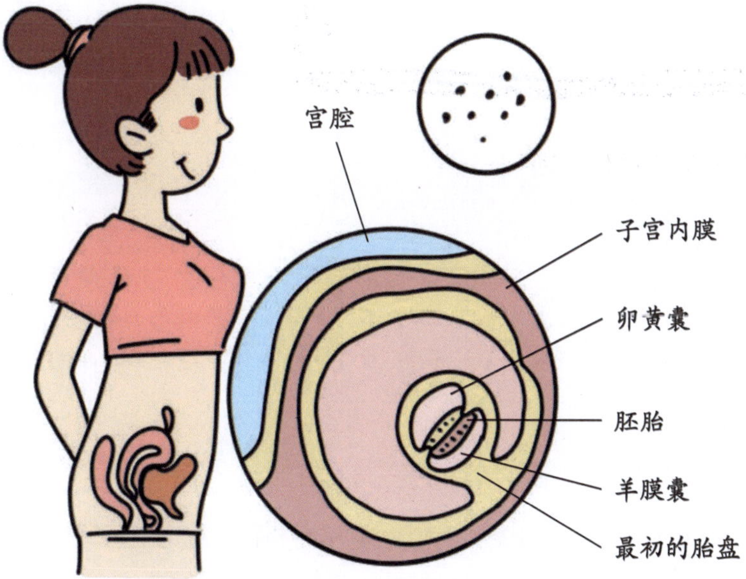

孕1周 你还处在月经期

怀孕一般都是以孕妈妈末次月经的第一天为起始时间，这时的你还处在月经期，如果已经决定生宝宝，就得放松心情，以平和的心态面对受孕这一重要环节。

DAY 1 你还记得末次月经第一天吗

“末次月经”，一个重要的时间标签。人们通常用它来判断月经周期的稳定性，甚至用来推算预产期。

◆ 你的末次月经第一天：____ 月 ____ 日

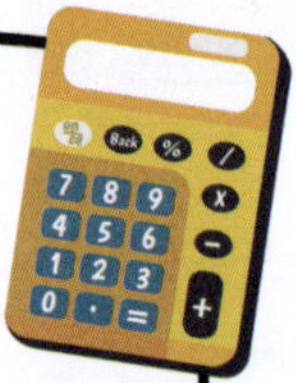

其实，从受精到分娩大约是266天（38周）。由于孕妈妈无法准确地判断哪一天受孕，为了方便起见，医学上规定从末次月经的第一天开始计算，整个妊娠周期正好多了2周，即280天。

如果你记住了末次月经的第一天，那么下个月的这一天若是月经没有及时到来，不妨再推迟一周，毕竟它具有不稳定性。若是一周以后仍没有来月经，那么，你怀孕的可能性就比较大。

◆ 一起算一算你的预产期

计算公式1：预产期月份＝末次月经的月份+9（或-3）。

公式说明

- 如果末次月经是3月以前，就用+9，意味着预产期是当年的月份。
- 如果末次月经是3月以后，就用-3，意味着预产期是第二年的月份。

计算公式2：预产期日期＝末次月经的日期+7。

公式说明

- 如果得数大于30，就需要-30；同时预产期的月份要+1。
- 如果得数小于30，算出来的时间就是预产期日期哦。

当然，由于种种原因，预产期提前或推迟1～2周都是正常的。

DAY 2 你们准备好要宝宝了吗

步入婚姻殿堂之后，生孩子自然而然成为头等大事。在期待增加家庭小成员的心情之下，很多小夫妻心理或许还有些挣扎或踌躇。如果准备要二胎，还需要提前安抚好大宝的情绪，做好大宝的思想工作。

◆ 夫妻的思想斗争

你有钱生育孩子吗？

一旦怀孕，营养补充需要花钱，做检查需要花钱；宝宝出生后所有的衣、食、住、行也是一笔不小的开支。

你能舍弃个人空闲和时间吗？

怀孕之后，尤其是宝宝出生后的前三年里，上餐馆吃饭、看电影、旅游，甚至逛街都成了奢侈的愿望，每天都心系宝宝，空闲时间几乎全无。

你能教育好孩子吗？

鼓励孩子自由发展，还是学各种特长，还是只抓学习……各持己见，分歧不断，夫妻关系不和谐，孩子左右为难。

生育孩子是两个人的事情，需要夫妻双方共同商量，同时还得本着尊重女方想法的原则来处理这个难题。只要你们想清楚了，条件成熟了，任何问题都不是事儿，无须担忧。从现在开始，尽情地期待孩子带给你的快乐吧！

◆ 让大宝参与你们的孕期

不隐瞒想生二胎的计划。如实告诉大宝：为什么要生二宝；有了弟弟（妹妹），对他（她）的爱也不会少。用实际行动多陪大宝做游戏、看书等。

让大宝积极参与迎接新宝宝的准备。比如，让大宝给二宝取个乳名、让大宝选个漂亮玩具送给二宝当作见面礼。大人在平时的交谈中，尽量将二宝称为大宝的弟弟或妹妹，而不是直接叫乳名或者宝贝。

多和大宝讲讲兄弟姐妹间的亲密故事，让大宝期待自己也能有个弟弟或妹妹。

DAY 3 避开受孕的不利因素

如果你们已经准备要一个可爱的宝宝，那么肯定不愿意让宝宝的生命在异常状态下开始吧！确保精子与卵子的高质量，最好从现在起远离不利因素。

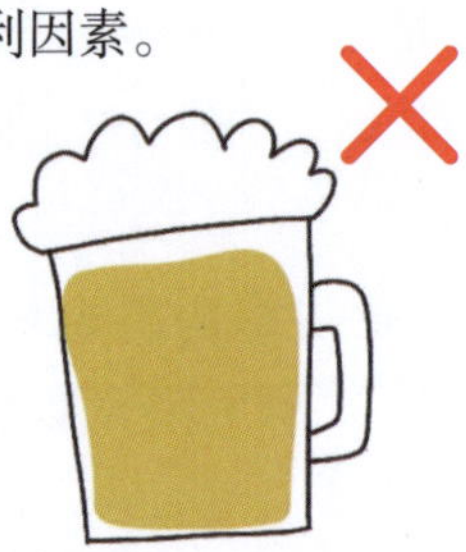

1. 有毒物质：麻醉剂、农药、铅、汞、镉以及 X 射线放射性物质，它们会长时间存留在体内，对生殖细胞产生不利影响。

2. 烟、酒、毒：烟中的尼古丁、酒中的乙醇，会直接损害精子与卵子，甚至造成孩子畸形。

3. 精神状态不佳：新婚时、蜜月时、旅途中、性生活过于频繁时……但凡高强度运动或者过度疲劳状态下，身体和精神状态并非最佳，精子与卵子的状态也不会太好。

DAY 4 按时吃叶酸吧

叶酸，就是一种水溶性的 B 族维生素，也就是维生素 B_9，它能参与人体新陈代谢的全过程，也是合成二十二碳烯酸（DHA）的必需营养素，不仅可以维持胎宝宝神经系统的健康、预防神经管畸形，还可降低胎宝宝发生口唇、心血管等方面畸形的可能性。

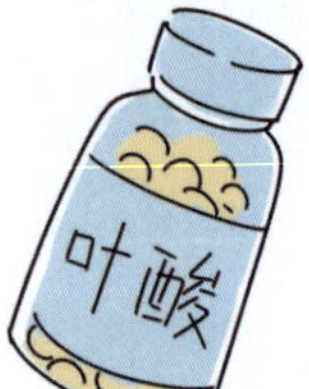

孕前 3 个月开始吃吧！每天 400 微克。

怀孕前期坚持吃哦，每天 600 微克。

怀孕3个月后就可以停用了。

备孕期间的叶酸补充剂应该为每片中含有叶酸 400 微克的，不是治疗贫血用的每片 5 微克含量的叶酸片。别买错了哦！

某些食物也含有一定量的叶酸，备孕男女不妨多吃一些。

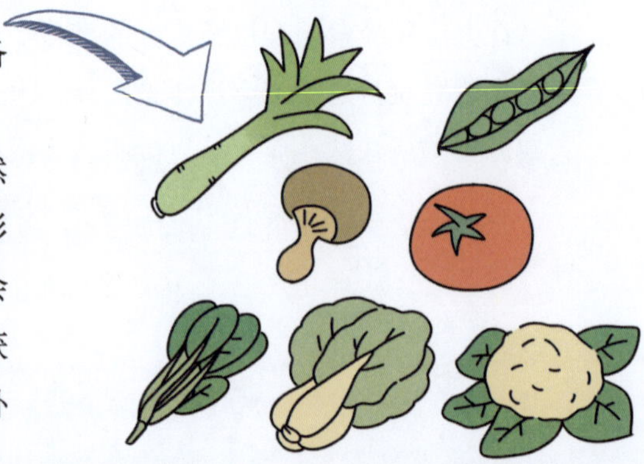

虽然含叶酸的食物很多，但是天然的叶酸极不稳定，易受阳光、温度的影响而发生氧化。另外，长时间烹调也会破坏叶酸。所以，人体真正从食物中获得的叶酸并不多。备孕男女还是需要补充叶酸制剂的，别忘记哦！

DAY 5 备孕期多吃储存量较少的营养素

孕前营养与饮食搭配直接影响怀孕的可能性，以及将来胎宝宝的健康状况，所以，孕前营养的储备状况是优生优育的重中之重。除了补充叶酸，备孕女性还要多吃一些体内原本储存量较少的营养素。

营养需求	基本来源	孕育作用
优质蛋白	鸡、鸭、鱼、虾、鸡蛋、豆制品等	促进胎宝宝生长发育的物质基础
维生素	新鲜蔬菜和水果等	补充营养需求，促进胎宝宝的发育
矿物质	牛奶、鸡蛋、骨头汤、动物肝脏、水产品、坚果等	钙、磷对胎宝宝骨骼及牙齿的形成和发育有益；铁对造血功能有益；锌、碘对胎宝宝的智力发育和预防畸形有益
适量脂肪	植物油、肉类等	促进脂溶性维生素（维生素A、维生素D、维生素E和维生素K）的吸收和利用

DAY 6 优质精子需要吃的食物

备孕期间，男性也得养精蓄锐。提高受孕率就得有优质精子，优生优育也离不开优质精子。为此，未来的爸爸们从现在开始，或者更早时候，不妨多吃些有助于补精的食物。

1. 蛋白质是男性体内产生精液的主要物质。多补充蛋白质，有利于精子的生成。富含蛋白质的食物有鸡蛋、鱼、虾、干贝、鸡肉、鸭肉、牛肉、羊肉以及豆制品等。

2. 精子的产生以及成熟所需要的微量元素主要以锌为主，它是保证精子质量的关键。富含锌的食物有松子、核桃、牡蛎、干贝等。

3. 维生素在提供精液的原料、促使精子的合成化生、调节性腺功能、增强精子的活力，以及维持精子的整个代谢过程等方面有着不可或缺的作用。这些维生素广泛存在于动物肝脏、胡萝卜、豌豆、西红柿、扁豆、莴笋、菜花、南瓜以及新鲜水果等中。

DAY 7 提前做个孕前检查吧

如果你们计划生宝宝，最好在准备怀孕的 3 ~ 6 个月前去做孕前检查，以便了解双方的健康状况，排除各种影响优生优育的因素，以减少流产、畸胎及妊娠并发症。

◆ 孕前6个月

生殖系统检查

【目的】是否有妇科疾病或有性传播疾病，避免发生流产、早产等危险。

【内容】白带常规筛查滴虫、真菌、支原体及衣原体感染，阴道炎症及淋病、梅毒等传播疾病。

妇科内分泌检查

【目的】月经不调等卵巢疾病的诊断。

【内容】卵泡促激素、黄体生成激素等项目。

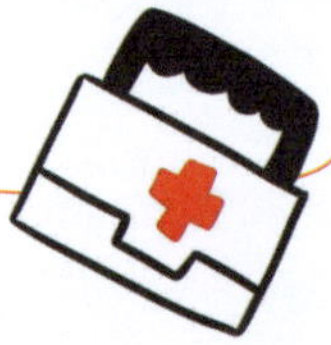

◆ 孕前3个月

脱畸全套检查

【目的】避免病毒影响怀孕期间的头三个月，阻击流产和胎儿畸形的风险。

【内容】风疹、弓形虫、巨细胞病毒 3 项。

肝功能检查

【目的】确定母亲是否为肝炎患者，避免早产，排除宝宝是否容易感染肝炎病毒。

【内容】乙肝全套，以及血糖、胆汁酸等项目。

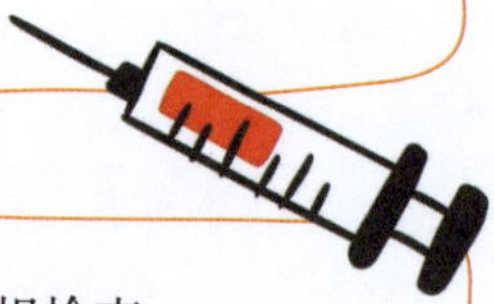

尿常规检查

【目的】肾脏疾病的早期诊断。

【内容】尿的颜色、透明度、红细胞、白细胞、蛋白质及尿糖定性等。

染色体异常检查

【目的】避免胎宝宝畸形或有遗传性疾病。

【内容】检查遗传性疾病。

有必要的话，也可以做一下口腔检查，避免孕期牙齿的疼痛与治疗。甚至可以做一下微量元素的检测，及时且有针对性地进行钙、铁、锌等营养素的补充。

孕2周 精子和卵子等待着相遇

月经结束，你的身体已经做好进入排卵期的准备，你可能会在这周周末排出卵子，精子也在准爸爸体内渐渐成熟。精子与卵子已经跃跃欲试，等待着一场美丽的邂逅。

DAY 8 多囊卵巢综合征女性的备孕提示

这一阶段，你需要格外注意多囊卵巢综合征问题，这是一种女性常见的排卵功能异常疾病，也是生育期女性月经紊乱的常见原因。

◆ 你需要去确诊

如果你有月经紊乱、多毛、肥胖，长时间不能成功怀孕等症状，建议你去医院检查一下有无多囊卵巢综合征。

◆ 你也可以正常怀孕

如果你是多囊卵巢综合征女性，就意味着卵巢不能正常排卵，受孕会有些困难，此时你得改变生活方式，调整饮食，控制体重，积极配合医生进行治疗。

1. 关注排卵情况。

想受孕就要密切关注每个月的排卵情况，如果能够正常排卵，一定要有优质的卵泡，所以在排卵期前可以通过观察卵泡情况来预测下一个月经周期是否排卵。建议这类女性通过B超来监测排卵，正确预知排卵日期，找准受孕时机。

2. 尽早生育宝宝。

女性生殖功能最强的阶段是25岁左右，患有多囊卵巢综合征的女性在这时候受孕的概率相对高一些，所以一定要尽早备孕。

3. 积极锻炼身体。

每天进行45 ~ 60分钟有氧运动，能增强身体素质，促进血液循环，特别是卵巢和子宫的血液循环，帮助卵泡发育，同时有助于排卵，对成功受孕有帮助。

当然，多囊卵巢综合征女性还可以通过药物或者激素等外部因素来促进卵巢排卵。总之，放松心情，积极调理身体，患有多囊卵巢综合征的女性同样可以正常受孕哦！

DAY 9 补足热量，为受孕“充电”

排卵期即将到来，性生活要消耗不少能量。为了给受孕积蓄一部分能量，在饮食上就得确保热量的充足供给。最好在每天供给正常人需要的 2200 千卡（1 千卡 =4.18585 千焦）热量的基础上，再加 400 千卡。

补充热量，看这里

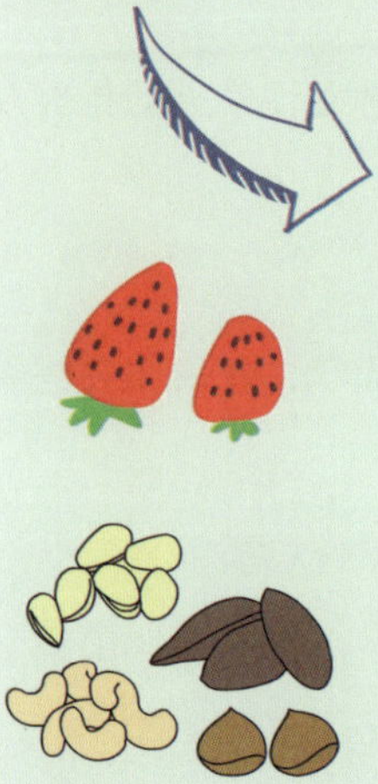

◇**香蕉：**极易被人体吸收并转化成能量，快速补充消耗的体力。

◇**菠菜：**富含铁、镁。镁能将肌肉中的碳水化合物转化为可利用的能量；补充铁能很好地消除疲劳。

◇**麦片：**富含纤维，纤维能使消化的速度放慢，持续不断地向血管供应碳水化合物，使人体血糖水平一直维持在较高水平，保证能量供给。

◇**草莓：**含有丰富的维生素 C，而维生素 C 能帮助人体吸收铁，使细胞获得滋养，使人精力充沛。

◇**坚果：**富含不饱和脂肪酸，易被分解，可为身体提供能量。

DAY 10 离宠物远一点，再远一点

现在越来越多的家庭都喜欢饲养小动物，尤其以猫、狗居多。但是，对备孕女性来说，饲养小动物并不是明智之举。

1. 几乎所有的哺乳动物都能传染弓形虫。如果备孕女性不幸感染了弓形虫，怀孕后容易引发早产、流产、胎儿先天畸形等不良后果。

2. 小动物身上还存留一种局灶性副黏液病毒，如果备孕女性感染了这种病毒，怀孕后容易导致胎宝宝骨质枯软变形，引起畸形骨炎等严重后果。

如果你正在备孕，最好还是先跟宠物说“再见”，暂时送给亲友饲养或是送到宠物会所寄养吧。

温馨提示

养宠物的女性，孕前最好做一下弓形虫排查，确保身体处于最佳状态，再考虑怀孕哦！

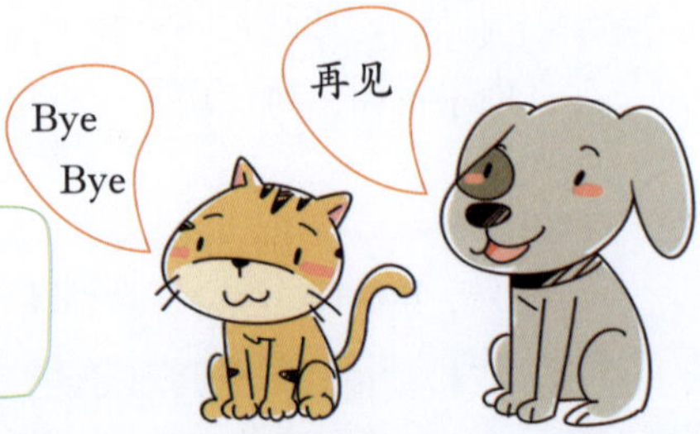

DAY 11 别错过你们的最佳受孕时间

◆ 哪天最容易受孕

精子能在女性生殖道内存活 72 小时，卵子能在排卵后的 12 ~ 24 小时内受精。那么，在排卵期的前 3 天和排卵发生后的 1 天内，都有可能受孕。因为在这段时期里，精子与卵子相遇的概率比较大，受孕的可能性也就比较大。

◆ 最佳受孕时刻到了

在一天之中，人体的生理现象和功能状态是不断变化的。早上 7:00 ~ 中午 12:00，人体功能呈上升趋势；下午 1:00 ~ 下午 2:00，人体功能下降；下午 5:00 开始上升；晚上 11:00 以后又开始下降。因此，晚上 9:00 ~ 晚上 10:00 是受孕的最佳时刻，备孕夫妻可以在这个时段进行“爱的接触”，增加受孕机会。

DAY 12 每天监测你的基础体温

在两次月经之间，每天早晨起床时测量基础体温，会形成一种前半段时间体温较低、后半段时间体温较高的现象。这是怎么回事呢？原来是排卵结束后，卵巢中生成的黄体会分泌孕酮，而孕酮容易使体温升高，一般会升高 0.3 ~ 0.5℃。

一般来说，月经结束后到排卵期开始的这段时间内体温降低，排卵后再到下次月经来临的这段时间体温又开始升高。也就是说，在两次月经之间会经历低温期和高温期，低温期过后便是排卵期。所以，你可以每天监测基础体温，有利于计算排卵期，争取成功受孕。

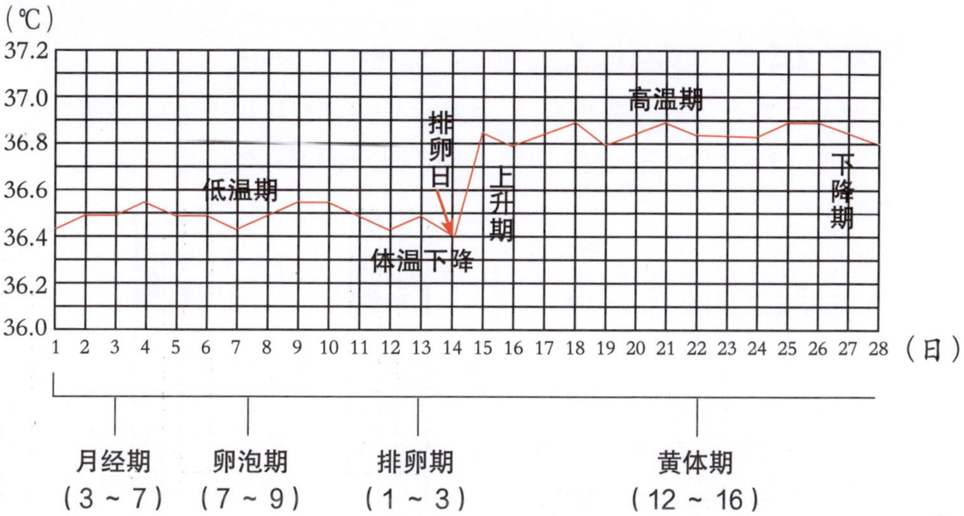

DAY 13 最好买个排卵试纸

一般来说，下次月经前 2 周左右，卵巢会开始排卵，但这多半发生在月经周期稳定的前提下。我们知道，女性排卵一个月仅有一颗，而且存活时间只有 24 小时左右。在这期间若不能邂逅“精子”，便无法成功受精。所以，为保险起见，很多夫妻还是会用排卵试纸来监测排卵期的。

【原理】通过检测黄体生成激素的峰值水平判断是否排卵。

【操作方法】

1. 将排卵试纸带有箭头的那一段插入干净的尿液中。

注意：尿液不要超过 MAX 标识线，尽量接近 MAX 标识线。

2. 试纸进入尿液约 3 秒后，看到尿液呈红色沿着试纸向上浸湿后取出。

注意：将试纸取出，平放。而且不要污染试纸，让其自然干却。

3. 10 ~ 30 分钟内，观察检测结果。

注意：超过 30 分钟试纸完全干却检测结果容易失真。

【注意事项】需要持续每日测试。检测前 2 小时内少喝水，以免影响结果。

DAY 14 排卵试纸的结果怎么看

1.C 线为对照线，T 线为检测线。如果试纸中显示了 C 线和 T 线，两条线颜色一样深，甚至 T 线颜色比 C 线颜色还要深，则代表检测结果阳性，说明将在 24 ~ 48 小时内排卵。

2. 如果试纸中只显示了 C 线或是 T 线颜色明显比 C 线浅，则代表检测结果阴性，说明未到排卵日。

3. 如果试纸中未显示任何标识线，或是只显示了 T 线而没有显示 C 线，则说明试纸失效，请更换试纸重新检测。

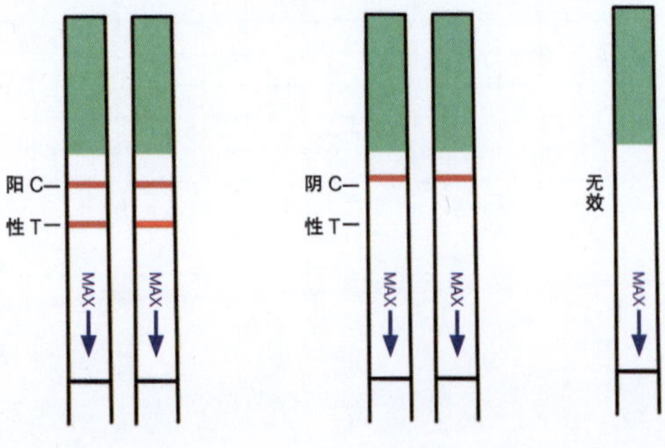

孕3周 你已经进入排卵期

从这周起，你的排卵期就会开始，在月经前第13～20天就是你的最佳受孕期，你可以与丈夫共同调整身体状态，在最佳的时间里完成你们的使命。

DAY 15 夫妻生活的最佳受孕姿势

终于迎来了排卵期，你的夫妻生活即将开启，然而夫妻生活的姿势对成功受孕也会产生一定的影响。请放下“羞耻心”，摆好你们的“作战”姿势，享受美好的夫妻生活吧！

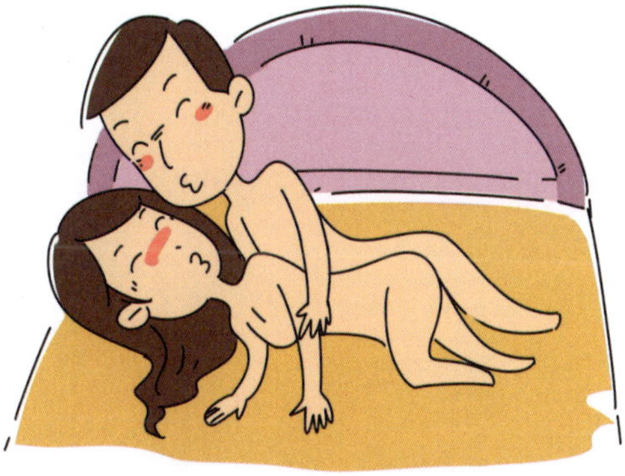

夫妻生活的最佳姿势

1. 男上女下仰卧位

女方平躺仰卧，双膝微弯稍分开，射出的精液积聚在宫颈口附近，形成一个精液池，有利于精子游向子宫。

【助攻小动作】

1. 如果保持这种姿势 30 分钟，成功率会更大。
2. 为防止精液流出阴道，可以用枕头垫于女方臀部下方，保持骨盆高位。

2. 后位式

女方跪位，男方在后面进入，可以最大限度地深入，精液能更近距离地接触子宫，这对受孕非常有利。

【助攻小动作】当感觉男方已经射精了，女方要赶紧躺下来。

3. 屈曲位

女方的阴道和床垂直，并让阴道口大开，而男方和女方之间尽量以垂直的方式进行性生活。女方的阴道与床呈 90°，男方射精后，精液不容易流出，这能增加受孕的概率。

【助攻小动作】女方保持这一姿势一会儿，以防精子流出。

注意啦！ 性爱姿势关乎受孕概率，但不能为了成功受孕而太过紧张，忽略爱的享受哦。

DAY 16 精子与卵子的“一见钟情”

卵子自排出的那一刻起，就一心期待着与精子相遇。射入女方体内的精子，摆动着小尾巴在输卵管中逆流而上。今天，也就是夫妻生活的两三天里，那个游得最快、最强壮的精子终于来到了卵子面前，瞬间“牵手”成功。

完成受精，精子的尾巴消失、头部膨大，结合成受精卵。受精卵是一个包含着 46 条染色体的细胞，其中一半来自母亲，另一半来自父亲。自此，它会开始一段神奇的旅行。

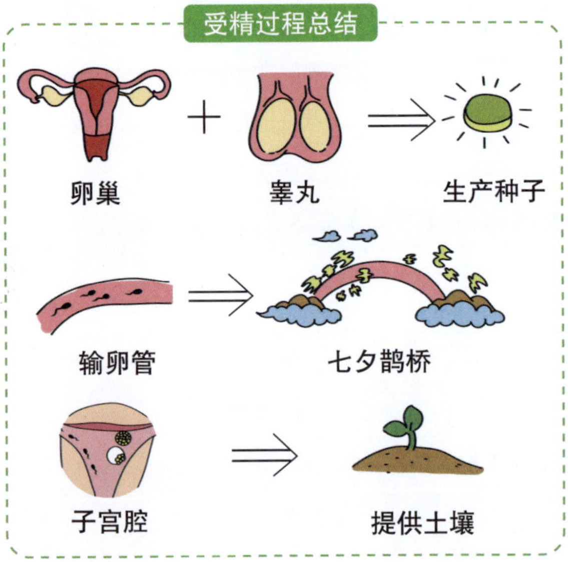

1. 在排卵期，宫颈黏液助精子一臂之力

子宫颈黏液里边有无数的蛋白质纤维，它们仿佛组成一道道栅栏，只有体强力壮的精子才能越过重重障碍，而那些畸形精子或者体弱力衰的精子就无法逾越障碍。

2. 精子一路到达输卵管

精子通过宫颈进入宫腔后，由于宫腔内液体的帮助，继续前进，再从子宫到达输卵管，虽然只有十几厘米的距离，但对小小的精子来说，却不亚于马拉松赛跑。不仅路途遥远，而且关卡重重。经过狭窄的输卵管时又有一部分被卡住。最后到达输卵管壶腹部的精子仅有 15 ~ 20 个。

3. 完成受精

早已等待在这儿的卵子依靠自己的雌激素黏附并吸引精子。精子一齐涌去，头部分泌透明质酸酶溶化卵子外层的放射冠状胶质膜，其中最强壮的才能被选中。精子一进入卵子之中，卵子立刻释放一种能将自己包围住的化学物质，即立刻关上了大门完成受精过程。

DAY 17 哪些东西是你不能吃的

已经进入排卵期，或者疑是怀孕，甚至刚刚怀上宝宝，不论是哪一阶段，建议有些东西还是不要轻易尝试吧，毕竟从准备要宝宝开始，你已经变得很“精贵”了。

1. 性寒、活血之物，均容易致人滑胎，建议习惯性流产的女性从备孕阶段就尽量别吃

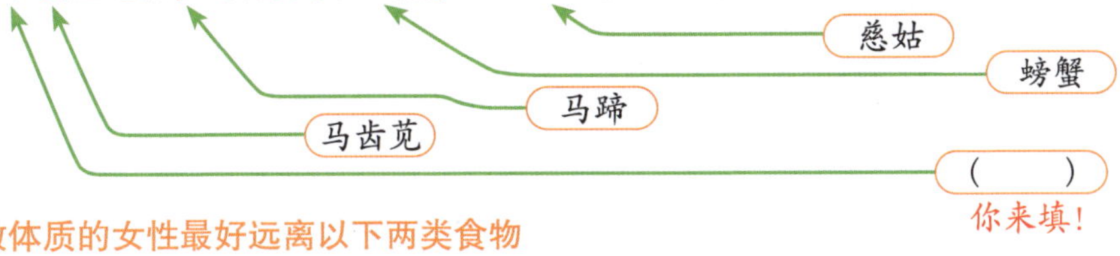

2. 过敏体质的女性最好远离以下两类食物

◎蚕豆：蚕豆含有致敏物质，过敏体质的人吃了会产生不同程度的过敏、急性溶血等中毒症状，就是俗称的“蚕豆病”。

◎海鲜：海鲜中含有过量组胺，容易使过敏体质者身体不适，出现全身起红疹、风团等问题。

3. 远离含铝食物

大多油条中都会加入明矾。明矾就是一种含铝的无机物，存留体内时间较久，备孕期或者排卵期吃太多的话，容易影响孕早期胎宝宝的大脑发育。

DAY 18 有些药也不能乱吃了

既然已经准备要宝宝，而且也已经进入排卵期，最好还是不要随便服用药物，以免影响精子与卵子的质量。备孕期间随便服药，严重的话甚至容易导致胎儿畸形。

◆ 女性应对哪些药说“NO”

比如激素、止吐药、抗癌药等，都会对女性的生殖细胞产生不同程度的影响，最好别吃了。

◆ 某些药物对男性同样有影响

【主要影响】

精子初期发育大概需要 70 天，之后的 20 天里，精子会在附睾里面发育成熟，即精子的整个成熟过程大概需要 3 个月。如果在这期间不慎用药，药物可能会进入睾丸，影响精子的质量，从而影响受精卵的健康。

【拒绝哪些药物】

常见的一些免疫调节剂药物，如环磷酰胺、氮芥、顺铂等，会直接扰乱精子 DNA（二十二碳六烯酸）的合成，包括使遗传物质成分改变，造成染色体异常、精子畸形等。

DAY 19 删掉那些不好的饮食习惯

众所周知，暴饮暴食、偏食、挑食……都是不良饮食习惯，对谁都不好，更何况是可能怀孕的你们。下面这些不良饮食习惯，也不能被忽略哦！

无辣不欢

辛辣食物容易引起人的消化功能紊乱，如胃部不适、消化不良、便秘，甚至发生痔疮。而这些问题怀孕后本来就容易出现，若怀孕后还喜欢进食辛辣食物，多半会加重。

2. 而且辣影响胎宝宝的营养供给，甚至增加孕妈妈日后分娩的困难。

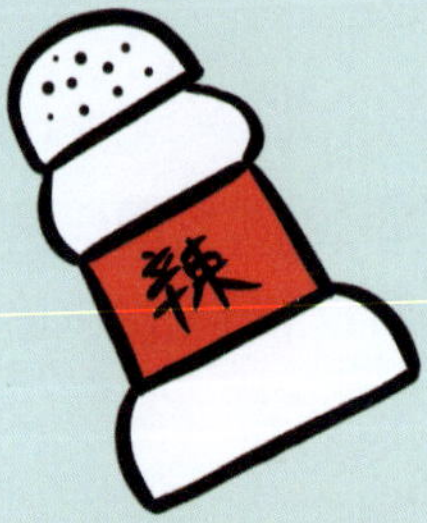

建议在计划怀孕前 3 ~ 6 个月就停止吃辛辣食物哦！

爱吃甜食

怀孕前，夫妻双方尤其女方，若经常食用甜食，有可能引起糖代谢紊乱，甚至成为潜在的糖尿病患者。这样一旦怀孕，孕妈妈的摄食量增加，或继续维持怀孕前的饮食结构，极易造成孕期糖尿病。

孕期糖尿病不仅会危害孕妈妈的健康，更重要的是危及胎宝宝的健康发育与生长，还极易造成早产、流产或死胎。

而且，宝宝出生以后，新妈妈有可能成为典型的糖尿病患者，宝宝也可能成为巨大儿或大脑发育障碍者，影响宝宝今后的健康成长。

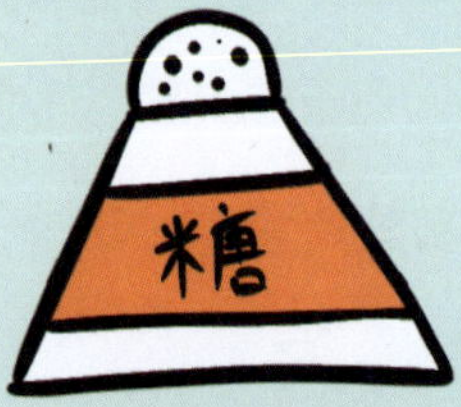

建议在计划怀孕前 3 个月就少吃甜食吧！

吃得过于精细

孕前或怀孕后，女性若是只吃精米或精白面，一点儿粗粮（比如玉米、荞麦面等）都不吃，很容易造成维生素 B_1 缺乏。

综上所述，不论是孕前还是孕中，女性朋友们的每日膳食都应该做到精心搭配，营养均衡为孕育一个健康宝宝打好基础。

DAY 20 你的生活、工作环境容易导致胎儿畸形吗

无论你是准备怀孕，还是刚怀孕，你都要知道：胎宝宝的大脑组织，细胞分裂、增殖，组织器官形成、分化等阶段，极易受到周围环境的影响。要想避免环境污染的致畸危害，孕期乃至孕前就要调离有毒害物质的工作环境。

◆ 尽量远离这样的工作环境

化工生产：油漆工、农药厂、石油化工厂 → 化学毒物对母胎健康均可造成严重危害。

经常接触铅、镉、汞等重金属，以及二硫化碳、苯、汽油等有机物的孕妈妈，流产率会明显增高，其中，二硫化碳、汽油还会导致妊娠期间中毒。

接触传染病人的医院 → 医务人员很容易因与疾病患者密切接触而被感染。

风疹病毒、流感病毒、麻疹病毒、水痘病毒对胎宝宝的影响较为严重。

辐射较大的工作场所：医院放射科、计算机房 → 对孕早期的影响很大。

极易导致胎宝宝发育障碍或畸形。

◆ 这样的居家环境尽量远离

1. 甲醛超标：危害系数最高的致癌、致畸物

【来源】胶合板、细木工板、中密度纤维、人造板材、隔热材料的预制板、油漆、涂料、壁纸以及新购买的家具。

【危害】逐渐引起细胞核的基因突变，抑制 DNA 损伤的修复。

2. 苯超标：芳香杀手

【来源】油漆、各种胶黏剂、涂料、防水材料等。

【危害】轻者出现头晕、恶心、早孕反应加剧，重者引发妊娠剧吐、贫血、高血压等。

3. 放射线物质：致癌或致不育

【来源】比如氡、氨、镭等放射线气体，无色无味。

【危害】通过呼吸、皮肤或消化道进入孕妈妈体内，破坏细胞结构分子，不仅致癌，还可致胎宝宝畸形、缺氧，甚至胎死宫内。

DAY 21 到底要不要穿防辐射服

从健康角度看，辐射包括电离辐射和非电离辐射（主要是电磁辐射）。其中，电离辐射对人体的危害较大，有可能会破坏人体DNA的结构，造成遗传性疾病。而电磁辐射主要来源于日常生活中所使用的电器所产生的辐射，只要正确使用，对人体的影响微乎其微。所以，与其考虑要不要穿防辐射服，不如学学正确使用家用电器吧！

产品名称	辐射等级	使用细节
台式电脑	☆☆	◎职场孕妈妈每工作1小时暂时离开一会儿，减少辐射 ◎如无必要，1周内使用电脑时间不宜超过20小时 ◎使用前和使用后，孕妈妈都需要将手和脸洗净 ◎避开辐射相对较大的主机后方
笔记本电脑	☆	使用时与电源适配器保持一定距离。不宜长时间使用
平板电脑、手机	☆	不要在充电状态下使用
打印机、复印机	☆☆	◎座位不要和公司大型复印机、打印机靠得太近 ◎使用时与机器保持30厘米的距离
电视	☆☆	孕妈妈看1小时电视后起来活动15分钟左右，再继续观看
微波炉、电磁炉	☆☆☆☆	运行停止后再过去取食物。也可以请家人代劳
电热毯	☆☆☆☆	用暖气、空调或热水袋代替电热毯取暖

温馨提示

备孕夫妻在孕前6个月，最好不要做CT等。

孕4周 生命的种子已生根发芽

这个时候，生命的种子已经开始在子宫内蠢蠢欲动，你已经晋升为孕妈妈了。10月怀胎的过程，有辛苦也有忐忑，但更多的是奇妙与甜蜜，尽情地享受你的整个孕期吧！

DAY 22 恭喜！受精卵成功着床

受孕能否成功，还得看受精卵能否成功着床。一般来说，受精卵形成7～10天后才在子宫内膜着床，这时受精卵才算是真正意义上的“胎儿”，这才是真正的“怀孕”。

1. 受精卵在输卵管中运行3～4天，到达子宫腔。

2. 受精卵在宫腔内游离2～3天，并形成胚泡。

3. 大多数受精卵是在三角形宫腔上部的前后壁着床，少数在子宫腔侧方，受精卵着床总是在内细胞团的一端，首先与子宫内膜接近。

4. 随着透明带的局部穿孔或整个消失，靠近内细胞群一端的滋养层迅速分裂，并贴近子宫内膜上皮。两个相对组织面的微小绒毛跨过空隙，互相交错，随后绒毛互相交织，滋养层分化为两层。内层保留细胞膜，称为细胞滋养层；外层细胞膜消失，称为合体滋养层。

5. 合体滋养层有很强的侵蚀力，侵蚀子宫脱膜，形成小缺口，使胚泡慢慢地陷入子宫内膜致密层下。

6. 到受精后约第10天，整个胚泡位于子宫内膜中；第11天，在子宫内膜处有小血块和细胞碎片构成的闭锁栓；第12天，胚泡几乎全部被增生的上皮覆盖，并形成一个小隆起，着床即完成。

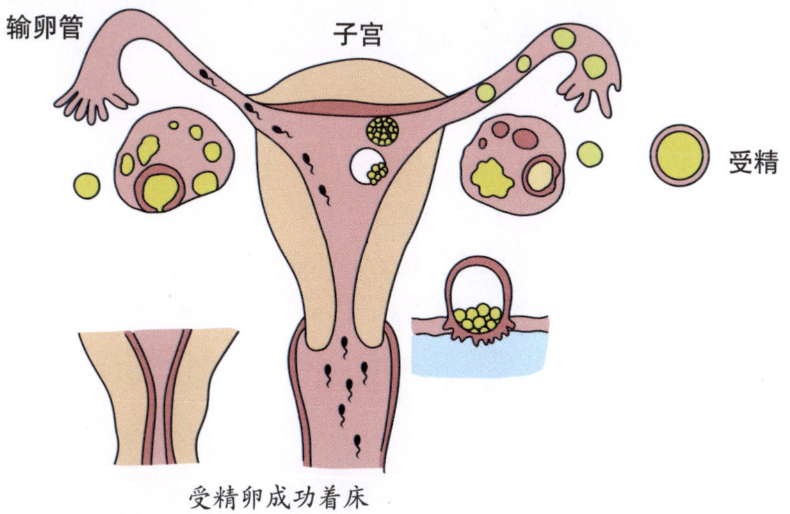

受精卵成功着床

DAY 23 天然食品PK加工食品

天然食品是指那些生长在自然界中，未经加工或仅经过少量加工的食品，这些食品仅靠有机肥料，不施化学肥，也不含添加剂。加工食品则是运用工业制造的流程和化学配方来制造的食品。这么一看，天然食品明显优于加工食品。

1. 安全。加工食品会添加一定的化学物质，天然食品是大自然加工而成，更安全。

2. 健康。加工食品容易损害身体健康，比如：长期食用人造奶油容易导致心脏病；加工肉里含有的亚硝酸盐，过度摄入会导致中毒；胶冻食品则会影响孕妈妈及胎宝宝钙、锌等营养素的吸收。

3. 营养高。天然食品含有蛋白质、维生素等营养物质，而加工食品中的营养素在加工过程中会损失很多。

温馨提示

天然食品也有不安全性，比如，土壤、水源、空气等被污染，或者在种植、收获、储存及制作过程中没有严格的质量控制。

DAY 24 当你的身体状况不是很好，应该吃些什么

虽然已经提前备孕，但并不是所有人都有一个好体魄。如果你的身体不是那么健康，用药也不是很合适，不妨试试药食吧，但需要对症施“食”哦。

1. 血虚、贫血的孕妈妈，可适当食些红枣、枸杞子、红小豆、动物的血和肝等食物，补铁又补血。

2. 易疲劳、易感冒的孕妈妈，可适当食用些黄芪、党参、西洋参等，补气、增强体质。

3. 脾胃较虚的孕妈妈，可适当食用些怀山药、莲子、白扁豆等，补脾和胃，改善肠胃功能失调。

DAY 25 远离二手烟与咖啡因

怀孕后大部分准爸爸和孕妈妈都会自觉地戒烟、戒酒，但与此同时也不要忽略二手烟以及咖啡因饮品的危害哦！

二手烟

不吸烟的人被动地吸入环境中的烟，包括香烟燃烧产生的烟和吸烟者吐出来的烟。

【危害】

孕妈妈偶尔闻到二手烟问题不大，但如果经常在家里或公共餐厅、办公室等场所被动吸烟，会对母体及胎宝宝造成不良影响，甚至会增加死胎、出生缺陷、低体重儿等的发生率等。

【措施】

孕妈妈如果要去公共场所进餐，最好选择无烟区，少去没有无烟区分隔的场所哦。

咖啡因

主要存在于咖啡与茶之中，这类物质具有兴奋作用。

【危害】

摄入过多咖啡因，容易刺激胎动增加，造成骨钙流失，对胎宝宝和孕妈妈都没有好处。

【措施】

如果实在想喝了，可以选择低浓度的咖啡或淡茶，偶尔一次，喝一小杯就好。

DAY 26 优境养胎，提高受孕质量

良好的心理环境是优境养胎的重点。得知怀孕之后，你要有心理准备，并开始有意识地进行心理调适，让心态更加平和、愉悦。不要大悲、大怒、大喜，要保证自己的身体健康和情绪愉快，夫妻感情稳定、恩爱，切实保护好孕育初期的胎宝宝，为日后胎宝宝的良好发育开个好头。

平日多听一些欢快的乐曲，晚上睡觉前听一些舒缓的音乐，让自己摆脱压力，放松身心，期待宝宝的到来。良好的心态、积极的情绪，可是对早期胎宝宝神经系统的发育有着很大的影响哦。

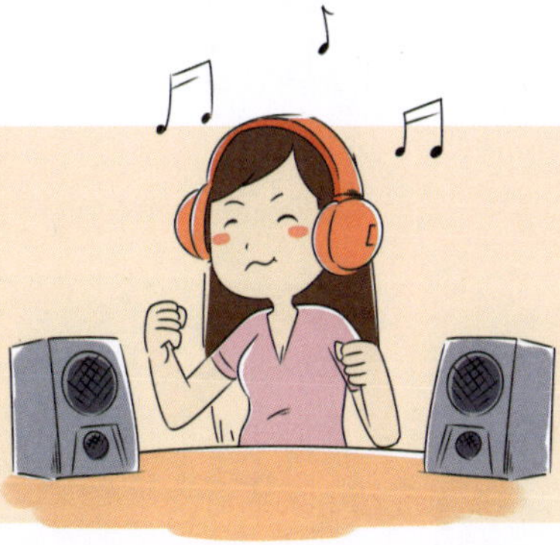

DAY 27 外用药也不是都安全

备孕期间也好，刚刚怀孕也罢，某些外用药不能随便使用，因为它会通过皮肤吸收进入血液中，从而影响你的备孕或者胎宝宝的健康，甚至损害胎宝宝的神经系统及器官。

哪些外用药不安全

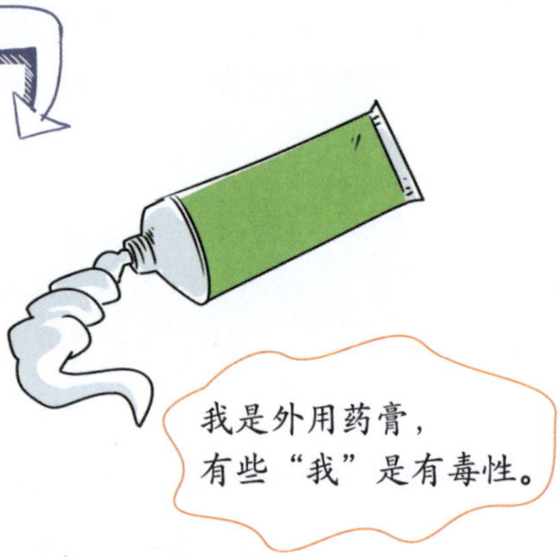

1. 杀癣净、达克宁：有些成分对胚胎有毒性作用。

2. 抗生素类外用软膏、皮质类固醇类药：对孕妈妈与胎宝宝的健康都会有所损害。

3. 清凉油或者风油精：孕妈妈体内的葡萄糖磷酸脱氢酶的含量降低，怀孕 3 个月内若过多地使用风油精，其中的樟脑就会通过胎盘屏障进入羊膜腔内，作用于胎宝宝，严重时可致胎宝宝死亡或流产。

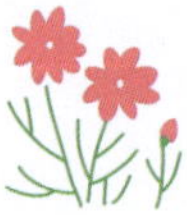

DAY 28 三餐之外，你能吃点什么

怀孕期间，因为消耗量大，每天可能还需要加餐两次，所以，孕妈妈要为自己适当准备一些零食，适时、及时地为身体“加油”。那么，孕妈妈三餐之外应该吃些什么呢？

1. 果蔬类：变着花样多吃一些不同品种的果蔬，能给胎宝宝提供更丰富的营养，其中维生素、矿物质、膳食纤维的好处就很多。

2. 点心类：孕妈妈还需要随身准备一些小点心，面包、馒头就很好。如果实在不爱吃，就准备一些饼干吧，比如苏打饼、威化饼等。

3. 干果和粗粮食品：孕妈妈可以考虑在兜里揣些干果，比如每天吃 2 ~ 3 个核桃，对胎宝宝的骨骼和牙齿发育大有好处；每天吃一把葵花子，可以满足人体一天所需的维生素 E。喜欢吃玉米的孕妈妈也可用煮熟的玉米棒加餐，甜玉米或糯玉米均可。

加餐时间：

早上 9:00 ~ 10:00

下午 3:00 ~ 4:00

晚上 9:00 ~ 10:00

温馨提示

水果最好上午吃，而且要在餐前吃。点心、干果和杂粮早、中、晚吃均可。

孕2月

过上“皇后”般的日子

孕妈妈： 现在的你外形上并没有太大变化，有可能觉得文胸有点儿紧，也可能会出现一点儿早孕反应，或者是去卫生间小便的次数与频率大大超过平时。

胎宝宝： 小胚胎可以被称为“胎儿”了，她（他）的胎长为0.4～1.2厘米，胎重2.5～6克，看上去像颗桂圆。器官已经开始有明显的特征，手指和脚趾间看上去有少量的蹼状物，就像两个可爱的小短桨。

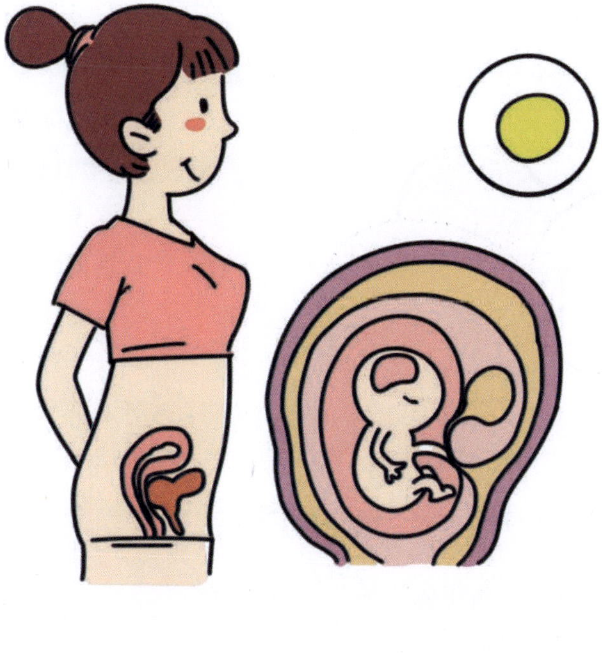

孕5周 “老朋友”没有准时报道

“老朋友”没来报道，这时候，再粗心的你，可能都会怀疑自己怀孕了。到医院做检查确定怀孕以后，你的心情是欣喜，还是紧张？从现在开始，你就要特别关心自己的日常起居、饮食营养等问题了。

DAY 29 早餐一定要吃得健康

一日之计在于晨，孕妈妈最好还是早起一点儿，吃一顿营养丰富的早餐，开始美好的一天吧！

建议在9:00之前，身体正需要能量的时候，过了9:00可能由于过度饥饿，已经不是很有食欲了，再好吃的食物也吃不下了。

第一，起床后，喝一杯温开水。净化肝脏，缓解恶心感，促进肠胃蠕动，缓解一夜的皮肤干燥。

第二，洗漱后半小时，准备吃早餐。

牛奶：建议孕妈妈每天都保持一定的摄入量，不仅可以补钙，还能补充多种微量元素。

★如果担心牛奶脂肪含量过高，不妨换成豆浆或者玉米汁。

鸡蛋：优质蛋白是孕期所需的营养。

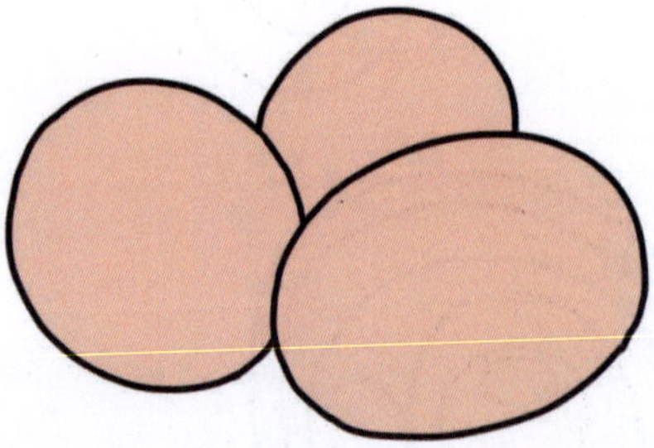

豆浆：豆浆不宜空腹喝，可以先吃点主食，再喝豆浆，以免腹胀。

★豆浆一定要煮熟，没煮熟的豆浆，不但影响蛋白质的代谢，还会对肠道产生刺激。

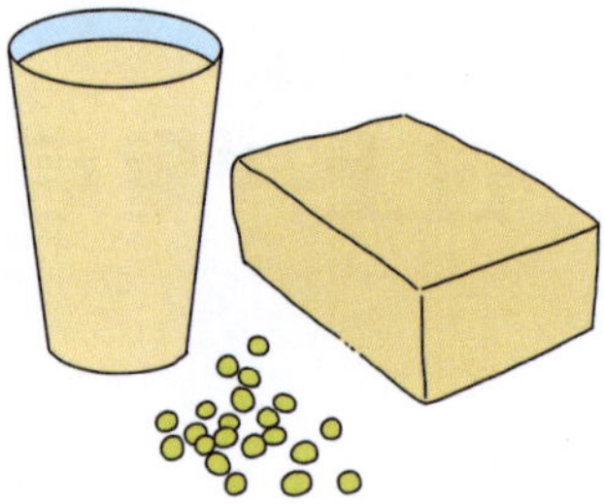

全麦制品：最好是全麦面包、全麦饼干、麦片粥等。

★麦片粥里可以根据个人喜好添加一些花生、葡萄干或蜂蜜等。

水果：时令水果，补充多种维生素。

★如果早起后觉得疲倦，可以吃点柑橘，补充维生素及纤维素的同时，还可以帮助孕妈妈补充体力。

如果孕妈妈想快捷方便地吃一顿早餐，沙拉酱拌各种蔬果不失为一个简单的方法。

总之，孕妈妈的早餐应该丰盛一些，但每次食用量不要太多，而且最好现做现吃。

DAY 30 调整你的生物钟

孕前或疑是怀孕期间，最好开始调整生物钟，确保充足的睡眠时间。要知道，你的早孕反应即将到来，保证每天至少 8 小时的睡眠才不会加重早孕反应。而且，孕妈妈睡眠规律，睡眠质量好，才能帮助胎宝宝建立良好的作息时间哦。

最好的睡眠时间安排：最好在晚上 10:00 前入睡，中午再睡 1 ～ 2 小时。

【如何让自己睡得好】

1. 睡前 1 小时用热水泡脚，水温至脚能忍受，泡至脚踝，双脚互相搓脚心。如水凉再加热水，要保持水温，泡 15 分钟左右，用手搓脚，然后出水。

2. 盘腿，再搓脚心，足底从跟部向上量一寸（本人食指第 1 关节到第 2 关节的距离为一寸）处，用双手拇指向上搓至涌泉穴（如右图），反复搓揉 5 分钟左右。

3. 腹式呼吸 10 次，速度宜慢，每分钟 4 ～ 6 次。

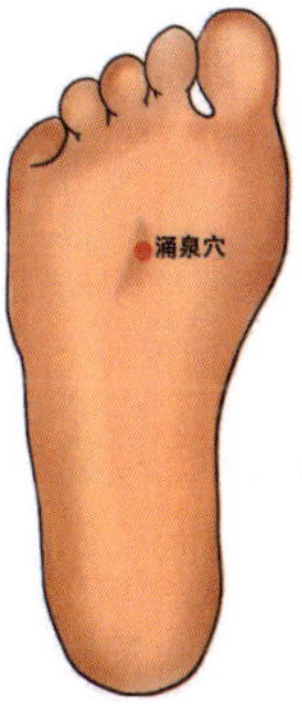

脚心的涌泉穴

DAY 31 突然感冒了，吃这些胜似用药

疑是怀孕期间也不能乱吃药，不小心感冒的你最好尝试用食物疗法来对抗感冒症状吧！

苹果蜂蜜水

将苹果洗干净切成小块，置于锅中，加水煮至沸腾。待凉后加点蜂蜜调味。

每天少量多次饮用。

葱蒜米粥

将葱白、大蒜、大米处理好，再与适量水一起用小火煮成粥。

趁热喝 1 ～ 2 大碗。

姜丝萝卜汤

生姜少许，切丝；白萝卜适量，切成片。两者用水煮 15 分钟左右，加入适量红糖，继续煮 3 分钟左右。

趁热喝 1 大碗。

姜糖水

生姜少许，切片；葱白适量，切成 3 厘米长。两者一起加水煮沸，加入红糖，继续煮 3 分钟左右。

趁热喝 1 大碗。

以上几种食疗方法简单易学，不妨一试。当然啦，如果你已经感冒 4 ～ 5 天还不见好转，最好去医院就诊。

DAY 32 尴尬了，嘴里突然有怪味

女人一旦怀孕，初期身体就会发生些许变化，比如口中会产生怪味，令你苦恼又尴尬。

◆ 原因看这里

1. 孕激素的影响，使得孕妈妈出现恶心、呕吐等妊娠反应，继而导致口气不佳。

2. 怀孕后唾液的分泌量减少，口中细菌过度繁殖，从而释放某些难闻的气味。

3. 怀孕后味觉变化，比如偏好气味强烈的食物，如大蒜、洋葱、咖啡、辣椒等，同样可能导致口腔异味。

4. 如果孕妈妈肠胃不适，如消化性溃疡、慢性胃炎、功能性消化不良等，都可能使口腔出现异味。

◆ 如何清除口腔异味

1. 吃完东西，喝几口水漱漱口，清除食物残渣。

2. 饮食上尽量做到清淡，有效减轻体内的“火”，进而改善口腔异味。

3. 每天早晚刷牙之后，用牙刷清理舌苔，将舌苔残留的食物残渣清理干净。

DAY 33 乳房有点增大，选择合适的文胸吧

虽然目前你可能还没被确诊怀孕，但孕激素已经开始发挥作用，你的乳腺已经变得更发达，乳房也在逐渐增大，这个增长速度可是比青春期还要厉害。

只是，每个孕妈妈的情况不尽相同，有的人怀孕 3 个月才开始觉得胸部变大，有的人甚至要到 5 个月才有明显感觉。所以，不要拘泥于月份，只要觉得原来的文胸已经有点紧了，就抓紧换新的吧。

建议买纯棉的、不带钢圈的、下围是比较宽的松紧带的文胸。最好买带有哺乳功能的文胸，这样分娩后喂奶的时候也可以穿，利用率比较高。

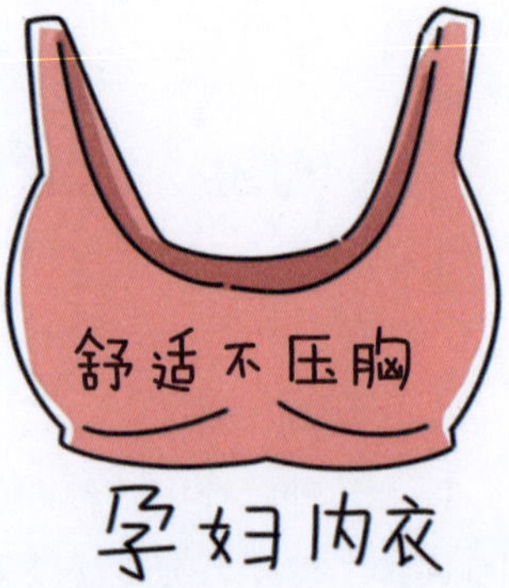

DAY 34 阴道分泌物增多正常吗

女性怀孕后体内孕酮增加，新陈代谢更加活跃，孕妈妈的外阴、阴道、宫颈等部位血流加快，组织水分较多，因而分泌物的量明显增多。这种分泌物就是我们熟知的“白带”。

◆ 阴道分泌物正常吗

【这样是正常的】

这时的阴道分泌物呈乳白色，水分和黏性也不同以往，相对比较黏稠，而且无味或有轻微的气味，但没有腥臭味或令人难以忍受的气味。

【这样不正常】

1. 怀孕期间阴道分泌物有异味，甚至伴随阴道局部不舒服，或痛或痒的症状出现，可能是患有阴道炎。

2. 如果分泌物像黏稠的豆腐渣或乳酪状，还有外阴瘙痒的感觉，可能是感染了念珠菌，它属于真菌性阴道炎的一种。

3. 如果分泌物呈灰绿色，有类似鱼腥异味，可能是细菌性感染。

4. 如果分泌物呈褐色，很可能是出血，需要尽快就医。

◆ 居家护理

即便阴道分泌物增多是正常的，但这毕竟会令孕妈妈不舒服，不能放任不管哦！

1. 平时要注意勤换内裤，保持内裤干爽。

2. 穿棉质内裤。棉质内裤透气性佳、通风度好，可避免外阴处于潮湿闷热的状态。

3. 每天用温水清洗外阴，但切勿冲洗阴道，也不能用沐浴露，以免破坏阴道的酸性环境和菌群平衡。

4. 在医生指导下选用一些中药洗剂，可有效杀菌止痒。

DAY 35 教你巧妙搭配上班时的营养午餐

孕妈妈的饮食应丰富多样，每天应该至少摄入 10 种不同的食物。

午餐可以挑选各种颜色的水果，尽可能多补充一些维生素与矿物质。

主食以意大利面、五谷杂粮、全麦食品为主，补充碳水化合物。

每周的午餐还应至少吃 2 次鱼，最好是深海鱼。

如果你是素食主义者，那就请多吃些豆腐吧，保证营养全面。

孕6周 确认怀孕，有点紧张

进入第6周，你子宫里的宝宝正在迅速地成长，如果你还没有做早孕检查，现在是时候去医院了。医生会给你抽血或进行B超检查，确定是否怀孕、怀了几个宝宝、宝宝是否在宫内妊娠……

DAY 36 你不会“有”了吧

女人本来坐在餐桌前挺饿的，结果一看见美食就恶心反胃，还急匆匆地跑到洗手间干呕……

回到座位上时，朋友们问：“你不会‘有’了吧！”

顿时，女人捂住嘴愣住了，说道：“难道刚才是早孕反应？”

早孕反应看这里

1. 月经没来，基础体温自排卵那日开始升高，持续不下，多则20天。

2. 孕激素分泌导致乳房变大，出现刺痛或胀痛感，乳头周围乳晕有小颗粒突出。

3. 怀孕后身体需要为胎宝宝的发育提供较多的能量，孕妈妈感到疲惫乏力，容易饿，变得能吃能喝，还能睡。

4. 孕激素的改变影响了孕妈妈的情绪，变得阴晴不定、脾气暴躁。

5. 有些孕妈妈正好相反，出现类似感冒的症状，怕冷，甚至食欲不太好。

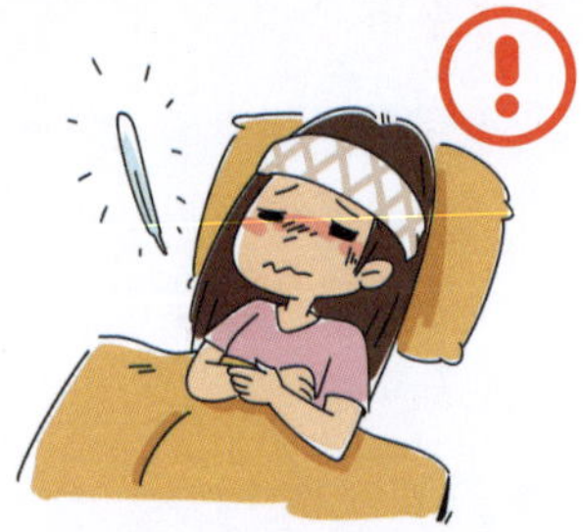

这不一定就是普通感冒，极有可能怀孕了，千万不要乱吃感冒药，伤害腹中的小宝宝。

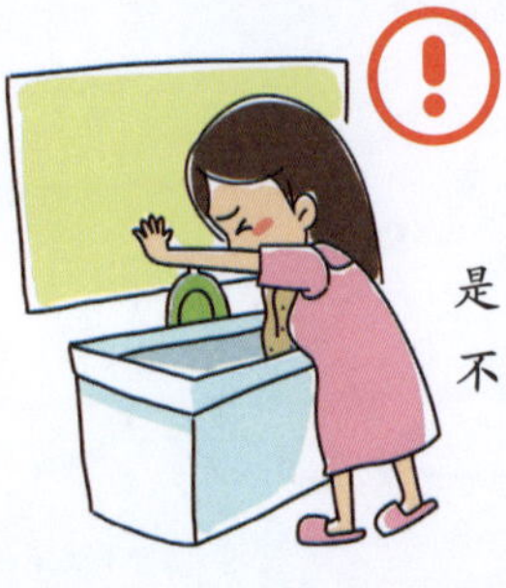

这可不一定就是肠胃不适，同样不能盲目服药哦！

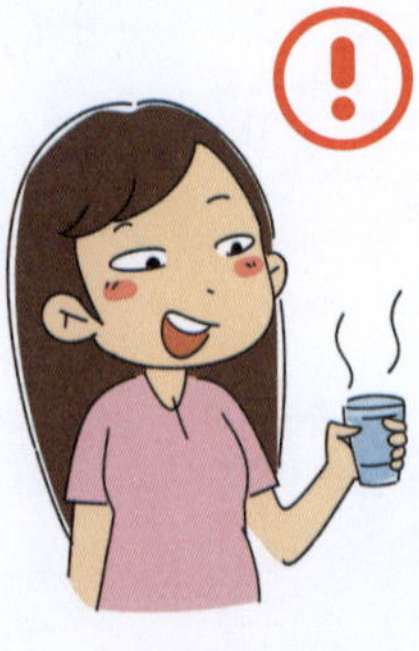

口渴也是早孕反应的一种，只是极其少见而已。其实这是你的身体以及你腹中的小宝宝在告诉你需要多喝点水。

DAY 37 亲爱的，你需要早孕试纸

天呐，这个月的“大姨妈”怎么还没来？已经超过一周啦！亲爱的，快去买验孕棒回来测试一下吧！

怀孕后，女性体内会分泌人绒毛膜促性腺激素（HCG），这种激素存在于尿液及血液中，早孕试纸就是通过测尿时呈现的反应来判定是否怀孕。

试纸的正确使用方法

第一步：购买在保质期内的试纸，拒绝过期的试纸。

第二步：仔细阅读使用说明，以防操作失误影响准确性。

第三步：根据使用说明，用早起第一次排出的尿液进行检测。

第四步：等待检测结果。

【检测方法】手持尿液滴定管，在试纸底端的尿液皿上方 3 厘米处向下滴 3 滴尿液。

结果出来啦！

1. 只出现一条对照线，表示没有怀孕。

2. 出现两条线，对照线和检测线都显色，且检测线明显清晰，表示已经怀孕。

3. 如对照线明显清晰而检测线显色很浅，表示可能怀孕。

4. 如果 5 分钟内没有对照线出现，则表示试验无效或失败，隔 2 天再次采集晨尿，用新的验孕试纸重新检测。

我检测的结果并不是100%的准确，还有1%错误的可能性。

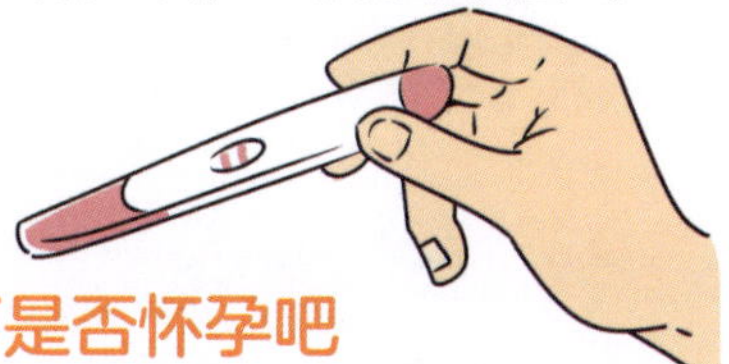

DAY 38 还是去医院确定一下是否怀孕吧

虽然昨天已经使用了早孕试纸测试过了，但它上面有一行字不知道你是否留意：在实验室中，已经确认当今的早孕试纸精确度高达 99%。

有必要去医院确诊！

1. 重新采集尿液进行化验，半小时后即可出结果：呈阳性即为怀孕。

2. 抽取少量血液进行化验，通常 1 ~ 2 小时后就可以得到是否怀孕的检验结果。

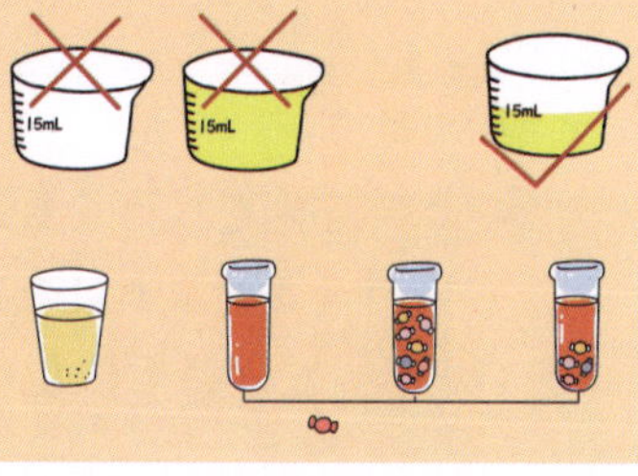

DAY 39 是否需要做B超

很多孕妈妈担心B超检查会对胎宝宝有影响，你的担心是对的，因此我们不提倡孕期做太多次B超。正常来说，确诊怀孕时可以做第一次B超，时间大概是怀孕6周，此时要检查孕囊、胎心、胎芽等，孕妈妈可以按照医生的具体指导进行检查。

◆ B超检查的必要性

1. 停经、人绒毛膜促性腺激素（HCG）明显升高、尿HCG呈阳性等，虽然已经是判断早期怀孕的依据，但还不能判断是宫内妊娠还是异位妊娠，需要B超协助诊断。

2. 如果孕妈妈的月经不规律，无法推断准确的孕周，也需要B超检查来核对孕周。

3. B超检查还可以尽早地发现葡萄胎、胎停育等异常妊娠情况。

◆ 正常宫腔内妊娠的B超图像

1. 孕囊：妊娠的最早标志，呈圆形或椭圆形，而异位妊娠的宫腔内无孕囊。

2. 卵黄素：宫内妊娠的标志，位于孕囊内一个亮回声环状结构，中间为无回声区。

3. 胎芽和胎心搏动：彩色多普勒可在增大的子宫内听到胎心音，孕囊内有胎芽或心管搏动。

DAY 40 宫外孕是怎么回事

女性正常怀孕，受精卵会在子宫腔内着床，即宫内孕。如果受精卵在子宫腔以外着床，则为宫外孕。近年来，宫外孕有逐年上升趋势，多见于输卵管妊娠。

宫外孕的症状

1. 停经：与正常怀孕一样，有短暂停经及早期妊娠表现。

2. 腹痛：正常怀孕不会腹痛或只是腹部偶尔有轻微胀痛。如果是下腹坠痛、撕裂疼，或者有时剧痛，则考虑可能是宫外孕。

3. 阴道出血：常表现为少量出血。

4. 晕厥与休克：由于腹腔内急性出血，可引起血容量减少及剧烈腹痛，轻者可能晕厥，重者甚至休克。

哪些人更易宫外孕

1. 有过宫外孕病史者。有过一次宫外孕，再次发生宫外孕的概率就较高。

2. 频繁人工流产者。频繁进行人工流产会导致子宫内受到不同程度的创伤，使胚胎不易在子宫内着床而转移到其他阵地。

3. 患有输卵管疾病者。女性患有慢性输卵管炎、输卵管发育不良等，容易使输卵管输送受精卵的功能减退，进而导致宫外孕。

DAY 41 怀上双胞胎，你该注意什么

B超检查后，一旦确认你怀有双胞胎，幸福的同时，它也变成了一件辛苦的“美差”，需要注意的细节更多。

1. 加倍营养：双胞胎需要的营养更多，尤其是蛋白质、维生素以及微量元素等都要更多地补充。

2. 多做检查：怀双胞胎的孕妈妈极易患上妊娠高血压疾病，表现为不明原因的高血压、水肿、蛋白尿等。因此，要勤去医院做检查，及早发现不适，及早治疗。

3. 充分休息：两个胎宝宝同时在子宫内发育成长，子宫过度膨胀，有时会难以拉长到适应双胞胎过大生长的程度，更容易造成流产或早产，尤其是在不能保证充分休息时。因此，一定要多休息，杜绝过度劳累，避免流产及早产。

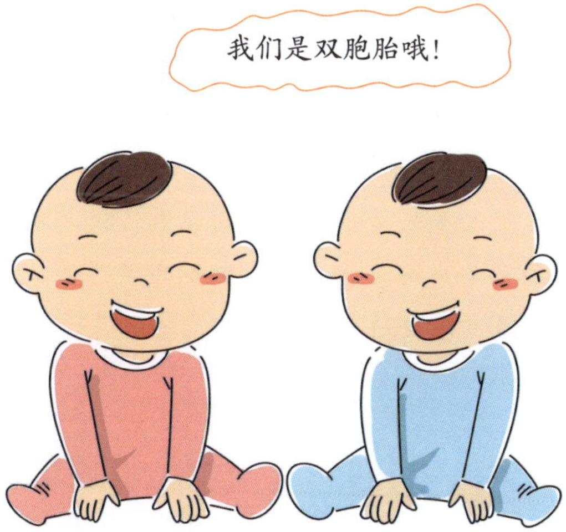

DAY 42 吃了避孕药，宝宝“留”or“流”

口服避孕药，有短效、长效以及紧急避孕药之分。一般情况下，它们不会直接作用于胚胎，主要会通过抑制排卵、增加宫颈黏液的黏稠度，阻止精子进入子宫，进而达到避孕目的。

目前，口服避孕药失败到底会不会导致胎宝宝畸形这一问题，医学界并没有定论。但有研究表明：这种避孕方式会影响子宫内环境，有可能影响胎宝宝的智力发育与健康成长。

因此，服用避孕药后意外怀孕，宝宝的“留”与“流”，还得自己拿主意。

1. 如果必须“流”，建议在怀孕3个月内做人工流产手术，以减轻对子宫的伤害。

2. 如果想要继续妊娠，在怀孕第6～8周取绒毛组织进行染色体检查。在怀孕第16～20周，进行羊水细胞的染色体检查。另外，在整个孕期，动态观察孕妈妈血中的甲胎蛋白（AFP）的含量，留意B超下胎宝宝的大体形态和内脏结构是否正常。一旦发现异常，应及时终止妊娠，以防缺陷儿的出生。

孕7周 不停地吐，反复地吃

进入第7周，胎宝宝大脑形成的速度非常快，同时早孕反应也全面爆发，各种不舒服来袭，情绪波动也变得很大。在饮食上尤其要注意控制与调节，缓解孕吐不适的同时，还得多吃有利于胎宝宝大脑神经发育的美食。

DAY 43 妊娠反应全面“爆发”

孕吐是胎宝宝自我保护的生理性反射

随着受精卵在子宫腔内逐渐生根发芽，胎宝宝大量分泌属于自己的激素，极大地增强了孕妈妈嗅觉、呕吐中枢的敏感性，以便最大限度地把对胎宝宝有害的毒素拒之门外。

妊娠剧吐的症状

孕早期恶心呕吐几乎是每个孕妈妈都会遭遇的问题，但有些孕妈妈却孕吐特别严重，在妇科医学上称为妊娠剧吐，这与孕妈妈孕期激素水平、精神因素等有关，一般发生在孕1～3个月，多见于年轻的初孕妈妈。妊娠剧吐严重时可引起孕妈妈水和电解质紊乱，进而引发代谢性酸中毒，患者明显面色苍白、体重减轻。

无须担心

孕妈妈首先要明白，孕吐并不是一个坏消息，相反，它在提醒孕妈妈的肚子里已经孕育了一个健康可爱的小宝贝，是胎宝宝向你传达他存在的强烈信号。尤其是有过流产史的孕妈妈，孕吐严重，说明这个胎宝宝很好，无须用药保胎。因此，孕吐有些严重的孕妈妈不要过度治疗，可以给予一定的饮食调理和心理疏导。

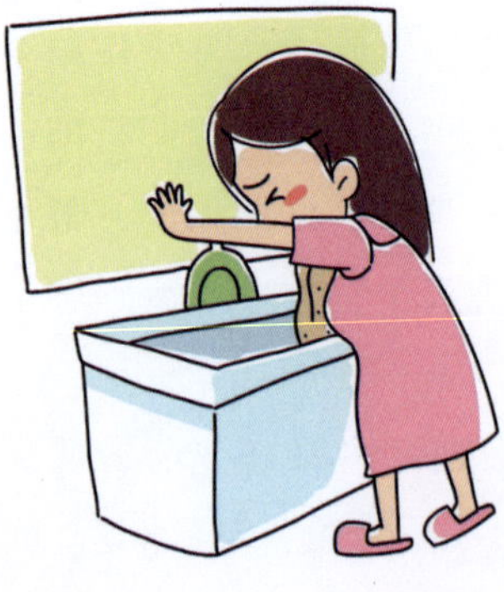

注意啦！ 如果妊娠剧吐且伴有阴道出血时，孕妈妈一定要及时进行超声波检查，了解胎宝宝是否异常或流产。一般少量出血不建议用孕酮保胎，会加重孕吐。当然，具体情况还要听从专业医生的建议。

DAY 44 抑制呕吐的美食大作战

孕吐不是所有孕妈妈都会经历的，但确实会影响孕妈妈的正常饮食，吃得没有以前多，见到食物还总是恶心……此时，你应该调整饮食，吃一些有助于缓解孕吐或止吐的食物。

止吐食物一览表

止吐食物类别	明星食物代表	止吐原理	止吐食法
面食类	面包、馒头、苏打饼干等	面食比较容易被人体消化，尤其是烤过的面食，有利于养胃，可抑制呕吐	将面包片、馒头片放在微波中烤一下，既增加了口感，还不油腻
水果类	柠檬、苹果、猕猴桃、橙子等	◎酸甜口感可开胃、促消化 ◎富含果胶，可促进肠胃蠕动，改善便秘，抑制呕吐 ◎富含维生素C和膳食纤维，可改善肠胃动力，减轻孕吐	◎直接食用鲜果 ◎将水果榨汁，果汁与果渣一起食用 ◎鲜或干柠檬片泡温水饮用
调料类	生姜、陈皮、陈醋、豆蔻等	独特的香味与口感可有效预防孕吐，并在一定程度上起到开胃、增强食欲的作用	◎烹饪菜肴时将其加入 ◎生姜、陈皮、醋等可与水一起熬煮饮用
杂粮类	燕麦、小米、荞麦等	富含碳水化合物，可促进消化，改善胃部不适，缓解孕吐	◎可将杂粮一起加水熬煮成粥 ◎若是燕麦片，则可以直接用牛奶冲泡，并煮熟
坚果类	瓜子、核桃等	◎富含B族维生素，而B族维生素是临床用来治疗孕吐的有效方法之一 ◎富含膳食纤维，可预防便秘，促进肠胃健康，缓解孕吐	可直接吃，也可放到粥里，还可磨碎食用
奶制品类	牛奶、酸奶等	◎牛奶与酸奶都是优质蛋白的来源，蛋白质有止呕作用 ◎酸奶还富含益生菌，可增强胃动力，促进消化，改善孕吐	可直接饮用，也可将牛奶加热后饮用

DAY 45 孕吐时怎样健康吃酸

早孕期间，某些孕妈妈因为孕吐厉害、食欲缺乏等，口味也跟着改变，比如爱吃酸味食物，甚至不少孕妈妈用吃酸来止吐。

适度吃酸的好处

1. 一旦怀孕，胎盘会分泌一些抑制胃酸的物质，容易影响孕妈妈的肠胃消化功能。此时的孕妈妈若孕吐厉害，胃部会更加不舒服，而吃一些酸味食物能够稍微缓解孕吐及胃部不适。

2. 孕早期的孕妈妈适量吃一些酸味食物，可以增进食欲，还能够避免胎宝宝出现贫血问题。这是因为某些酸味食物，比如西红柿、菠萝等，能够帮助人体更好地吸收铁元素。

3. 还有一些酸味食物，比如青苹果、橘子、草莓、葡萄、酸枣等，能够增强孕妈妈的身体抵抗力，预防孕早期感冒。

大量吃酸的后果

1. 让孕妈妈体内的酸碱度发生变化，容易造成孕妈妈身体疲乏。

2. 影响胎宝宝的正常发育，甚至导致胎宝宝畸形。

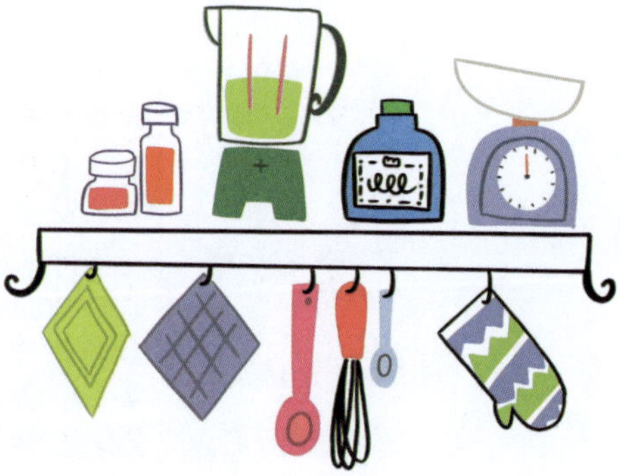

DAY 46 最好别用这些麻辣食物来止吐

麻辣鸭脖、麻辣烫、麻辣小龙虾……爱吃麻辣的孕妈妈确实可以促进食欲，还能止吐。但麻辣食物的口味太重，刺激性较大，还涉及卫生安全问题，所以，早孕期间的孕妈妈最好还是控制一下口欲。

1. 麻辣食物中的麻椒、辣椒含有一种抑制神经的物质，对胎宝宝的神经发育有不良影响。

2. 麻辣食物的辛辣刺激容易造成孕妈妈内热，继而引起便秘。孕妈妈一旦便秘，就得用力屏气排便，使腹压增加，子宫、胎宝宝、血管局部受到挤压，就会引起供血不足，血压便有可能升高。

3. 麻辣食物容易刺激到孕妈妈的子宫，会引起强烈的宫缩，进而导致流产。

DAY 47 多喝粥，补充呕吐失去的水分

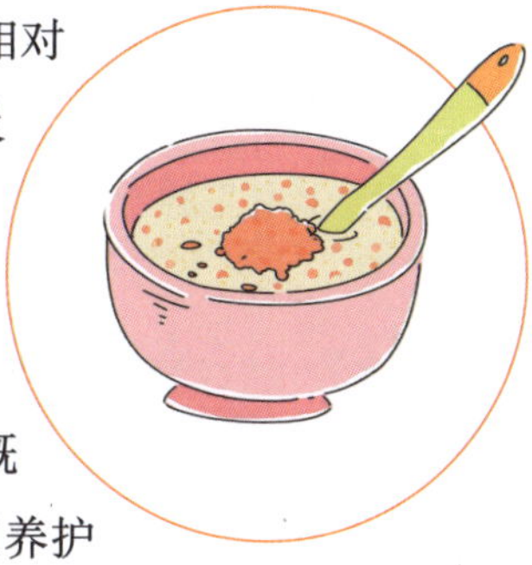

孕吐太严重，会使孕妈妈体内的水分与电解质流失相对较多，营养也会缺失。此时，孕妈妈不光要止吐，还要及时补充水分，防止脱水。

但是，空腹时最好别喝白开水！那么，孕妈妈应该如何补水呢？

清粥！孕妈妈可以在粥中加入一些蔬菜碎或肉末，既能补水，还能补充孕妈妈与胎宝宝所需的营养，并且可以养护肠胃，缓解孕吐引起的胃肠痉挛等。

DAY 48 无须担心营养够不够

早孕反应期间，能吃多少就吃多少，不必介意营养够不够的问题。因为这一阶段的胎宝宝正处于结构形成期，对营养的需求相对较少，而且孕妈妈体内本身就储备了一些营养，足够满足胎宝宝的需要。

因此，一般情况下，孕吐并不会影响胎宝宝的健康发育。当然，妊娠剧吐另当别论。尽管如此，我们也不应该错过任何一个营养补给的机会，尤其是蛋白质与维生素的补充，不仅有利于促进钙、铁、磷的吸收，还能促进胎宝宝早期大脑神经系统的发育哦！

这样吃也可以

1. 不用三餐都吃得饱饱的，可以少量多餐。

2. 想吃的时候，不妨多吃些富含蛋白质、维生素的食物，比如新鲜的肉、蛋、牛奶、豆制品以及水果等。

3. 不想吃的时候，可以试着吃点水果、喝杯牛奶等，确保维生素及蛋白质的不缺失。

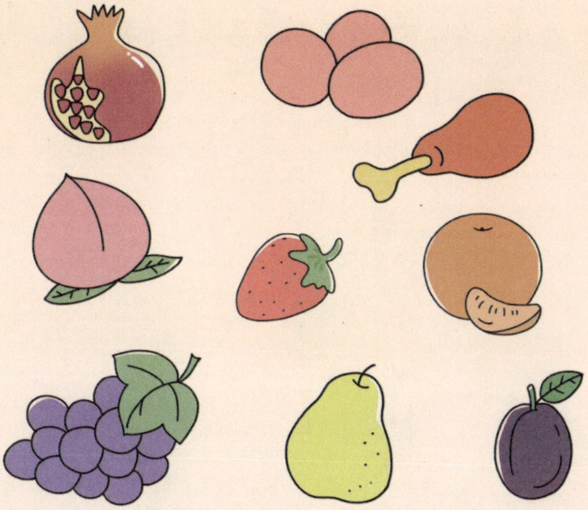

DAY 49 刺激食欲的营养战

早孕反应，除了孕吐之外，还有一个比较常见的症状，那就是食欲缺乏。有些孕妈妈整个孕期都没有孕吐，但就是没有胃口，不想吃东西。此时，孕妈妈应该如何给胎宝宝所需的营养助力呢？

多种美食满足自己的口腹之欲

想吃什么就吃什么，用各种美食打开自己的胃口。红色的樱桃和西瓜、黄色的芒果和菠萝、绿色的猕猴桃等，那些颜色鲜亮的水果，可能会激起孕妈妈的食欲哦！

不得不说的维生素 B_6

孕妈妈体内若是缺乏维生素 B_6，容易引起甚至加重食欲缺乏、孕吐等早孕反应，所以孕妈妈不妨多吃些富含维生素 B_6 的食物，比如土豆、香蕉、胡萝卜、花生、苹果等。

振奋食欲的苹果菠萝汁

【准备食材】苹果 1 个，菠萝半个，蜂蜜少许，凉白开或纯净水 200 毫升。

【简单烹饪】将苹果、菠萝分别去皮，洗净，切成小丁，与水一起倒入榨汁机中，榨汁，倒出，加入少许蜂蜜，搅拌均匀即可。

【功效指南】菠萝中含酶量比较高，苹果富含维生素 C，两者搭配，既可以借助酶来开胃，又能补充丰富的维生素 C，是孕妈妈和胎宝宝的优胜之选。

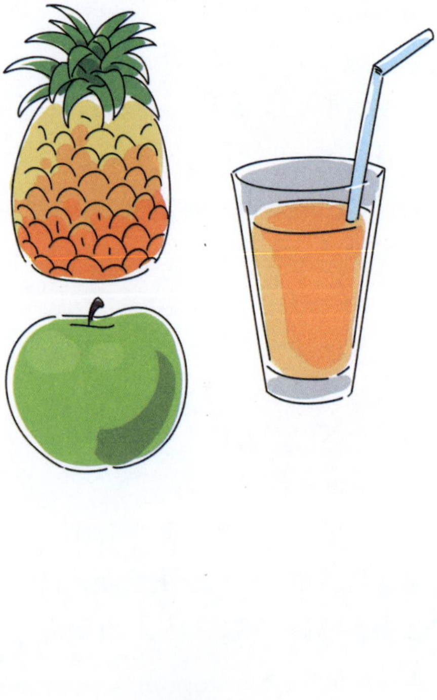

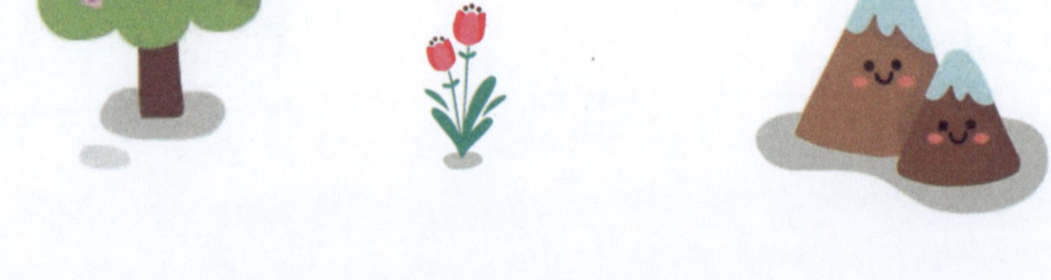

孕8周 如果出状况了，也别害怕

怀孕第8周，你的体重与体型变化不大，看起来还不像孕妇，但子宫已经差不多有一个拳头那么大了。从本周开始，胎宝宝的发育“火力全开”，器官特征开始明显，各个器官发育变得积极。你千万别乱吃药，以免胎宝宝的生殖器官畸变。

DAY 50 孕酮检查不足，怎么办

孕酮是一种雌激素，又名黄体酮。女性怀孕后，孕酮会自然升高。尤其是怀孕12周后，随着胎盘的形成，孕妈妈体内会分泌大量的孕酮，使孕酮水平大幅度提高。

孕酮，很神奇！它可以促进和维持子宫内膜的发育，为受精卵着床提供有利条件，有助于胎宝宝在子宫内正常地生长发育。也就是说，如果孕酮不足，不能确保胎宝宝发育正常，还会有流产的风险。

孕早期孕酮参考值

一般情况下，在孕5周以后，也就是确定怀孕的时候，就可以检测孕酮值了，以此来判断胎宝宝的发育情况以及是否存在流产的可能等。

孕7周之前，孕酮正常值为18～32纳克/毫升，理想值为24纳克/毫升。如果孕妈妈的孕酮值<5纳克/毫升，为异常胚胎；孕酮值<10纳克/毫升，需要保胎；孕酮值>20纳克/毫升，正常，可以排除宫外孕。

孕7周：大约25纳克/毫升。

孕8周：大约28.6纳克/毫升。

孕9~12周：大约37纳克/毫升。

注意啦！ 孕酮并非治疗孕早期先兆流产的万能药！当发生自然流产时，孕妈妈最好征求医生的建议，不要盲目地用孕酮来保胎。

孕酮不足怎么办

当孕酮值过低，可以再观察两天。若是孕酮值仍不见明显升高，可以在医生的建议下，注射或口服孕酮一段时间。

1. 注射孕酮，相对可靠且常用一些。孕妈妈每天肌内注射一次孕酮液体20毫克，连续注射7～10天。如果保胎初见成效，如出血消失、孕酮提高，要再注射3天，巩固效果。

2. 口服天然孕酮，比如孕酮胶囊（安琪坦）、孕酮胶丸（琪宁）和地屈孕酮片等，具体服用方法请遵医嘱。

DAY 51 哪些紧急情况需就医

妊娠剧吐

孕吐本来是正常的早孕反应。但是，如果孕妈妈持续几天都呕吐不停，严重影响正常进食，甚至还伴有全身乏力、面色苍白等症状，需要立即就医。

持续腹痛、剧痛

偶尔、轻微的腹痛是孕早期子宫增大、宫缩的正常反应。但是，如果孕妈妈持续腹痛，特别是下腹剧痛、坠痛，疑是流产、宫外孕等异常情况，需要及时就诊。

阴道出血

不仅是孕早期，整个孕期，只要孕妈妈出现阴道出血，都必须尽快就医。因为它极有可能是流产、早产或者胎像不稳的征兆。

体温升高

孕妈妈的体温一般都会稍高一些，但如果体温超过38℃，需要立即就医。因为孕妈妈的体温越高，持续时间越久，胎宝宝致畸的可能性就越高。

总之，孕早期的3个月是胎宝宝器官分化的关键期，对外界刺激非常敏感，孕妈妈一定要小心呵护胎宝宝与自己。遇到不适，冷静面对，调试好心态，再考虑是否就医。

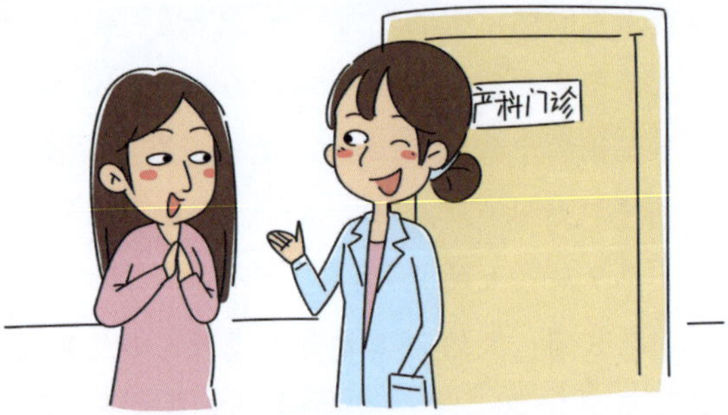

DAY 52 流产征兆出现，保胎吗

怀孕的头三个月内流产属于早期流产，大部分都与胚胎染色体异常有关，这可以通过B超检查出来。出现流产征兆并不可怕，可怕的是不查原因盲目保胎。

正确做法：出现流产征兆时，先做孕酮监测，排除孕酮不足的同时，进行B超详细检查，主要是针对胚胎生殖器官的检查。根据检查结果，听从专业医生的建议，再决定是否保胎。

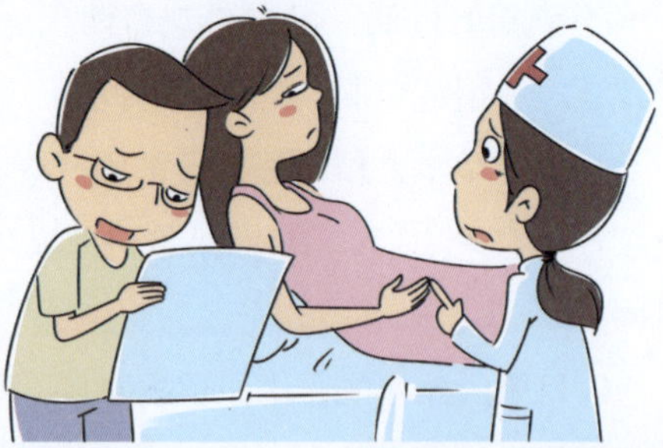

DAY 53 小心早孕陷阱——“葡萄胎”

葡萄胎是指女性怀孕后胎盘绒毛滋养的细胞增生，长得有点像葡萄。孕早期，葡萄胎与正常怀孕相似。随着孕周的推移，这些“孕妈妈”做B超检查即可明确诊断出来。

自我识别葡萄胎

1. 孕吐强烈。胎盘滋生的水疱组织产生大量的人绒毛膜促性腺激素，使得孕吐反应来得更早，而且孕吐特别强烈。

2. 先兆流产。随着孕周的增加，葡萄胎患者会出现腹痛、阴道出血等先兆流产症状，出血时甚至会有小水疱。

3. 肚子偏大。葡萄胎（水疱组织）的病态增长明显比胎宝宝活跃，患者的子宫自然增长更快，所以葡萄胎患者的肚子比同一孕周的孕妈妈肚子要大。

出现葡萄胎怎么办

1. 彻底清宫。葡萄胎属于病态妊娠，要立即清宫，彻底清除子宫腔内的残留物。

2. 预防性化疗。绝大多数葡萄胎属于良性病变，清宫后可痊愈。极少部分为恶性病变，需要进一步预防性化疗。

3. 定期复查。1～2年内最好不要再考虑“宝贝计划”。

DAY 54 甜蜜的SEX再等等吧

孕早期，胎盘和子宫壁的连接还不太紧密，如果这时进行性生活，强烈的震动会使子宫受到压迫，易导致流产。而且孕妈妈盆腔充血及准爸爸的精液都容易造成子宫收缩，这些同样也会导致流产。

在这个阶段，夫妻之间应该以语言安慰和肢体抚摸的形式交流情感。准爸爸要理解孕妈妈，多安慰、关怀孕妈妈，保证这段时间能够顺利度过。

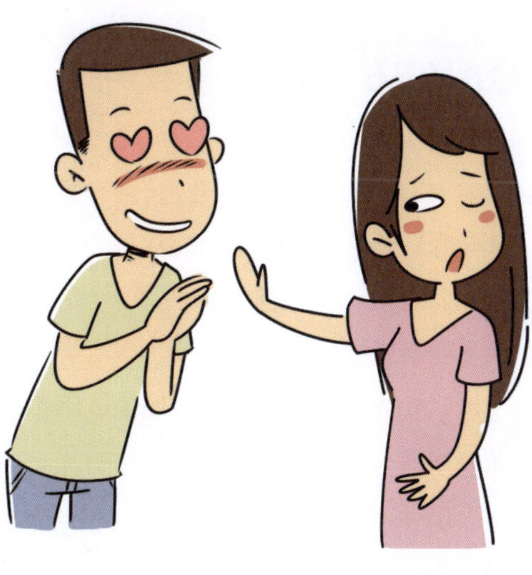

DAY 55 别怕伤到胎宝宝而不敢运动

担心流产危险，孕妈妈可能会不敢运动。其实，孕早期进行适当的运动对胎宝宝和孕妈妈都有帮助。只是这个时候的胎宝宝还不太稳定，所进行的运动不宜太剧烈，时间不宜过久。

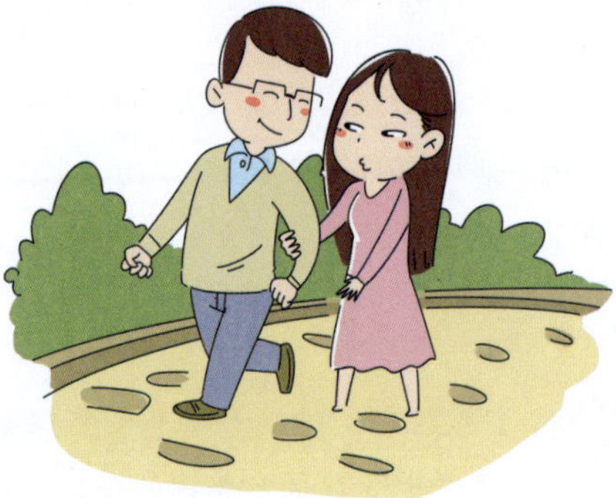

孕早期适合做的运动

1. 散步。散步是最安全的孕期运动，在整个孕期都可以坚持散步。每天晚上吃完饭，孕妈妈可以和家人一起下楼散步，既能锻炼身体，又能放松心情，还可以在散步的过程中和家人交流感情，缓解情绪。孕妈妈甚至可以一边散步，一边和胎宝宝说话，进行简单的语言胎教。

2. 瑜伽。如果怀孕之前孕妈妈就在坚持做瑜伽，怀孕后不妨接着做瑜伽，但不要做那些高难度的动作。瑜伽可以帮助孕妈妈平心静气、放松心态。若是从没练过瑜伽，就没必要在怀孕后专门去学瑜伽，因为孕妈妈的身体都没有舒展开，怀孕期间贸然学习伸展、拉伸之类的动作，极易引发流产。

DAY 56 别让胃酸倒流影响口腔环境

孕8周，孕妈妈的早孕反应可能会比较严重，呕吐次数较多，口腔内容易残留呕吐物，很容易影响口腔卫生。

孕吐容易导致胃酸倒流，继而引起牙齿被严重腐蚀。

孕妈妈可能喜欢吃酸的东西来缓解呕吐反应，而酸的东西最容易损坏牙齿。

孕期口腔环境，会损坏牙齿，还会影响胎宝宝的健康，需要孕妈妈高度重视起来，一定要勤刷牙、多漱口哦!

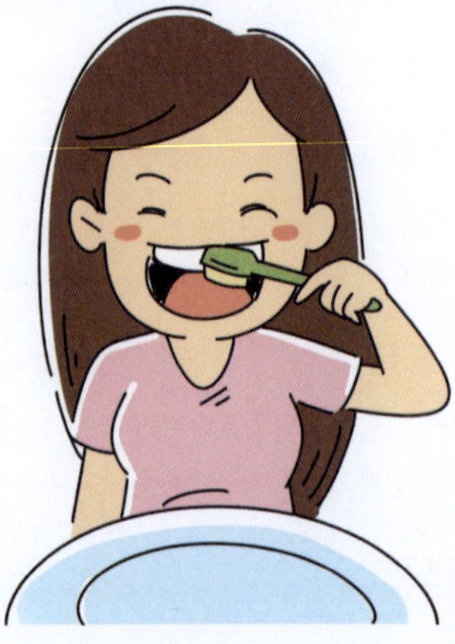

孕3月

看起来有点孕妇样

孕妈妈： 你的子宫如拳头般大小，但肚子从外表看隆起仍然不明显。你可能发现自己的乳房胀大很多，还会有胀痛感，乳头和乳晕色素加深。你的孕吐感会逐渐消失，食量也开始慢慢增加。

胎宝宝： 胎长2～9厘米，胎重9～23克。胎宝宝的尾巴已经完全消失、具备人形了，而且成长速度越发惊人。身体和腿部都长大了，更重要的是，鼻子已经长出来了，能够辨识出脸了。胎儿的手指和脚趾完全分开，眼睛及手指、脚趾清晰可辨。部分骨骼开始变得坚硬，毛发和指甲开始长出。

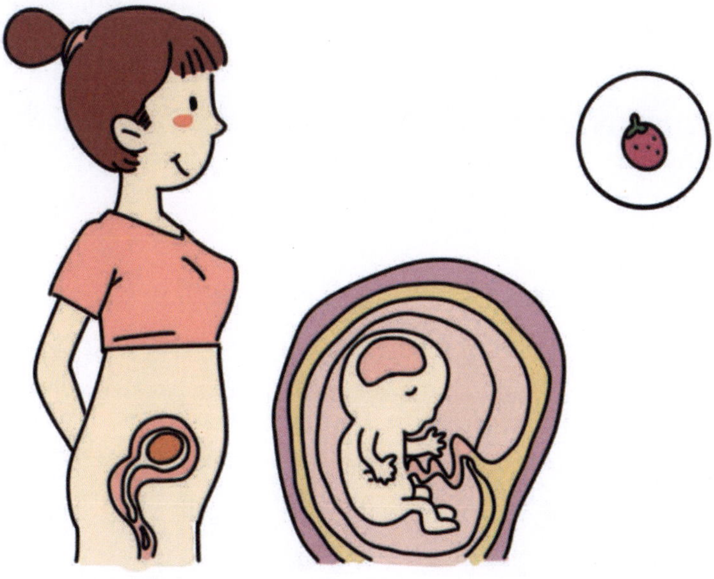

孕9周 爱美的你更爱健康

孕妈妈的子宫也已经有拳头那么大了，不过孕妈妈的体重没有增加太多，体型也没有很大变化，因为现在是胎宝宝器官组织的分化期，还没有到孕妈妈增重的时候，孕妈妈可以继续享受一下身材苗条的美好时光。

DAY 57 孕期奶粉喝了吗

孕妇奶粉是在牛奶的基础上，添加了孕期所需要的多种营养成分，利用叶酸、铁、钙、磷、DHA等营养素配制而成。有些奶粉还特别添加了双歧杆菌，可以保护肠黏膜，而且更容易被人体吸收，是专门为孕妈妈准备的奶粉。

你需要喝孕妇奶粉吗

正常情况下，只要膳食平衡、营养全面，饮食中的营养基本上能满足孕妈妈自身和胎宝宝发育的需求，因此，孕期不一定非得喝孕妇奶粉。那么，哪些孕妈妈需要专门补充孕妇奶粉呢？

1. 营养不良的孕妈妈：如果孕妈妈在孕前就已经营养不良，怀孕后就应该多喝孕妇奶粉来增加营养。

2. 早孕反应强烈的孕妈妈：当发生严重的早孕反应以致影响摄入饮食时，可利用孕妇奶粉来补充营养，满足自身与胎宝宝的营养所需。

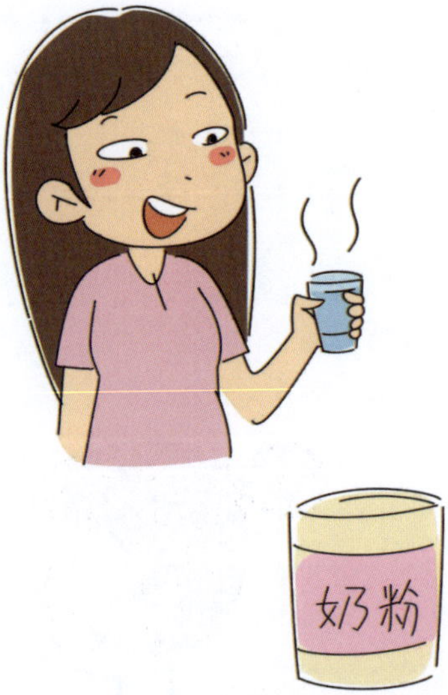

挑选孕妇奶粉是一门学问

◎注重营养素的含量。孕妈妈要根据自身的营养需求选择奶粉，要注意查看奶粉的营养素含量标注。

◎选择值得信赖的品牌奶粉。一般来说，品牌奶粉更注重产品的质量，相对更安全、可靠一些。

选好之后，孕妈妈要根据自己的饮食习惯和膳食结构，适量食用孕妇奶粉，不可擅自增加用量，避免营养过剩。

DAY 58 你的体重怎么下降了

孕早期，孕妈妈会出现一系列较为严重的妊娠反应，食欲也会跟着下降，体重或多或少会出现下降趋势，这是正常的孕期体重变化情况，不用大惊小怪！

孕早期体重下降的原因

1. 孕吐：吃什么吐什么，体重自然下降，但这属于正常的妊娠反应，不必太过担心。

2. 食欲缺乏：不想吃食物，甚至伴有头晕、乏力等症状，体重同样会下降。这些也是正常现象，注意多休息哦！

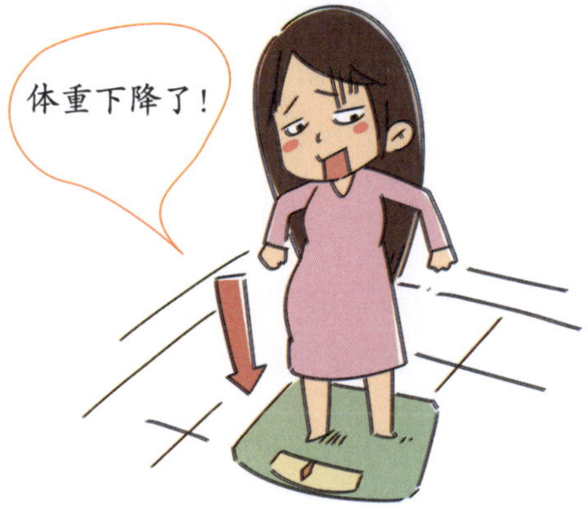

DAY 59 控制用盐量，预防血压升高

从这周开始，孕妈妈得调整自己的食盐量。因为一旦摄入过多盐，容易导致体内的钠含量过高，血液中的钠与水就会渗入组织间隙中，形成水肿，并使血压升高，甚至造成心脏负荷过大。当然，食盐量也不能太低，否则，同样会引起孕妈妈诸多孕期不适哦！

一般来说，孕妈妈每天的食盐量应该在 5 克左右，而且尽可能地选用低钠盐。酱油也不能摄入过多，因为 6 毫升的酱油就大约相当于 1 克的盐。当然，一些含盐量高的食品，比如腌制食品、熏干食品、油炸食品等，最好也远离。

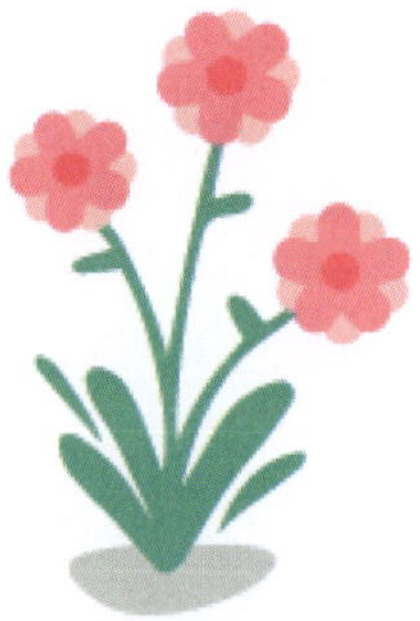

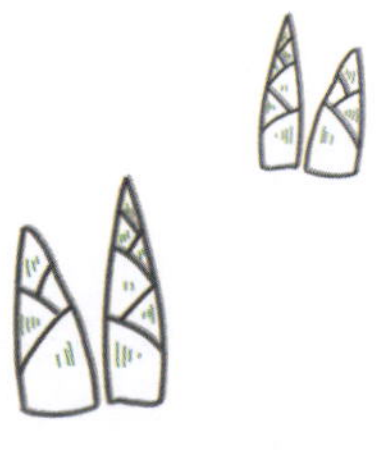

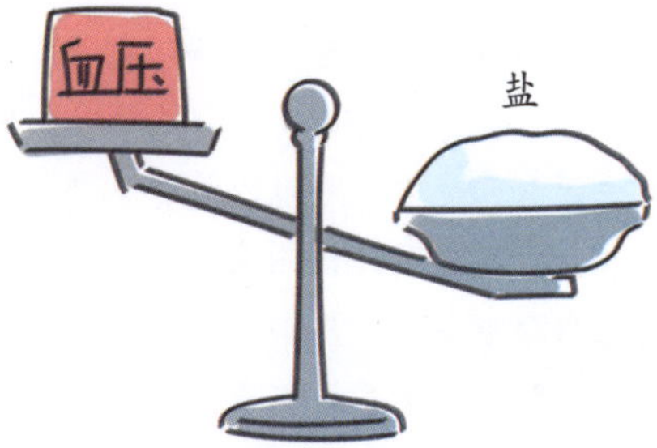

DAY 60 素颜的孕妈妈一样美丽动人

我们都知道，某些化妆品中的化学成分对身体是有害的，平时得慎重使用，怀孕后更得慎用。

一般来说，化妆品中多半都会含有一些化学添加剂，这些对人体是有害的，对胎宝宝的成长发育也是不利的。尤其在孕早期，正是胎宝宝形成的关键期，若是受到不良化妆品的刺激，极有可能会导致胎宝宝畸形。

孕妈妈禁用的化妆品有哪些

指甲油：指甲油中含有一种酞酸酯的成分，这种物质若被人体吸收，对身体健康是十分不利的。

香薰精油：气味越是浓郁的化妆品，可能成分越复杂，不适宜孕妈妈使用。

脱毛剂：脱毛剂属于化学制品，很可能对胎宝宝造成不良影响。

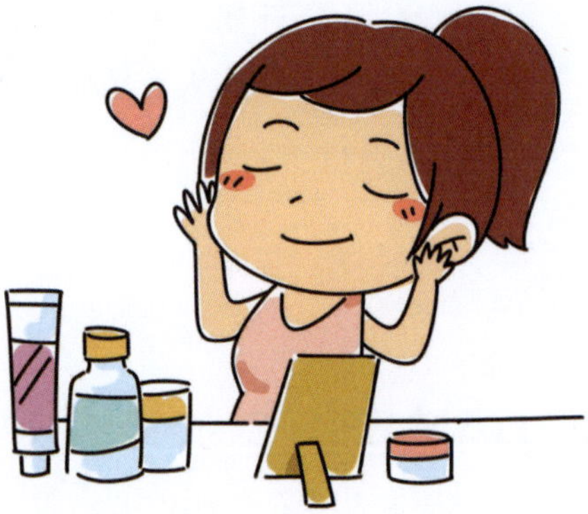

除了上述三种孕妈妈禁用的化妆品，香水、染发剂、冷烫精、祛斑霜等化妆品，孕妈妈最好也少用。

不得不化妆，怎么办

职场孕妈妈有时不得不化妆，一定要做到以下几点：

1. 涂抹 BB 霜或 CC 霜简单地修饰一下肤色，再画个淡妆就好，尤其不要使用口红和粉底等。可以用唇膏代替口红。

2. 尽量避免使用含有激素及汞、铅等成分的化妆品，一些美白、祛斑等功能的化妆品也不要使用。

3. 不要使用过期及别人使用过的化妆品。

4. 只要使用了化妆品，就一定要记得卸妆并彻底清洁。

DAY 61 帮你选购孕期护肤品

孕期忍住不化妆，不少孕妈妈能做到。但若是让孕妈妈不用护肤品，也许就很难容忍吧！那么，孕妈妈能不能用护肤品呢？

皮肤能吸收多少护肤成分

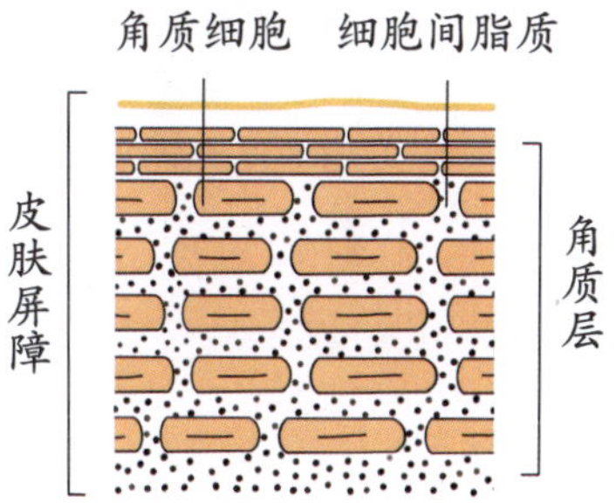

角质层：皮肤的天然屏障。即便角质细胞与细胞间隙都能渗透护肤品成分，但这层屏障却不容易突破。

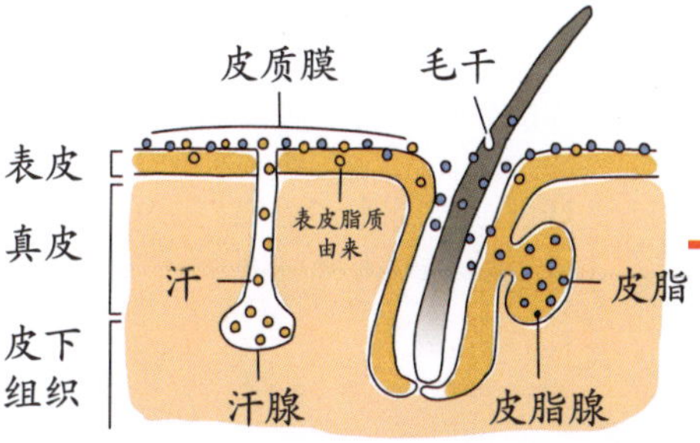

就算化妆品成分真的渗透真皮层，基本也没有力气进入毛细血管了，更不可能参与全身血液流通。

也就是说，绝大多数用在皮肤表面的护肤品，从吸收剂量上看，基本不会对孕妈妈造成太大伤害。

几种伤害性较大的护肤品成分，要小心哦！

★视黄酸：明显致畸，尤其在器官形成期的胎宝宝早期，这类护肤品会直接作用到他们的器官组织，导致颅面部、心脏、中枢神经系统、胸腺和甲状旁腺的发育性畸形。更严重的，还可能导致死胎或流产。

★水杨酸：水杨酸属于阿司匹林（乙酰水杨酸）的近亲，在动物实验中有明确致畸作用。

★二苯酮 -3：一种化学防晒剂，容易导致人体过敏，还可能对身体产生危害。

孕妈妈选用护肤品的原则：

1. 基础护肤正常做，尽量选择温和清洁、补水保湿、低刺激、低敏的产品。

2. 防晒霜可以使用含二氧化钛或氧化锌的纯物理防晒霜，出门最好做好硬防晒，遮阳伞、帽子、墨镜都戴好。

3. 美白、抗衰老的功能性护肤品尽量少用，以免影响胎宝宝发育。

DAY 62 孕妈妈洗澡有讲究

怀孕初期，皮下脂肪日益增多，出汗及皮脂分泌同样增多，此时若是担心着凉或感染而不勤洗澡，就容易引发皮肤病，导致皮肤瘙痒等不适。因此，孕早期勤洗澡的同时，还是要注意以下 4 点。

怀孕以后不坐浴，不到公共浴池洗澡

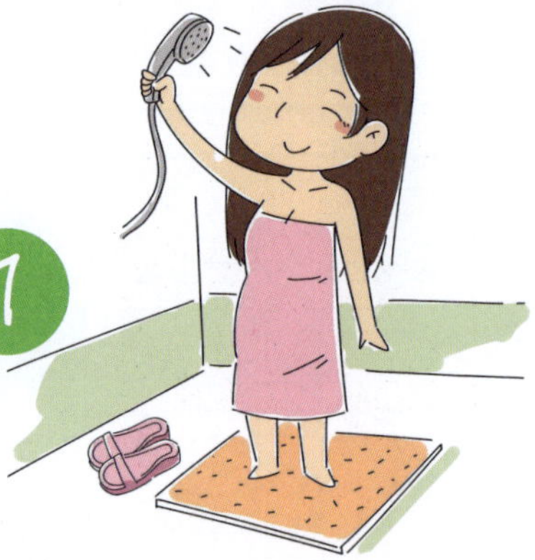

1

正常情况下，女性阴道保持一定的酸度，有利于防止病菌的繁殖。怀孕之后，在孕激素的刺激下，孕妈妈的阴道内乳酸量会下降，对外来病菌的抵御能力也会降低。

如果怀孕后仍然坐浴或到公共浴池洗澡，脏水很可能进入阴道，引起宫颈炎、附件炎等，甚至宫内感染造成早产。

洗澡时，水温不宜过高

2

一般来说，洗澡水只要皮肤不感到凉就好，也就是水温在 27 ~ 37℃。水温一旦过高，很可能会因为缺氧而导致胎宝宝发育不良。

洗澡的时间也不能太长

3

孕妈妈的洗澡时间最好控制在 10 ~ 20 分钟。

洗澡时，空气逐渐减少、温度较高、氧气供应相对不足，正常人洗澡时间太久身体都会出现不适，更何况孕妈妈，更容易出现头昏、眼花、乏力、胸闷等不适。

而且，在热水的刺激下，孕妈妈全身的毛细血管迅速扩张，脑部容易供血不足，洗澡时间长，胎宝宝也会不舒服，出现缺氧、胎心率加快，甚至影响胎宝宝神经系统的正常发育。

洗澡频率应根据个人的习惯和季节而定

4

一般来说在秋冬季节，3 ~ 4 天洗澡 1 次比较合适。炎热的夏天最好每天 1 次。

如果实在不想洗澡，每天最好能用温水擦擦全身、洗洗外阴。毕竟，孕妈妈的新陈代谢逐渐增强，汗腺及皮脂腺分泌比常人旺盛。

DAY 63 别让隐形眼镜伤了你的眼睛

怀孕后，最好尽快把隐形眼镜换成框架眼镜。这是为什么呢?

1. 怀孕之后，眼角膜的含水量会稍高一些，眼球容易变得滑腻，隐形眼镜不容易固定。

2. 孕妈妈如果经常戴隐形眼镜，眼角膜被隐形眼镜包裹，就像人的脑袋被塑料袋套住，容易缺氧。眼角膜缺氧就容易水肿，还会引发角膜炎、溃疡等眼疾。随着怀孕周数的增加，眼睛的角膜曲度会改变，近视度数也会波动。这时，如果孕妈妈还勉强佩戴以前的眼镜，就很容易损伤眼球血管，甚至导致角膜上皮剥落。

3. 隐形眼镜容易受到污染，感染眼睛，孕期出现眼睛不适还是比较麻烦的。

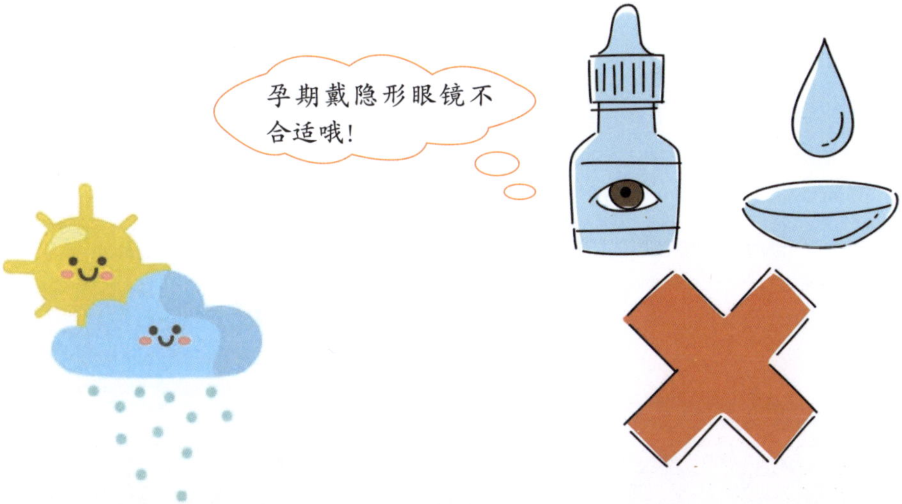

所以，隐形眼镜最好不戴，但那些因职业而不得不佩戴隐形眼镜的孕妈妈们应该怎么办呢?

1. 佩戴眼镜之前，一定要把隐形眼镜洗干净，手也要保持干净、干燥。

2. 戴上眼镜之后，如果觉得刺激或者硌得慌，要把镜片取下来检查一下，看是不是有灰尘、毛絮之类的杂物，清洗干净后再戴。

3. 眼镜一次佩戴不成功，要先洗一遍再戴。

4. 不要戴隐形眼镜睡觉，中午、晚上睡觉都不能戴，这一点特别重要！因为戴隐形眼镜睡觉，特别是过夜，容易使眼角膜处于缺氧状态，时间久了容易引起角膜水肿、感染。

孕10周 身体开始发生变化

怀孕第10周，孕妈妈的身体可能开始慢慢变形了，体重会快速增加，孕妈妈的腰部会变得更粗，胸部也会增大，孕妈妈需要换大一点的孕妇内衣了，原来的牛仔裤等紧身衣物也已经不合身了。而且孕妈妈的乳头上可能会长出白色的小微粒，这些微粒内含有白色的润滑剂，这是乳头在提早为母乳喂养做准备哦！

DAY 64 身体慢慢变形，告别紧身衣裤

紧身衣裤的款式很漂亮，能把女性朋友们的身材勾勒得极其优美，一直以来，深受爱美女性的追捧。但是，我建议怀孕后的女性朋友们，尽快丢掉以前的紧身衣裤，改穿舒适宽松的休闲装。

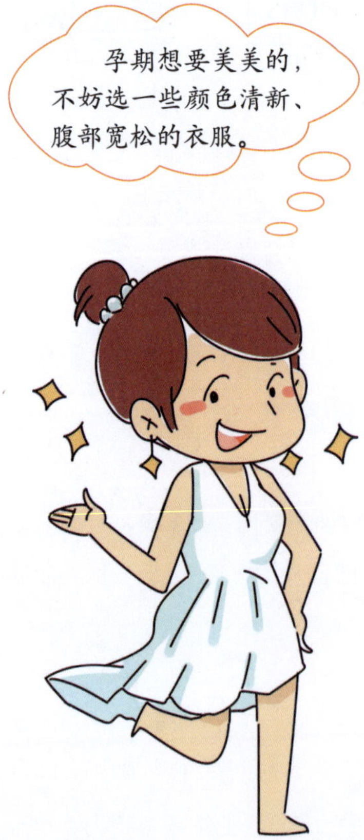
孕期想要美美的，不妨选一些颜色清新、腹部宽松的衣服。

◆ 孕期穿得太紧有危险

1. 孕早期，也就是怀孕的头三个月，孕妈妈的身体可能还没有明显的变化，但随着孕周的不断增大，紧身衣裤开始束缚你的胸部和腹部，很不舒服。这种不适往往会诱发或加重早孕反应。

2. 过紧的衣裤可能限制了胎宝宝的生长与活动，容易导致胎位不正。

3. 紧身衣裤会阻碍孕妈妈自身的血液循环，容易引起外阴和下肢静脉曲张、水肿等。

◆ 换什么样的衣服呢

孕妈妈着装应选用宽松式的，腰带、胸罩不要系得太紧。

因为孕妈妈代谢旺盛、出汗多、油脂分泌多等生理特点，最好选用透气、吸汗、保暖的面料，尤其是胸罩、内裤等，更要选用棉制品，少用或不用化纤制品。

温馨提示

因为肚子刚刚隆起，看上去不是很突出，没有必要买孕妇装。好好整理一下现成的服装，选出较为宽大的或把腰部放大的衣服。

DAY 65 乳头上居然长东西了

乳房是女性的第二生理特征，也是很重要的人体器官，对孕妈妈来说，它还是宝宝出生后的口粮呢！但是，怀孕之后，孕妈妈的乳头上会长出白色的小颗粒，这是怎么回事呢？

【正常情况，别担心】

怀孕后，孕妈妈体内激素发生了变化，产生了少量的乳液。乳液干掉之后，就变成了白色小颗粒。如果只是少量的白色小颗粒，属于正常现象。

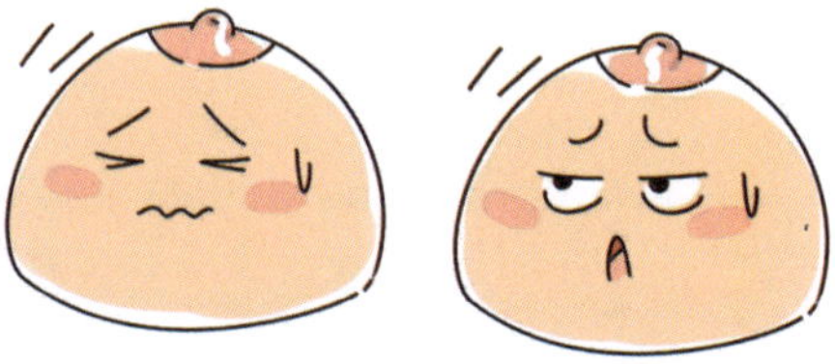

平时要经常清洁乳头，避免感染。也有可能是孕期激素产生变化，产生了油脂类的白色颗粒，最好不要强行挤压，以免引发炎症。

【异常现象，需要注意】

孕早期，孕妈妈的乳头出现白色颗粒，还有可能是因为乳管本身存在炎症、肿瘤及外在压迫，或者是因为胸罩脱落的纤维阻塞乳管了，逐渐导致乳管不通畅，乳汁堆积，继而形成白色颗粒。

无论正常与否，都应该及时就医确诊，调节好心情，放松心态，别着急上火，以免扰乱孕期身体的内分泌。

特别提示：产后乳房也会有白色颗粒

1. 乳头太小或内陷，宝宝出生后吸乳也会变得困难一些，这样容易引发乳腺炎，进而产生更多的白色颗粒。所以，最好孕期就搞清楚自己是不是乳头小或内陷，及时调整。

2. 乳汁过多：产后若是乳汁过多，排空不全，新妈妈又没有及时将乳房内多余乳汁排出体外，就容易造成乳汁堆积，待它干掉后便成了白色颗粒。所以，产后乳汁过多，要用吸奶器排空哦。

DAY 66 警惕妇科炎症的侵入

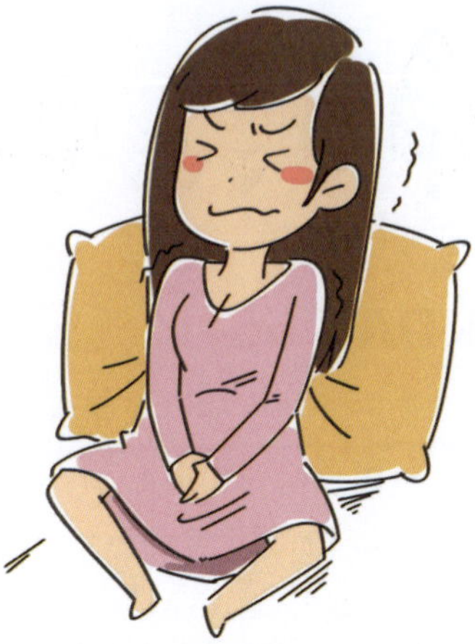

提及妇科炎症，我们首先想到的就是阴道炎。正常的阴道有很多细菌寄居，但这些细菌和阴道黏膜“和平共处”，维持着阴道正常的生态环境，不会导致疾病的产生，称为正常菌群。

但由于位置比邻，女性的外阴容易受到尿液、粪便的污染，可能诱发阴道炎。怀孕之后，孕妈妈体内的雌激素急剧增加，阴道酸性也会增大，特别容易感染真菌，导致炎症的概率更大。

真菌性阴道炎

1

【典型特征】外阴奇痒难忍，皮肤常常被抓破抓疼。白带量多，呈白色稠厚的豆腐渣样或乳酪状。有些孕妈妈还会尿痛、性交疼等。

【治疗方法】内裤单独清洗，勤换内裤，并在通风良好的阳光下晒干。用浓度3%左右的小苏打溶液清洗外阴，每日2次，直至症状消失。

细菌性阴道炎

2

【典型特征】白带稀薄，量多，有鱼腥味。少数孕妈妈有外阴瘙痒或灼热感。

【治疗方法】以局部清洗为主，怀孕后期再做治疗。

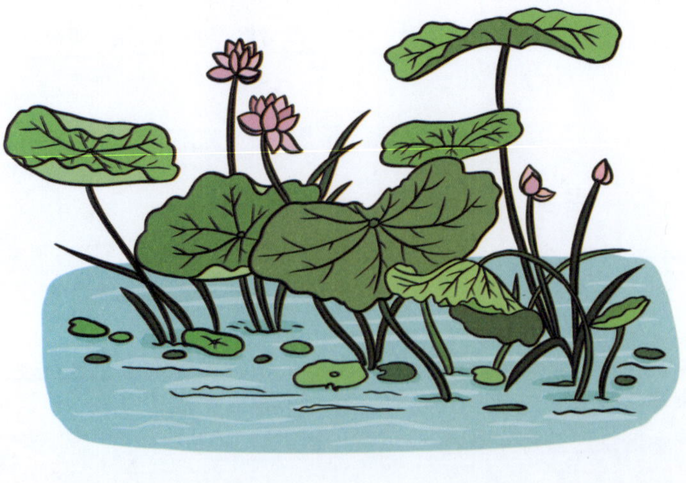

DAY 67 脸上长痘痘，怎么办

怀孕之前皮肤光滑洁白，根本找不到痘痘的踪影。怀孕之后，痘痘就像雨后的春笋，一下子都冒出来了。这是怎么回事呢？

孕妈妈脸上长痘原因

1. 激素分泌不稳定。皮脂腺受到孕期分泌的激素影响，脸上更容易出油。

2. 皮肤清洁不够。过度的皮脂分泌，容易堵塞毛囊导管，从而长痘痘。

3. 孕期容易出现便秘等消化系统问题，导致体内毒素堆积，废物无法正常排出，脸上就特别容易长痘。

4. 上班族孕妈妈，若是皮肤比较敏感，在电脑辐射或强光紫外线辐射的影响下，容易引起皮脂腺分泌紊乱。

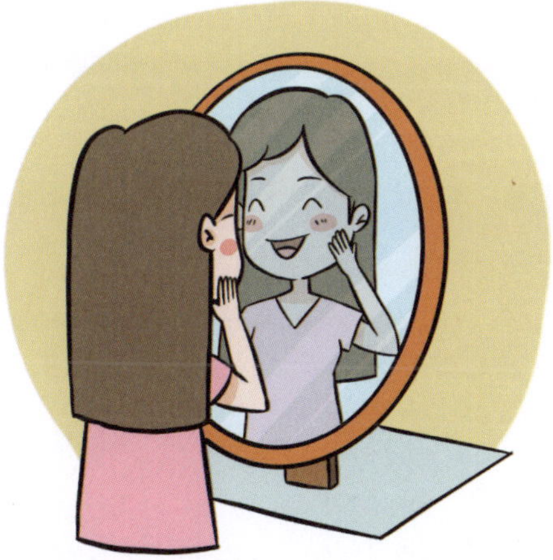

孕期告别痘痘肌，就得清淡饮食、做好皮肤清洁

孕妈妈这么调理

谁也不想走到哪儿都顶着一张满是“痘痘”的脸，但孕期实在不敢胡乱用药，怎么办呢？

1. 饮食上的改变

多吃富含锌的食物，比如坚果、玉米、扁豆、黄豆、胡萝卜等，增强肌肤的抵抗力。

多吃富含粗纤维的食物，比如全麦面包、大豆、笋等，加速毒素及油脂的排泄。

多吃水果和绿色蔬菜，富含各种维生素，有利于促进肌肤再生，修复被损伤的细胞组织，平复痘疤。

2. 注重皮肤的清洁

早晚用孕妇专用的护肤品洗脸，其余时间用温水洗脸。

如果你还化了淡妆，洗脸前一定要先卸妆，再用护肤品彻底洗脸，不让污垢、油脂以及化妆品残留在毛孔内。

3. 经常按摩面部

每天早起或洗脸后，孕妈妈可以顺着面部肌肉，慢慢地按摩几分钟，有利于促进细胞更新。

怀孕后脸上若是出现小疙瘩，而且情况比较严重，孕妈妈最好不要盲目选择外擦或其他功能性的化妆品，应该去找皮肤科的医生寻求帮助。

DAY 68 抓住补碘的有效期

孕早期，碘和甲状腺激素对脑细胞的发育和增生起着决定性的作用，是一生中最有效的补碘时机。为了促进胎宝宝的智力发育，此时补碘很重要！但是，孕妈妈知道怎么补碘、应该补多少碘吗？

1. 碘盐：可以有效预防碘缺乏症。

【缺点】碘盐吃多了，会增加钠的摄入，从而增加妊娠高血压发生的可能性，故孕期不仅不宜高钠，还应该适当减少碘盐摄入。

2. 多维元素片：孕妈妈可以选择一种适用孕期的多维元素制剂来补充维生素和微量元素。

【缺点】由于碘的安全摄取范围较窄，为了避免补碘过量，孕期配方制剂不是都含碘，孕妈妈选用时一定要看清其中的营养成分。

3. 饮食补碘：孕妈妈每周补碘 20 ~ 50 毫克即可，不宜经常大量食用哦！

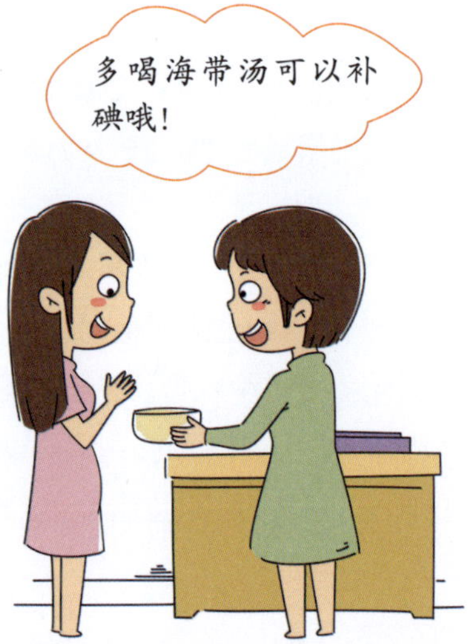

含碘排名靠前的食物

海带、紫菜、裙带菜、海虹、干贝、虾皮、虾米、豆腐干、开心果、鹌鹑蛋、火鸡腿、牛腱、牛奶、菠菜、小白菜、青椒、松仁、南瓜子、核桃。

补碘过量危害大

孕妈妈可能不知道，补碘过量也会引起诸多身体不适，甚至会给胎宝宝的生长发育带来负面影响。

怕热、多汗、皮肤潮湿、低热。

易饿，多食，却消瘦。

心慌、心率增快，严重者出现心房纤维性颤动、心脏扩大及心力衰竭。

收缩压升高，舒张压正常或偏低，脉压增大。

肠蠕动增快，常有大便次数增多，腹泻。

容易激动、兴奋、多语、好动、失眠，舌及手伸出可有细微颤抖。

很多患者感觉疲乏、无力、容易疲劳、体重减轻等。

DAY 69 孕早期疲惫嗜睡怎么应对

工作期间，注意力难以集中，困得难受；早上起床困难，中午还睡不醒，晚上熬不住，有时候睡到第二天中午都不够……孕早期，嗜睡比较常见，这和孕期身体的诸多改变有关，一般到了孕中期会慢慢缓解，孕妈妈不要过分担心。

孕妈妈怎么突然爱睡觉了

1. 孕期，体内分泌孕酮，它有保护胎儿、防止流产的作用，同时对孕妈妈还有麻醉作用，令孕妈妈总是感到疲倦、想睡觉、睡不够。

2. 孕早期，孕妈妈的体重突然有所增加，子宫内的压力逐渐增大，心脏排血量也会增加，孕妈妈就会经常感到疲惫、嗜睡。

3. 与常人相比，孕妈妈体内基础代谢要稍快一些，热量的消耗也快一些，极有可能造成血糖不足，继而引起嗜睡。

4. 刚刚当上孕妈妈，心情往往是复杂的，一方面高兴又幸福，另一方面又忧心忡忡。心里装的事太多，压力太大，往往也会引起嗜睡。

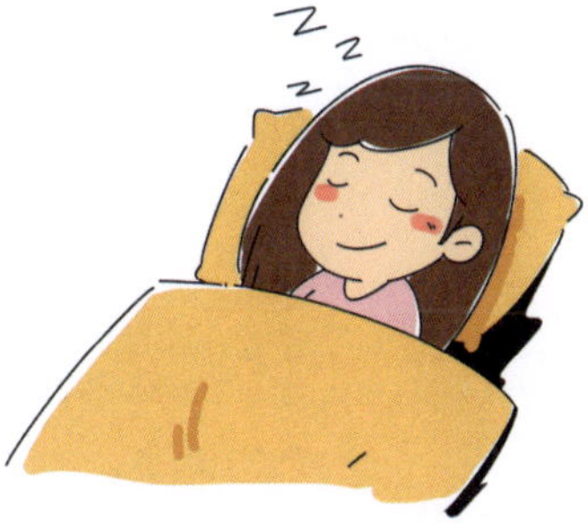

打败瞌睡虫的好办法

孕早期嗜睡虽然是正常的生理反应，但是如果已经影响孕妈妈的正常生活与工作，还是需要稍微改善一下的。

1. 准爸爸可以多带孕妈妈出门逛街、散步，保持一定的运动量，有助于缓解嗜睡，调节心情。

2. 多进食鱼、鸡蛋、牛奶等，能够补充营养，改善疲惫及嗜睡。

3. 睡太多还是想睡时，不妨起身走一走，上个厕所或者洗脸，可以立刻清醒。

你的办法还有哪些？

DAY 70 多喝水，“洗涤”身体

孕早期多喝水，有利于促进孕妈妈新陈代谢，帮助身体排出毒素；还能软化大便，促进消化道蠕动，预防便秘等；更能给肌肤补充并锁住水分，令孕期肌肤也能美美哒！那么，哪些水适合孕妈妈喝呢？

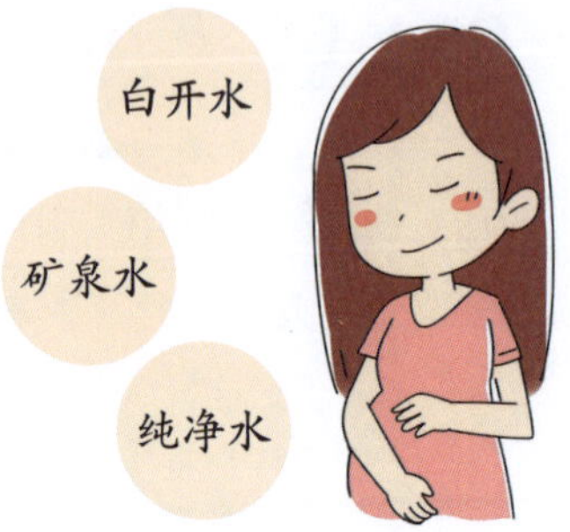

白开水

1

白开水是自然水煮沸后的水。经过沸腾后，自来水中的大多数细菌被杀死，硬度降低，但矿物质仍然保留。因此，白开水可以说是所有水源中最容易促进新陈代谢的水源，也利于降低孕妈妈血液中最易引起孕吐的激素浓度，而且白开水还经济实惠，是孕妈妈的首选水源。

注意啦！

孕妈妈最好喝新煮开的白开水，不要喝隔夜水和反复煮开的白开水。

矿泉水

2

矿泉水是指人工开采或从地下深处自然涌出的未经污染的天然水，含有一定的矿物质，易被人体吸收。

注意啦！

超市中的矿泉水品种繁多，但真正有品质保障的天然矿泉水并不多。孕妈妈购买矿泉水一定要选择可靠的品牌。

纯净水

3

纯净水是过滤后的自来水，干净卫生，没有细菌和病毒。

注意啦！

纯净水被过滤掉了其中的矿物质。因此，建议家有净水器的孕妈妈，把纯净水和矿泉水混合饮用，为胎宝宝提供更多的矿物质。

其实，果汁也可以补充水分哦！而且营养丰富、味道甜美，是很多孕妈妈的最爱呢！但是商店里出售的果汁大多含糖量较高，喝多了会增加孕期体重和肾脏负担。所以，孕妈妈最好喝天然果汁，或者吃新鲜水果吧！

孕11周 陪伴宝宝茁壮成长

本周，胎宝宝的生长速度仍在加快，已经会在子宫内做吸吮、吞咽和踢腿动作了，只是孕妈妈可能还感觉不到。在孕妈妈的腹部有没有一条深色的竖线？没错，这就是妊娠纹。也许，孕妈妈的面部也会出现褐色的斑块。所幸的是，孕妈妈的妊娠反应没有那么强烈了，可以用最愉快的心情等待着宝宝茁壮成长！

DAY 71 有效预防妊娠纹的出现

怀孕后，孕妈妈体内激素在改变，体重在悄悄增加，皮肤的弹性纤维也很容易受损甚至断裂，这就意味着妊娠纹快出现了。这可是孕妈妈最不愿见到的孕期麻烦了。别怕！只要提早预防，做好皮肤护理，还是可以有效预防妊娠纹的出现。即便孕妈妈的身体已经萌生细纹了，也可以淡化。

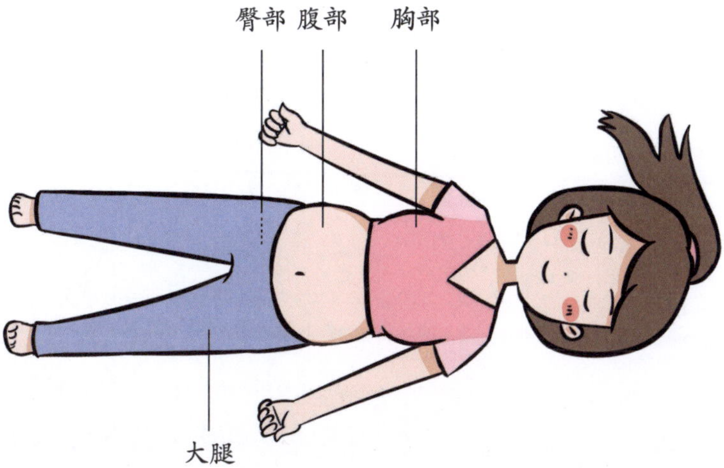

科学控制体重：孕期不宜吃太多，若是体重增长过快，甚至严重超标，会加速皮肤弹性纤维的断裂。若是摄入了过多脂肪，也特别容易导致大量妊娠纹的出现。

多吃些富含蛋白质、维生素、胶原蛋白的食物，比如瘦肉、瓜果和各种蔬菜等，有利于增强皮肤弹性，预防妊娠纹的出现。

每天洗澡后，在肚皮上涂抹滋润度高的护肤油，增强皮肤的延展性。也可以使用橄榄油，配以适当按摩，促进皮肤的新陈代谢和局部血液循环，增加皮下弹性纤维的弹性。

适当运动，同样可以增加皮肤对牵拉的抗力，增加腹部肌肉和皮肤的弹性，减少妊娠纹出现的可能性。

DAY 72 补一补钙，促进宝宝骨骼发育

宝宝正在快速发育，骨骼开始形成、生长，孕妈妈从现在开始要考虑多补钙了。毕竟，孕期对钙的需求量非常大，容易缺钙。

孕期为什么容易缺钙

1. 随着胎宝宝逐渐长大，孕妈妈需要给胎宝宝提供大量的钙质，自己也会因为孕激素的刺激而发生一系列生理改变，全身循环血量会增加，血液中钙的浓度相对降低，母体容易出现低血钙症状。

2. 无论孕妈妈缺钙与否，胎盘这个极负责任的“运输机”都会主动给胎宝宝运输钙质，根本不会顾及母体的状况，所以孕妈妈容易缺钙。

3. 孕早期需要静养胎，外出时间相对较少，阳光照射不足，容易影响钙的吸收，同样会引起母体内钙的不足。

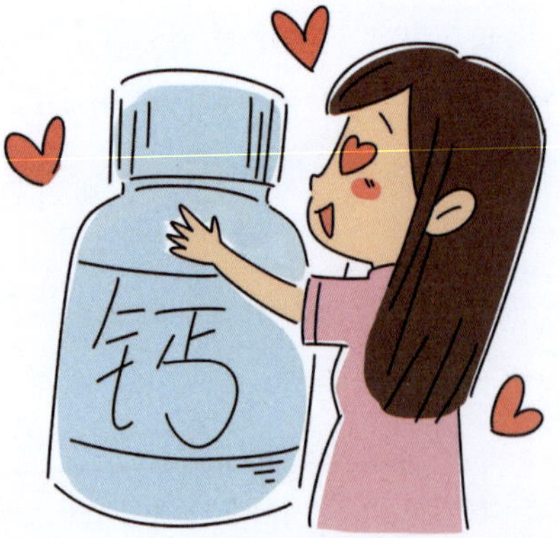

补钙进行时

1. 食补

◎豆制品，比如豆腐、豆干、豆腐皮等，都是孕期补钙的不错食品，建议一周至少吃 3 次。

◎牛奶中的钙质最为丰富，孕妈妈每天早晚各喝一杯纯牛奶或酸奶是非常有必要的。

◎虾、紫菜以及绿叶蔬菜等，也是钙质的重要来源，可以适当食用。

2. 补充维生素 D

补钙的同时不要忽视维生素D的补充，因为维生素 D 可以促进人体对钙的吸收。维生素 D 不是存在于食物中，而是来源于人体自身皮肤的合成，而这个合成过程需要阳光的照射来完成。因此，孕妈妈在阳光充足的日子里，最好保持每天 20 分钟左右的“日光浴”，基本上可以满足人体对维生素 D 的需求。

3. 吃钙片

如果孕妈妈在日常饮食中可以补足钙质和维生素 D，基本不用专门服用钙片。但如果日常饮食中钙摄入不足，微量元素检查钙质严重缺乏时，医生一般会建议孕妈妈吃钙片。

◎如果孕妈妈每天保证喝 250 毫升的牛奶，可以每天吃 1 粒孕期钙片。

◎如果孕妈妈当天没有喝牛奶，最好吃 2 粒孕期钙片。

DAY 73 孕期激素改变，牙齿也会变脆弱

怀孕后，血液中雌激素和孕激素的水平也会上升，孕妈妈的牙龈毛细血管容易出现扩张、弯曲、弹性减弱、血液淤滞等问题，诱发经常性的牙龈出血。不仅如此，孕妈妈的牙齿坚固性也会减弱，牙槽骨会变得松动。

如果孕妈妈以前就存在症状较轻的牙龈炎、牙周炎等，怀孕后体内雌激素增高，往往会使牙龈对菌斑的细菌反应更加敏感，牙龈发炎、出血等症状会加重，牙齿会变得更脆弱。

绝大部分的牙龈出血现象都会在产后消失，只是脆弱的牙齿就没有那么容易恢复了。尤其过了本月，胎宝宝对母体的营养需求日益增大，孕妈妈尤其要保护好自己的牙齿哦！

1. 注意口腔卫生，做到有效刷牙

建议选用刷头小、刷毛软的保健牙刷，选用硅作为摩擦剂的口气清新型的牙膏，并每隔半个月更换一次牙刷。

孕妈妈除了一天两次正常刷牙外，还要保证每次吃完食物后，用医生指定的漱口水漱口，确保口腔清洁；也可以多喝水漱口，避免食物残留在口腔内。

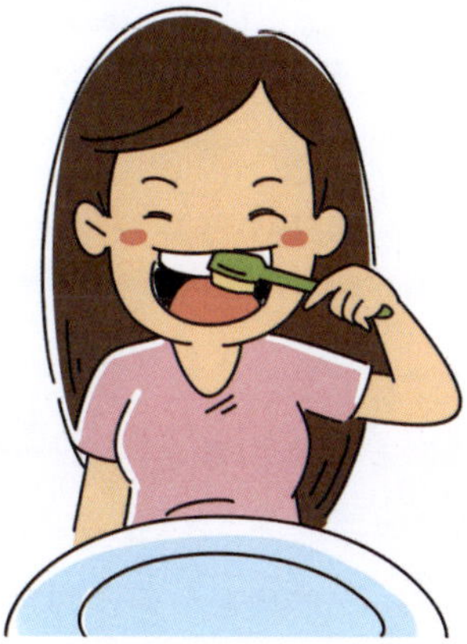

2. 口腔检查做到位

孕妈妈最好每隔 3 个月就做一次口腔检查，以便及时发现牙齿的问题，在最佳时间内进行治疗。

你知道口腔疾病的最佳治疗时间吗

孕中期最适合治疗口腔疾病。这是因为孕早期胎宝宝器官正在分化，容易受到消炎药、麻醉药的影响。孕晚期的子宫比较敏感，容易受到外界刺激而强烈收缩，诱发早产。

DAY 74 脸上怎么长斑了呢

怀孕本来是一件美好且幸福的事情，但是前一段时间被妊娠反应折磨，这会儿又来了妊娠斑，真是一波未平一波又起。这时的孕妈妈还不能随便用化妆品，这张“大花脸”又该何去何从呢?

◆ 你对妊娠斑了解多少

妊娠斑，属于妊娠期正常的生理变化，通常在怀孕 3 ~ 4 个月出现，产后 3 ~ 6 个月内会自行减轻，甚至消失。只有部分特殊体质，或者内脏有特殊疾病的女性脸上的妊娠斑可能不会那么轻易祛除，需要到医院诊治。

【出现原因】孕期脑垂体分泌的促黑素细胞激素增加。

【表现】脸上呈茶褐色斑、蝴蝶型，主要分布于鼻梁、双颊之上，也可见于前额部。

◆ 如何预防长斑呢

事实上，只要孕早期皮肤的油脂分泌充足，酸碱度平衡，新陈代谢顺利，之后就不容易长斑。具体应该怎么办呢?

多吃富含维生素 C 的食物

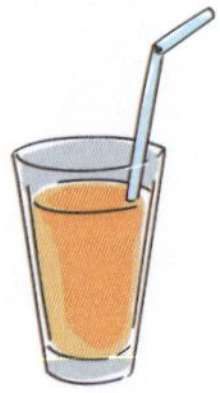

1 维生素 C 能抑制皮肤内酪氨酸酶的活性，减少黑色素的形成，让肌肤白皙水嫩，淡化色斑。富含维生素 C 的食物有西红柿、柑橘、草莓等，建议每天喝 1 杯鲜榨的蔬果汁。

外出做好防晒

2 孕期肌肤对强紫外线特别敏感，日光照射会使妊娠斑加重。天热外出时，孕妈妈最好戴上遮阳帽，撑起遮阳伞，避免阳光直射面部。

按摩脸部皮肤

3 给脸部进行按摩，可以加速脸部皮肤的血液循环，促进新陈代谢，使皮肤更有弹性，提升皮肤对黑色素的抵抗力。

冷热水冲洗

4 先用温水洗去脸部的浮尘，再用低于皮肤温度的凉水清洗，重点冲洗脸上长斑的部位。这样做可彻底清除皮肤深层的污垢，有效防止黑色素沉淀。

DAY 75 多吃玉米，防止宝宝发育不良

玉米是粗粮中常见的保健佳品，孕妈妈多吃玉米，有利于防止习惯性流产，预防胎宝宝发育不良，缓解孕期诸多不适。

吃玉米，好处多

1. 黄色玉米中的胡萝卜素能够转化成维生素A，维生素A能预防流产，还能促进胎宝宝大脑神经系统的发育，对胎宝宝的智力、视力发育都有好处。

2. 玉米的氨基酸成分中，健脑的天冬氨酸、谷氨酸含量较高，脂肪酸主要是亚油酸、油酸等不饱和脂肪酸，这些都对胎宝宝的智力发育有益，能够提高神经系统功能。

3. 玉米的胚乳富含维生素E，维生素E有助于安胎。

4. 玉米中还富含维生素C，可增强孕妈妈的免疫力，使胎宝宝的生长发育更健康。

不是所有的孕妈妈都适合吃玉米

1. 缺钙、铁的孕妈妈：因为玉米里含有植酸和食物纤维，会结合形成沉淀，阻碍机体对矿物质的吸收。

2. 胃肠功能差或患消化系统疾病的孕妈妈：玉米里含有大量的食物纤维，孕妈妈经常食用反而会加重肠胃的负担。

怎样吃玉米更健康

1. 玉米发霉后会产生可以致癌的黄曲霉素，所以发霉的玉米绝对不能食用。

2. 孕妈妈吃玉米时最好把玉米粒的胚尖全部吃掉，因为这里存有大量的营养。

3. 玉米最好熟吃，能使人获得更有价值的活性抗氧化剂哦！

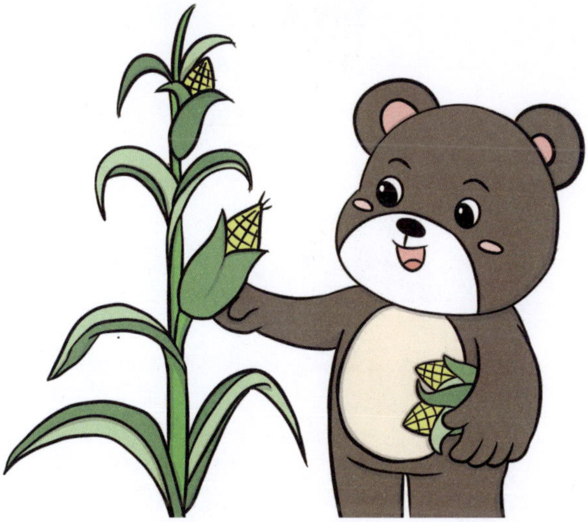

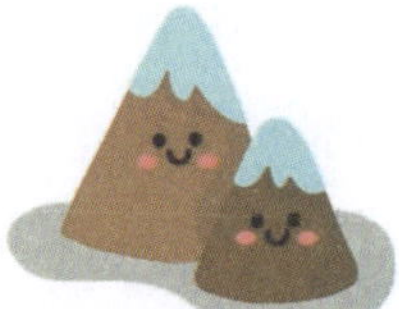

DAY 76 突然有点腰酸是怎么回事

腰部有点酸疼，是孕早期普遍存在的症状之一。受到孕激素的影响，孕妈妈的关节韧带松弛，不断增大的子宫还会压迫盆腔组织与神经，腹部的增大又让孕妈妈的身体重心向后稍微移了点。为了适应身体姿势的平衡，孕妈妈的腰多半会向前突出，时间久了，就容易感觉到腰酸，甚至背痛。也就是说，这种现象大多是正常的生理反应。

注重生活小细节，改善腰酸

◎晚上睡觉时，床垫以平整且坚实者为佳，如果是厚木板，只需垫一层软垫或棉被即可。

◎睡姿以侧睡最佳，双手最好交于体前，屈膝、屈髋。如果不习惯侧躺，平躺时最好放一个枕头在双膝下，尽量抬高下肢，双手尽量不要放在头顶上。

◎上下床时也要注意。下床前先在床边侧卧，屈膝，将双脚移至床沿，然后用臀部慢慢移动身体到床沿，最后用双手撑起身体坐起。上床时先坐在床沿，屈肘后侧躺，屈膝后将双腿移到床上即可。

简单小动作改善腰酸

1. 抬腿伸腰运动：孕妈妈仰卧，先抬起左腿，放下；再抬起右腿，放下，左右腿交替抬举，幅度越大越好。休息片刻，双手抬起来，再伸腰，使腰部离开床，再放下腰部，并将双手放下。（图①）

2. 伸腿伸腰运动：孕妈妈仰卧，双肘屈曲于床面上，慢慢抬起腰部、挺胸抬头，双腿也抬起伸直，只让肘、臀部落在床面上，尽量伸展，使下肢与上半身呈弓形。然后复原，稍做休息。（图②）

3. 屈髋抬伸运动：孕妈妈仰卧，先屈双髋与双膝，再抬起上半身。（图③）

①

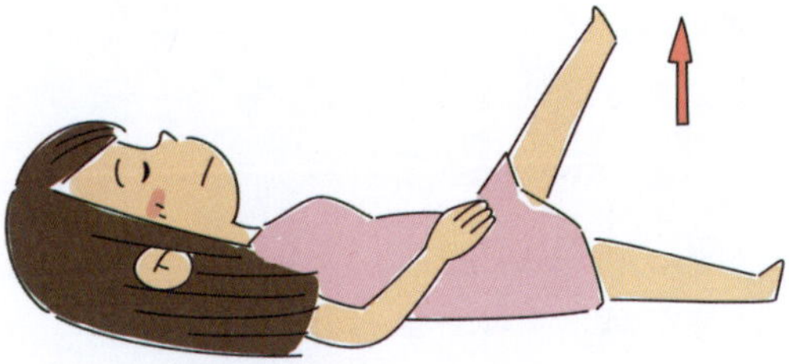

②

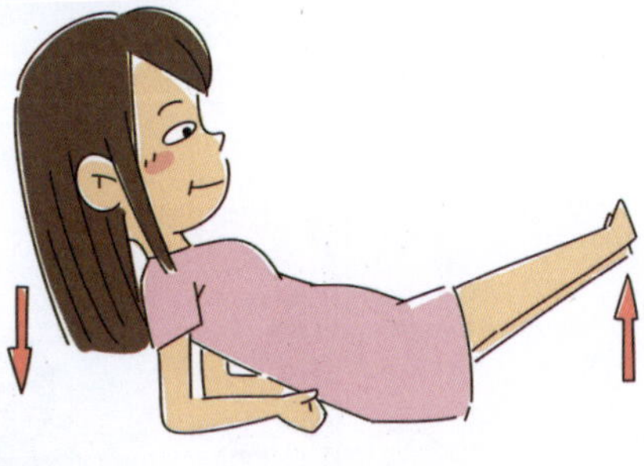

③

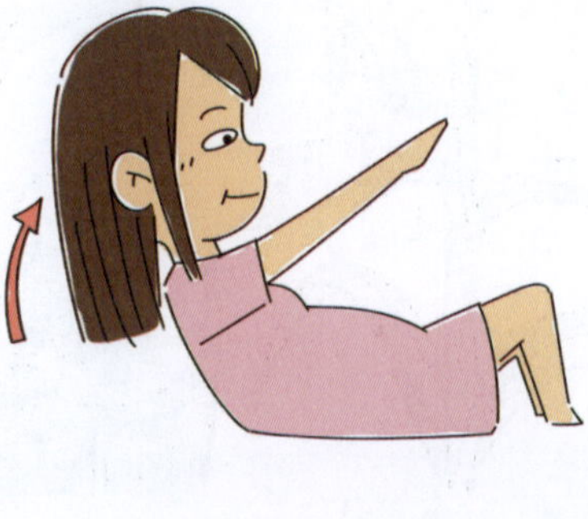

DAY 77 提前选好产检医院

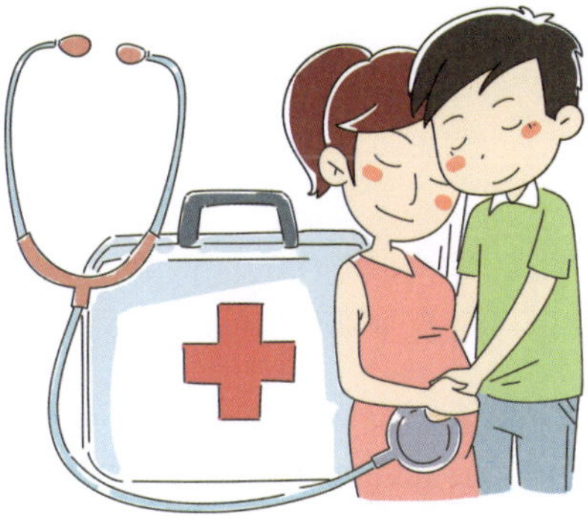

进入怀孕的第三个月，最关键的问题就是选择产检医院。这是孕妈妈怀胎十月乃至分娩都需要光顾的核心场所，也是给小宝贝建立第一份档案的所在地。孕妈妈想好选择哪类的产检医院了吗？

◆ 医院类别选择：综合医院VS妇幼专科医院

综合性医院

1

【优点】综合性医院的规模比较大，科室设置比较齐全，除了妇科，还有内科、外科、感染科及输血科等各种临床辅助科室，孕妈妈在怀孕或分娩过程中出现某些意外，可以及时地转到相应科室就诊。

【缺点】就诊环境比较嘈杂，排队时间长。

【建议】高龄孕妈妈，有过分娩失败史，患有高血压、糖尿病等疾病或妊娠并发症的孕妈妈最好选择综合性医院。

妇幼保健专科医院

2

【优点】妇幼保健院一般都设有产前诊断、优生优育咨询、高危妊娠筛查等特殊门诊，而且提供的住院条件较好，有助产士、陪护、新生儿按摩等工作人员及相关服务。

【缺点】床位非常紧张，甚至分娩时可能排不到床位。

◆ 便利度选择：离家近VS就诊环境好

1. 某些孕妈妈体质较弱，不喜来回坐车或长时间排队，尤其是路上堵车很容易耽误那些必须在规定时间内进行的检查。这时，可以选择离家近或交通比较便利的医院。

2. 温馨的就诊环境可以让孕妈妈心情舒畅、缓解紧张情绪，加强医患的互相理解和信任。因此，医护沟通和谐度也可以列入选择的考虑内容。

孕12周 第一次产检与建档

胎宝宝正在子宫里踢腿、舒展身体。孕妈妈的乳房更加膨胀，臀部正在变宽。最重要的是孕妈妈要做第一次产前检查和建档了。

DAY 78 你要做哪些产检项目

为了全面了解孕妈妈的身体状况及胎宝宝的发育状况，第一次产检的项目比较多，还会建立孕期保健手册，确定孕周、预产期，评估孕期高危因素等。

产检指引图示

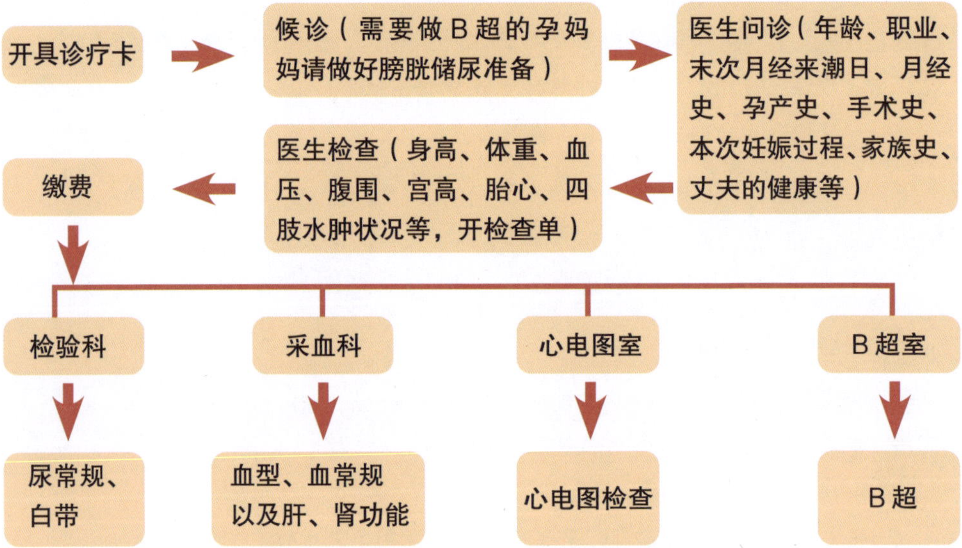

产检详细说明

【准备】√身份证 √围产保健手册 √医疗保险手册 √费用

【产检解析】

1. 身高、体重：了解胎儿发育的情况。
2. 血压：随时关注妊娠高血压疾病的可能。
3. 胎心：确认腹中胎宝宝是否为活胎。
4. 验血：了解自己的血常规、凝血功能、血型、甲乙丙肝抗体等。
5. 尿检：检查尿蛋白，了解肾功能；检查尿糖，发现隐性糖尿病。
6. 心电图检查：了解自己的心脏状况。
7. B超检查：检查胎宝宝的颈项后透明带宽度（NT），评估胎宝宝患有唐氏综合征的风险。

DAY 79 建档，给宝宝一个“身份”

完成产前检查，其实就是在给孕妈妈与胎宝宝建立产检档案。这个档案可不仅仅记录这一次的检查内容与结果。它会伴随整个孕期，记录孕期的所有检查时间、项目等，还包含一些基础孕产知识、注意事项。

建档原因

建档，就是在医院建立一个属于自己的怀孕小册子。这样，可随时了解孕妈妈和胎宝宝的情况，以此判断孕妈妈的分娩方式。若发生意外，便于医生在短时间内做出准确判断。所以，孕妈妈最好在同一家医院产检、建档、分娩，确保产检信息的连贯性。

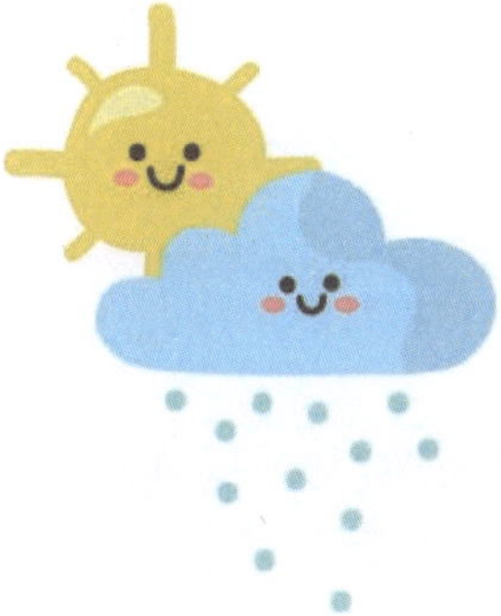

【注意事项】

1. 各医院的具体要求不同，孕妈妈在建档前最好提前咨询清楚，比如建档需要携带哪些资料，避免因漏带或者未办理某些证件而多次往返医院。

2. 由于建档人数众多，孕妈妈需要做好长时间等待的心理准备，穿着宽松、方便的衣物、鞋子，一定要有家属陪同。

建档流程

第 1 步：证件准备。

身份证，准生证（原件及复印件）、医保卡、生育保险证（原件及复印件）、围产证、过往检查的化验单、B 超单……没有办理好的证件，必须尽快办理，证件齐全方可建档。

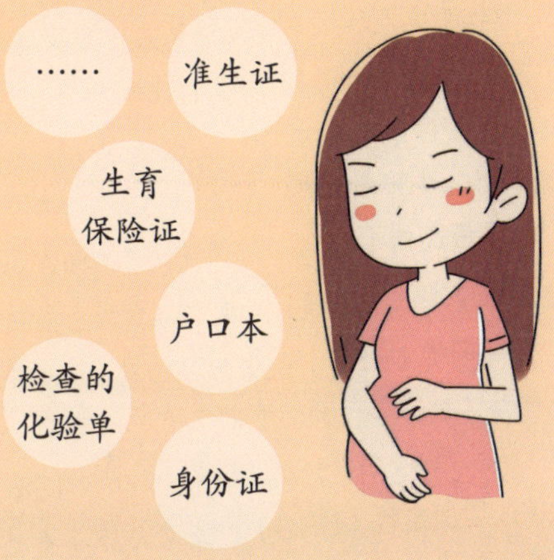

第 2 步：办理提交资料。

经过填写资料，交纳费用后，取得新的孕妇病例，产检挂号单，口腔检查挂号单等资料。

第 3 步：产检。

产检步骤一般是先进行测血压、量体重等基础检查；再开始专业的产检，包括听胎心音、验血、检查白带和尿常规等。

第 4 步：拿着检查结果找医生做记录。

DAY 80 看懂产检报告，读懂高危妊娠的评分

每次产检后，孕妈妈都会拿到一堆化验单，完全看不懂产检报告，只能听医生的分析，还未必能全部解答并理解。

化验单这么看

- **血红蛋白（HGB）**：正常值为110～150克/升，低于110克/升说明贫血。轻度贫血对准妈妈及分娩的影响较小，重度贫血可引起早产、低体重儿等问题。
- **中性粒细胞计数（NEUT#）**：正常值为 1.8×10^9～6.4×10^9/升。
- **血小板计数（PLT）**：正常值为（100～300）$\times10^9$/升。低于 100×10^9/升，则凝血功能不好。
- **白细胞计数（WBC）**：正常值为（4～10）$\times10^9$/升，超出此范围说明有感染的可能。
- **中性粒细胞百分率（NEUT%）**：正常值为50%～70%。
- **红细胞计数（RBC）**：正常值为 3.68×10^{12}～5.13×10^{12}/升。
- **淋巴细胞百分率（LY%）**：正常值为20%～40%，增多时表明准妈妈可能出现中性粒细胞减少、结核、百日咳等，但减少也不是好兆头，表明中性粒细胞增多。
- **淋巴细胞计数（LY#）**：正常值为 2.0×10^9～4.0×10^9/升。
- **尿蛋白定性（PRO）**：检查结果为阴性，说明正常；阳性为异常，说明存在妊娠高血压、肾脏疾病的可能。
- **尿葡萄糖（GLU）**：正常结果应为阴性，若尿葡萄糖为阳性，说明存在糖尿病的风险。
- **酮体定性（KET）**：正常结果应为阴性，若酮体为阳性，说明存在糖尿病的风险。
- **红细胞（RBC）**：正常孕妇尿液中可以有极少数红细胞，但未临产的孕妇若尿液中发现大量红细胞，说明可能患有尿路感染。
- **尿比重（SG）**：正常值为1.010～1.025。其大小可反映血液浓缩的情况，受饮水量影响。
- **尿胆原定性（UBG）**：正常与否会直接在化验单中标明，多用于溶血性黄疸和阻塞性黄疸的鉴别诊断。
- **尿酸碱度（pH）**：正常值为4.8～7.4。检查尿液的酸碱反应。
- **亚硝酸盐（NIT）**：正常情况为阴性。它是泌尿系统细菌性感染的指标。
- **尿胆红素定性（BIL）**：正常值为阴性。胆红素是红细胞破坏后的代谢产生，若显示阳性，则见于肝实质性病变，如病毒性肝炎、肝硬化、胆结石等。

高危妊娠筛查

这项筛查一般会与第一次产检同步进行。医生会通过询问既往生育史、家族史，并通过各项检查项目结果来判断。比如，体重 <40 千克或 >80 千克，常产史、自然流产≥2次，人工流产≥2次，内科合并症、贫血（血红蛋白 <100 克/升）等情况都属于高危妊娠。

DAY 81 还是去做个NT筛查吧，首次排畸

孕期 NT 筛查，又称为颈项后透明带扫描，用于评估胎儿是否可能患有唐氏综合征，是孕期最早的一项排畸检查。

NT 检查这么做

经孕妈妈腹部超声检查，测量胎宝宝颈项后透明带宽度。一般会测量胎儿颈项部皮下无回声透明层最厚的部位，即从皮肤层的内缘至筋膜层的外缘，测量 3 次，取最厚的数值。

【注意事项】

1. NT 检查前不需要空腹，进食和饮水不会影响检查结果。

2. 由于孕 11 周前胎儿过小难以观察颈后透明带，而孕 14 周后由于胎儿逐渐发育，可能会将颈项透明层处多余的体液吸收，影响检测结果。因此，孕妈妈最好在怀孕 11 ~ 14 周去做 NT，以免检查结果不准确。

DAY 82 久坐的孕妈妈容易尾骨疼痛

怀孕后，孕妈妈体内的血管可能会扩张，引起血液循环不畅，尾骨会有点疼。尤其是久坐的孕妈妈，随着孕期的增加，卵巢分泌的松弛素增加得更多，尾骨疼痛会更明显。其实，这样的疼痛感产后就会减轻甚至消失。但如果孕妈妈实在痛得厉害，还是想办法缓解一下吧！

1. 坐下时，可以先坐在椅子的前缘，再逐渐将身体向椅背移动，保持后背笔直。

2. 最好侧着睡，同时双腿弯曲，两膝之间夹一个枕头，来支撑整条腿，或者可以在臀部下面多放一层垫子，如睡袋或棉被等。

3. 疼痛难忍时，可以适当热敷缓解。

4. 用手掌轻轻地按揉尾骨处，先顺时针再逆时针，各按揉 50 次。

DAY 83 肥胖型孕妈妈该不该减肥

一般来说，为了满足胎宝宝的营养供应和保障母子安全，不建议在孕期减肥。因为减肥需要节食和增加运动量，这两点对于孕妈妈来说都不太好。

当然，为了胎宝宝的健康以及分娩的顺利进行，还是要在保证营养的前提下，尽量避免增加不必要的体重。比如，适度控制一下总热量的摄入，多吃些低热量、营养价值高的食品。同时，做些力所能及的家务，避免进一步肥胖，并增强体质。

你需要减肥吗？

1. 体重指数（BMI）是测量人体体重的标准，孕妈妈可以根据它来监控自己的体重。

2. 具体计算方法为：BMI= 体重（千克）/ 身高（米）^{2}

3. 判断标准如下图：

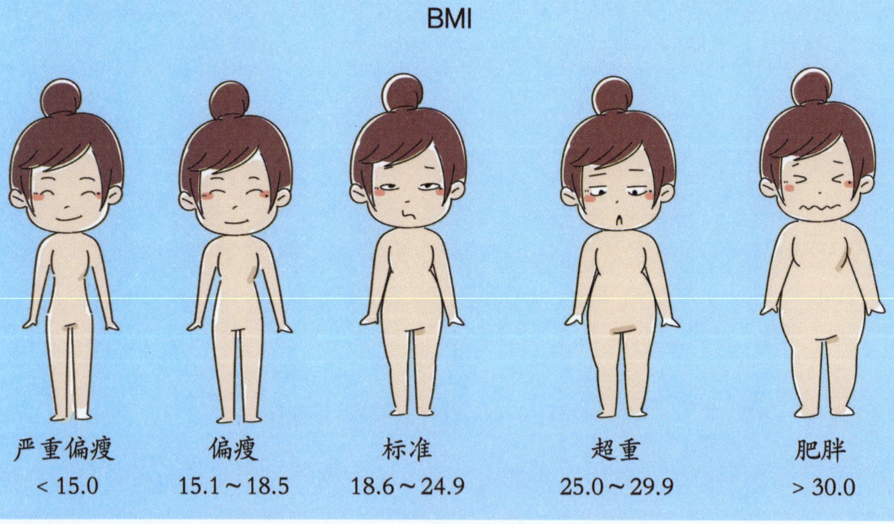

DAY 84 孕早期，你的体重增长了多少

怀孕后胎宝宝逐渐发育，孕妈妈体内血液增多、子宫胎盘增大、乳房增大、母体脂肪增加……均是孕妈妈体重增长的主要原因。通常情况下，因为妊娠反应太厉害，怀孕的前三个月，孕妈妈的体重基本上不会有太大的变化，每个月增加 0.5 ~ 1 千克就可以。

这 3 个月，你的体重增长了多少呢？

答：________千克

孕4月

带宝宝"照"第一张相

孕妈妈： 这时候的你感觉舒服多了，孕早期的疲劳、恶心以及尿频都已经减少，而且皮肤也会变好。现在，对你来说真的是一段黄金时光。

胎宝宝： 胎宝宝的生长势头非常迅猛，体重大约有110克，相当于一根香蕉。原来偏向两侧的眼睛开始向前集中，看起来更漂亮了。胎宝宝的骨骼差不多已成为类似橡胶的软骨，并开始逐步硬化。

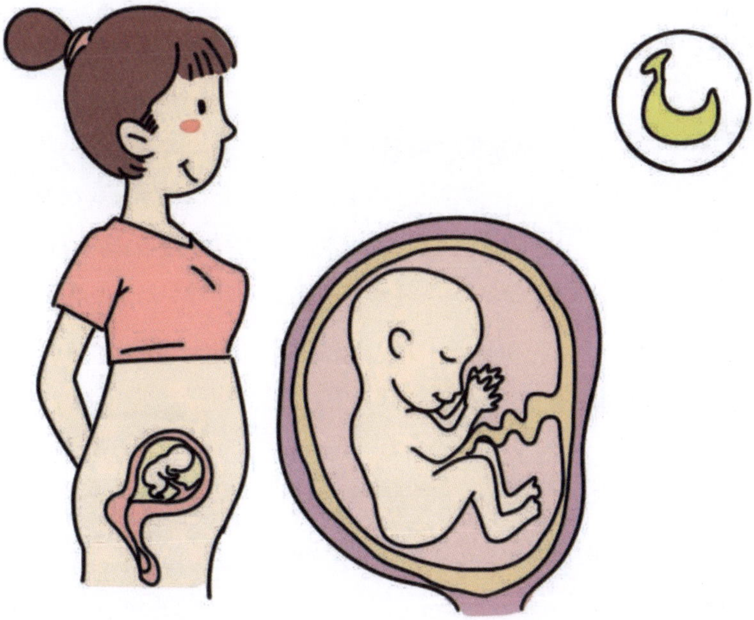

孕13周 度过危险期，迎来发育关键期

肚里的宝宝已经像一个成型的小大人儿了，眼睛突出在头的额部，两眼之间的距离在缩小，耳朵也已就位，嘴唇也可以张合了。虽然孕妈妈已度过较危险的孕早期，但饮食起居还是要以健康为主。

DAY 85 胎儿发育关键期，少用手机

现在是胎宝宝生长发育的关键期，孕妈妈一定要尽量远离辐射，以免造成胎宝宝发育缺陷。但手机俨然已经成为生活必需品，完全不用是不可能的，所以，建议孕妈妈平时尽量少用手机，用完之后把手机放远一点吧！

◆ 手机放在这里，不太好吧

枕头旁

手机距离人体过近，辐射将会增加数倍，可能会引起孕妈妈头痛、头昏、失眠多梦、脱发等症状。

孕期本来就不容易入睡，放在枕头旁的手机很可能打搅孕妈妈的睡眠。

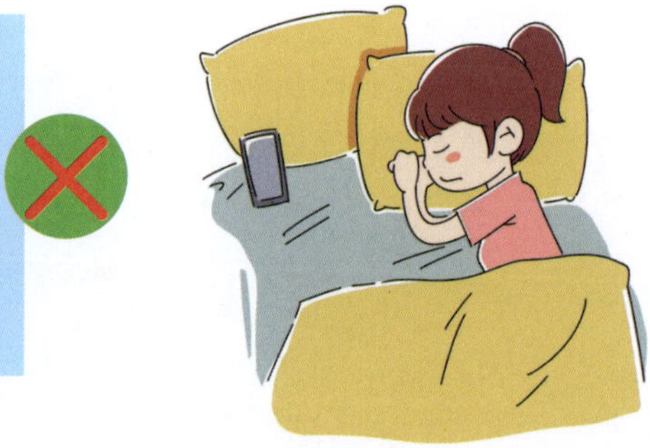

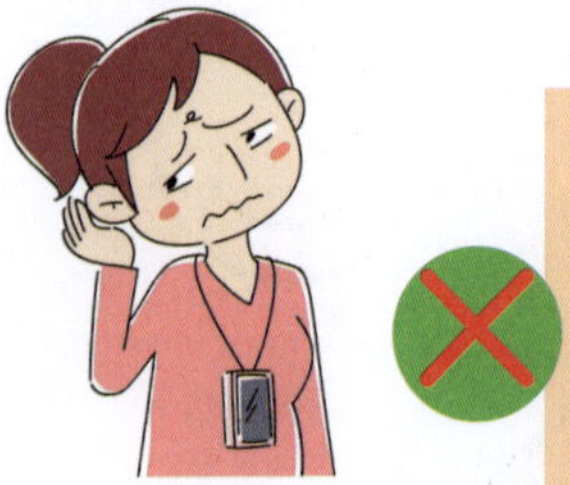

胸前

手机挂在胸前，辐射可能会对孕妈妈的心脏和内分泌系统产生影响。

怀孕后，身体激素水平提高，孕妈妈很敏感，容易受到惊吓，甚至会使得胎儿变得躁动不安。手机放在胸前，突然响起的手机铃声更容易吓到孕妈妈与胎宝宝。

◆ 手机的最佳安放处

★出门时最好拎包，把手机放在包里。如果实在不想拎包，也可以把手机放在外衣口袋里。

★晚上睡觉前，最好把手机放在客厅或距离身体1米以上的地方。

孕期少玩手机，多出去散散步，看看书，听听音乐，愉悦自己，对胎宝宝发育更有利。

DAY 86 孕期居然拉肚子了

孕妈妈吃错东西或受凉，很容易拉肚子，进而引起脱水，阻碍营养的吸收，甚至诱发流产或早产。

孕期拉肚子症状

1. 大便次数明显增多。

2. 粪便变稀，形态、颜色、气味改变，含有脓血、黏液、不消化食物，或变为黄色稀水，绿色稀糊，气味酸臭。

3. 大便时有腹痛、下坠、里急后重、肛门灼痛等症状。

孕期拉肚子原因

1. 消化道感染，是孕期拉肚子最常见的原因。

2. 食物中毒或其他部位感染病毒。

3. 饮食不当：总吃粗糙、变质的食物；进食海鲜等过敏性食物。

4. 合并某些慢性病：比如甲状腺功能亢进、结核、结肠炎等。

5. 乳糖不耐受：有些孕妈妈既不是食物中毒又不是肠道感染，但仍然出现腹泻情况，这可能和喝了孕妇奶粉，肠胃不适应有关。

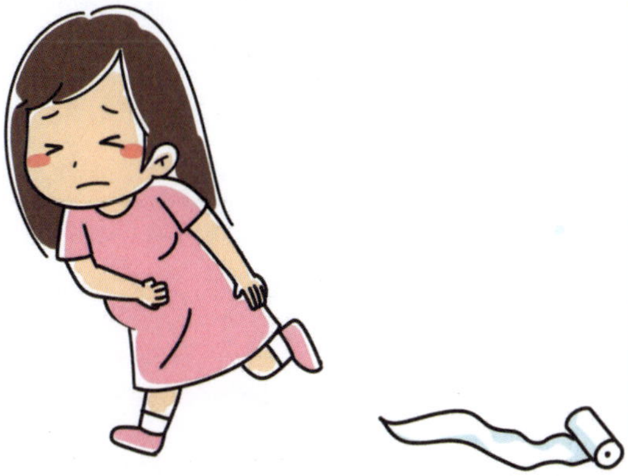

孕期拉肚子怎么办

孕妈妈不幸拉肚子了，体内流失了许多电解质和水分，最重要的就是要改变饮食，及时补充营养与能量。

1. 喝粥：流质食物可以补充孕妈妈因拉肚子而流失的水分，不妨在粥里加一些盐，补充流失的电解质。粥品要以清淡为主，不放肉末，以免加重肠胃负担。

2. 吃面食：面食更容易被肠道吸收，不仅减轻了孕妈妈肠道的负担，还能确保人体所需的营养摄入。

3. 吃苹果：苹果煮熟后食用，可减轻孕妈妈腹泻症状。

DAY 87 下肢静脉曲张是怎么回事

此时，孕妈妈的小腿肚上可能会出现弯曲凸出的蓝青色血管，看起来有“结点”，这就是下肢静脉曲张。如果孕妈妈在刚开始怀孕时就超重、胎儿很大或者多胎妊娠，那么，静脉曲张可能会特别严重。

哪些因素会引起静脉曲张

1. 孕期激素变化：孕酮水平的增高，导致血管壁扩张、变得松弛，使静脉回流受阻。

2. 全身循环血量的增加：孕中期开始，血容量会逐渐增加，活动却逐渐减少，静脉负担越来越大，腿部静脉的血液在回流过程中变得更加困难。

3. 胎宝宝和增大的子宫压迫血管：胎宝宝和子宫逐渐增大，股静脉压力增高，压迫股下腔静脉，下肢血液回流受阻，造成静脉压升高，阻碍下肢静脉回流，曲张的静脉也会越来越明显。

提前预防静脉曲张

1. 在刚发生静脉曲张时，不要长久站立或久坐不动，要经常变换体位休息。如果不得不久坐，要记得活动活动脚踝。坐的时候，两腿尽量避免交叠，以免阻碍静脉的回流。每次蹲厕时间不要太长。

2. 休息和睡觉时，最好采用左侧卧位，并垫高小腿，有利于下肢静脉的血液循环，减轻静脉曲张的症状。

3. 每天起床后趁静脉曲张和下肢水肿较轻时，穿上高弹力尼龙袜或在小腿缠上弹力绷带；外阴部也可用弹力月经带，待到晚上取下。这样有利于减轻静脉曲张，避免磕碰等外伤造成的出血及感染。

4. 避免高温，洗澡水或泡脚水都不宜太热。高温易使血管扩张，加重病情。

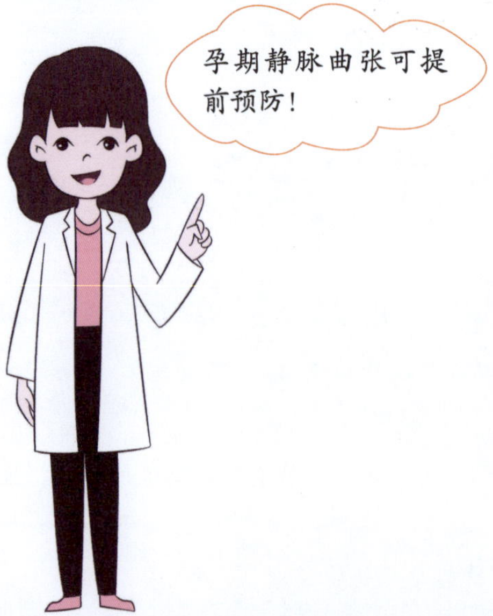

DAY 88 小腹微凸，选择合适的孕妇装

现在孕妈妈的小腹微凸，有点孕妇样儿了，是时候选择合适的孕妇装了。孕妈妈可以按照自己的喜好选择喜欢的颜色和款式，面料和款式要以舒适、安全为主。穿上孕妇装，孕妈妈会成为最亮丽的“风景线”。

天然面料为首选

怀孕之后，皮肤敏感、容易出汗。为避免皮肤过敏，孕妈妈在挑选孕妇装的时候，应以天然面料为第一选择。

◎春秋两季：宜选择平纹织物、毛织物及针织品。

◎夏季：可选择棉、麻、植物纤维的孕妇装，当然，以全棉材质为佳。

◎冬季：可以选择呢绒或带有蓬松性天然面料的孕妇装。

孕妇装款式的选择

孕妈妈可以选择一些简洁合体的款式，如容易搭配的单色上衣、衬衫或裤子，还有背心裙、变化多端的短洋装等，让孕妈妈在孕期仍然时尚。

平时可以选择休闲装，如宽松的裙装、背带裤等，以舒适、不妨碍胎宝宝的生长发育为前提，同时可以结合个人的喜好选择衣服的颜色与款式。

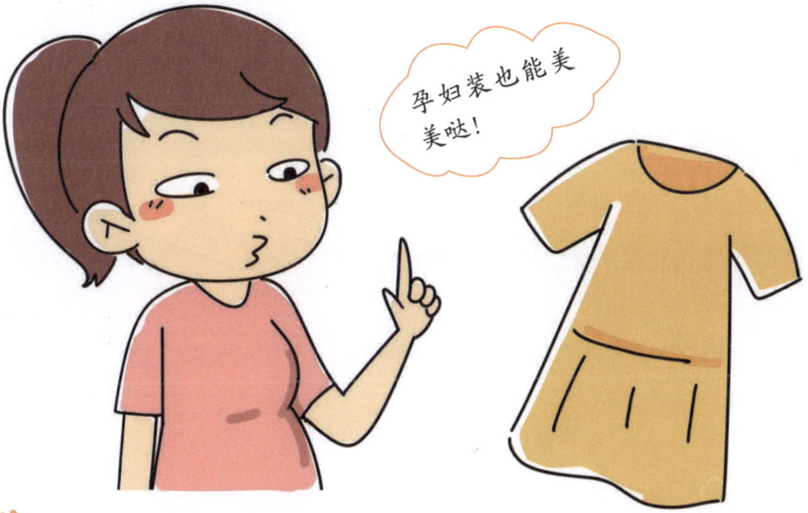

孕妇装可以穿到胎宝宝出生以后，直到孕妈妈恢复体型，所以最好选择能够收缩腰带和穿脱方便的孕妇装。

DAY 89 语言胎教：和宝宝温柔对话吧

本周开始，胎宝宝的神经元迅速增多，胎宝宝的双手已经可以做出握紧的姿势，脚趾也可以弯曲了，最重要的是，他的耳朵已经就位，能够分辨出各种不同的声音了，现在最适合做语言胎教了，让胎宝宝听见孕妈妈与准爸爸美妙、温柔的声音吧！

语言要文明、礼貌，如果孕妈妈再带点诗意或者有哲理的对话，那一定是最动听的声音。这能给胎宝宝的大脑皮质输入语言印记，让它深深地植入胎宝宝的大脑皮质中，为今后的学习打下基础。

你可以这样进行语言胎教

1. 视觉化讲解

读一读画册上的文字，画册上的每一页画面也要与胎宝宝分享。即便胎宝宝看不到画册上的形象，但孕妈妈看画册时受到的视觉刺激，用生动的语言描述视觉化，胎宝宝能够清楚地感受到。

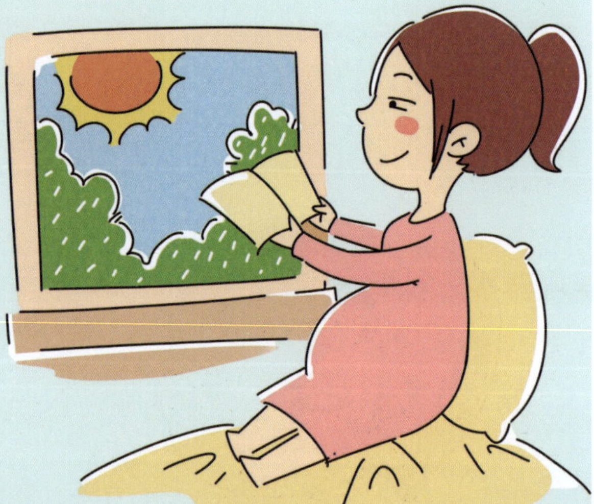

2. 形象化讲解

如同看到了电影画面，孕妈妈要先在头脑中将所讲的内容想一想，将它想成一幅幅画面，再用声音将头脑中的画面讲出来，这就是所谓的“画的语言”。孕妈妈和胎宝宝将会一起进入所讲述的世界里，孕妈妈所要表达的内容会通过形象和声音输入胎宝宝的大脑之中。

语言胎教不是枯燥地灌输，而应该将声音、形象、情感融合起来。唯有这样，胎宝宝才能感受到美好，他（她）的心灵才能美好，孕妈妈的心情也会跟着愉悦起来，语言胎教才会变得更有趣。若是不能早日给胎宝宝大脑输入类似的优良信息，即便宝宝后天大脑再强大，也会像一台没有储存功能的“计算机”，里面一片空白。

DAY 90 预防便秘，从纤维素、粗粮吃起

防止孕期便秘，建议在一日三餐增加纤维素的摄入，比如多吃芹菜等高纤维蔬菜，主食要以粗粮代替部分精粮，同时要保证蛋白质的摄入。

适合孕妈妈食用的粗粮

玉米

玉米香甜的味道足以解油腻，富含维生素 E 与维生素 B_2，可促进人体的消化与吸收，缓解孕妈妈的便秘等不适症状。

红薯

红薯富含膳食纤维，能够促进肠胃消化与吸收，还可以降低胆固醇，调理孕妈妈的身体，预防便秘。

黄豆

黄豆富含优质蛋白质，对胎宝宝健康发育有益；富含膳食纤维，有利于缓解孕妈妈便秘。更重要的是它能促进胎宝宝大脑发育。

DAY 91 孕妈妈适合睡硬点的床

孕妈妈的身体越来越笨重，逐渐爱上柔软、舒适的床。但如果过度贪恋软床，腰酸背痛会变本加厉。这个时候，孕妈妈还是舍弃点儿眼前的享受，睡硬点儿的床吧！

软床不适合现在的你

1. 软床容易使骨盆受损。怀孕之后，孕妈妈体内会分泌一种有松弛作用的激素，它能使生殖器官、各种韧带、关节等变得松弛，同时也会令骨盆的稳固性变差。一旦孕妈妈躺在软床上，左右活动受限，起床或翻身都会受到阻力，严重时甚至会使耻骨联合分离，造成骨盆损伤。

2. 软床会加大脊柱负担。仰卧在软床上，脊柱呈现弧形，会使腰椎小关节摩擦增加；侧卧在软床上，脊柱向一侧弯曲。久而久之，脊柱容易错位，压迫神经，增加腰部的负担，引起孕妈妈腰痛。

现在开始换床垫吧

选购时，准爸爸不妨躺在床上，将手掌插入腰与床垫的缝隙，若是手能轻易地在缝隙中穿梭，说明床垫的软硬适宜。

若是木板床，最好在上面垫上两三层厚实的被褥，厚度不宜超过 9 厘米。

孕14周 优化宝宝的后天智力

这周的宝宝生长迅速，小牙已经在牙床上形成，手指还出现了指纹，他的运动变得协调，会皱眉、做鬼脸。而孕妈妈可能正遭受着便秘的折磨，多吃水果和蔬菜吧！做家务、出行、运动时多留心些，毕竟孕妈妈现在的肚子里有个小宝宝。

DAY 92 多吃鱼，促进宝宝大脑发育

鱼肉中含有丰富的蛋白质、维生素 A、维生素 D 以及各种微量元素，最重要的是富含 DHA 与 EPA（二十碳五烯酸），能够促进胎宝宝的大脑发育和智力发展。

深海鱼的营养价值高，还容易被人体吸收，孕妈妈可以多吃三文鱼、黄花鱼等深海鱼。

美食日志——清蒸黄花鱼

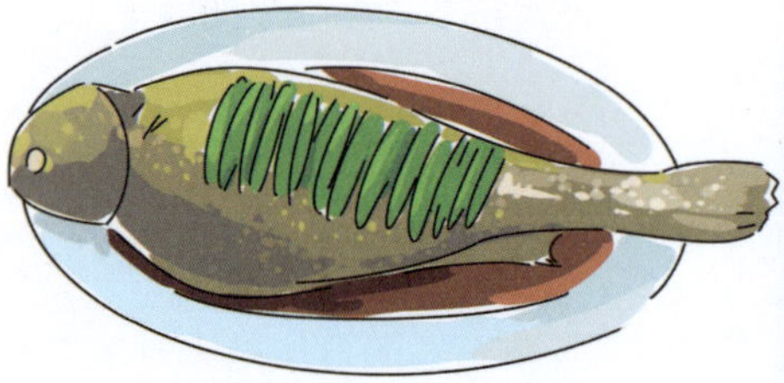

材料： 黄花鱼 1 条，葱适量。

调料： 盐、香油和植物油各适量，酱油少许。

做法：

1. 将黄花鱼宰杀好，去除内脏，洗净；将盐、香油等拌匀，浇入黄花鱼肚内。
2. 葱洗净，葱白切段，葱叶切丝。
3. 葱白段放在盘子里，再将黄花鱼放在葱白段上。
4. 锅中水烧开，上火蒸 8 分钟左右，加入葱丝放于鱼上，倒入酱油。
5. 热油，直接将烧滚的油淋在鱼上即可。

营养价值说： 黄花鱼的补脑功效不用多说。另外，它富含蛋白质、维生素及多种微量元素，可改善孕期抽筋、失眠、焦虑等不适，还能清除人体代谢产生的自由基，延缓衰老，使孕妈妈在孕期保持美丽。

厨房那点儿事： 如果孕妈妈不喜欢鱼的腥味，可以提前在鱼的两面抹上蒜蓉，腌制 20 分钟左右，去腥的同时，还能让肉质更加鲜美。

关于鱼的秘密

①吃鱼也不宜过量，可以每周吃 1 ~ 2 次。

②鱼不宜油炸食用，因为油炸会使脂肪含量升高，还会增加鱼的汞含量。

③吃了未经煮熟的鱼可能会导致寄生虫或病菌感染，所以一定要确保鱼肉熟透。

DAY 93 合理安排性生活

孕中期到了，早孕不适已经过去，孕妈妈的心情也舒畅了。孕妈妈体内的胎盘与羊水已经能够发挥屏障作用了，此时夫妻双方“被批准”亲密爱爱咯。

孕中期适度夫妻生活有好处

1. 促进夫妻感情和谐。

2. 怀孕期间，夫妻之间性生活和谐，胎宝宝的语言能力发展较早，反应能力也比较敏捷。

3. 丈夫的精液之中有一种被叫作精液胞浆素的物质，具有与青霉素一样的抗菌效果，能够保护孕妇阴道健康。

孕中期夫妻生活还得安全

1. 性生活前，夫妻双方都要注意个人卫生，避免细菌感染。

2. 控制性生活的频率，应以每周 1 ~ 2 次为宜。

3. 采用夫妻双方习惯或舒适的姿势，不要压迫腹部。

4. 准爸爸不要刺激孕妈妈的乳头，孕妈妈要控制情绪，不要过度兴奋，避免诱发流产。

这些情况继续禁止性生活

1. 子宫颈闭合不全。子宫颈闭合不全的情况下进行性生活，很容易影响胎儿，甚至引发流产。

2. 有习惯性流产症状。如果孕妇有习惯性流产的症状，那么性生活是很容易引起流产的，所以，这种情况下不建议进行性生活。

3. 有阴道炎或较严重内科疾病。有阴道炎的孕妇频繁过性生活容易造成早产，而有严重内科疾病的孕妇需要先咨询医生是否可以在孕期有性生活，以免发生意外。

4. 有早产、早期破水等症状或历史。这一情况下进行性生活容易引起孕妇绒毛羊膜炎。

5. 男方有性器官疾病。这种情况下的性生活很可能会把细菌带入孕妇的阴道内，引起绒毛羊膜炎，甚至可能引发早产。

DAY 94 多听古典音乐，发展宝宝的音乐天赋

怀孕 14 周，或许孕妈妈还感受不到胎宝宝的活动，但已经可以通过音乐胎教来培养宝宝的良好情绪和音乐天赋了，同时还能让孕妈妈变得更平静。

音乐胎教是通过对胎宝宝施以适当的声音刺激，促使其神经元轴突、树突及突触的发育，为优化后天的智力、发展音乐天赋奠定基础。

孕妈妈可以聆听一些舒缓的古典音乐，因为它的节奏与孕妈妈每分钟 72 次左右的心跳音相近，而胎宝宝对母体的心跳音最有安全感和亲密感。

聆听音乐时，全身放松，半坐半卧在摇椅上或其他舒适的地方，手放在腹部时刻感受胎宝宝的活动，并告诉胎宝宝“我们现在一起听音乐啦”。随着动听的音乐，孕妈妈还可以想象一下胎宝宝迷人的笑脸。

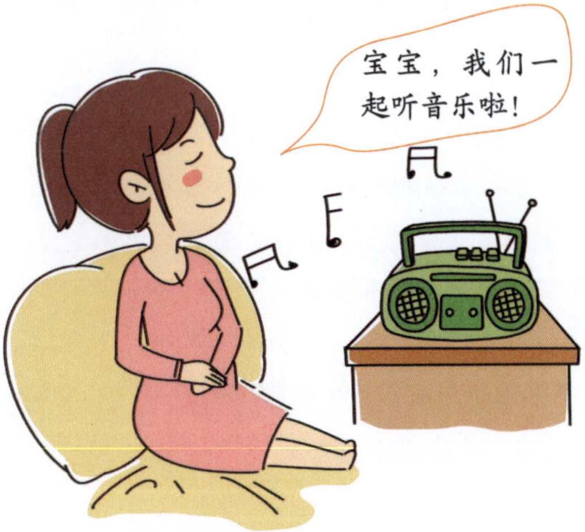

DAY 95 乳头开始分泌乳汁了

从怀孕第四个月开始，有些孕妈妈胸前的衣服有时会突然湿了两处，偶尔会看到细小的白色皮屑沾在乳头上，甚至乳头可能会流出几滴透明或淡乳黄色的乳汁。这是因为，随着孕期的增加，脑垂体开始不断释放出催乳素，血中浓度越来越高，不断刺激乳汁分泌所致。

当乳汁流出时，不可以挤压乳头，否则容易引起子宫收缩，造成早产。我们只需要及时清洁乳头就可以了。怎么清洁呢？

1. 用清水清洁即可，因为过度使用肥皂容易造成乳房皮肤干燥。

2. 若有白色碎屑沾在乳头上不易清除，可以先涂抹上植物油，等碎屑软化后再用清水洗干净。

3. 清洁乳头后要记得擦干，再涂上润肤油或乳液，以防皲裂。

DAY 96 活动姿势高度重视起来

这段时间孕妈妈的肚子渐渐增大，身体各个部位也发生变化。此时的孕妈妈要注意保持正确的活动姿势，为身体减轻负担。

坐

斜靠在椅子上，翘着二郎腿……长时间下来会让孕妈妈觉得腰背酸痛。正确而轻松的坐姿应该是坐在椅子上，后背紧靠在椅背上，双腿放松，可以在后腰放一个枕头，让孕妈妈的后背和腰部感觉舒服一些，胎宝宝也不会受到挤压。

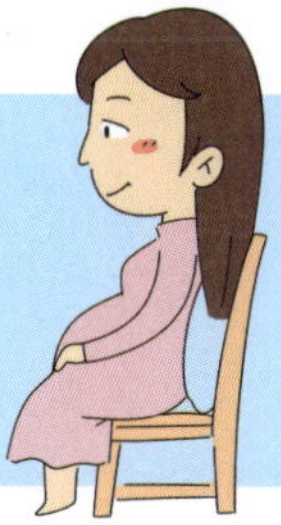

卧

一般来说，建议孕妈妈左侧卧，但不强求，因为有人可能觉得右侧卧更舒服。也可以左侧卧、右侧卧交替，可避免“一边倒”引起的血液循环不畅。

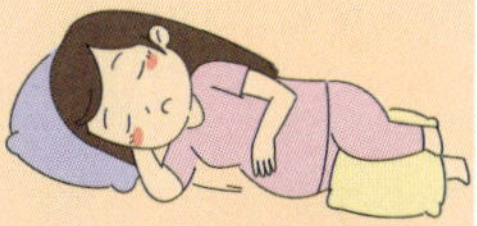

站

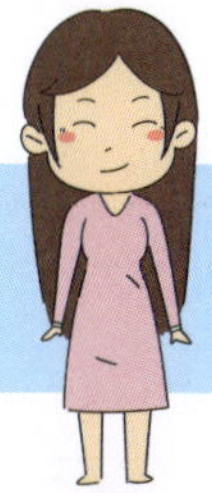

收缩臀部，让腹腔肌肉支撑脊椎，能减轻身体负担。站立的时间不要太久了，以免影响下肢的血液循环。

行

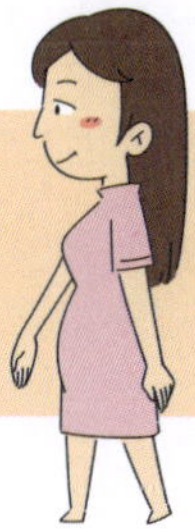

适当行走，能增强孕妈妈腿部肌肉的力量，预防和缓解静脉曲张。

孕妈妈走路的正确姿势：保持身体正直，双肩放松。走路的时间不要太长，只要觉得累了，就找地方坐下休息 10 分钟吧。

DAY 97 多补维生素K，预防孕期流鼻血

有的孕妈妈早上起床时会出现流鼻血这个大麻烦 ，表现为血从前鼻孔流出，或从后鼻孔流入咽部，甚至前后鼻孔同时出血。原因是，孕妈妈体内会分泌出大量的孕激素，使得血管扩张充血。同时，孕妈妈的血容量往往较大，而人的鼻腔黏膜血管比较丰富，血管壁比较薄，所以容易破裂引起出血。

别担心，只要出血量不是太多，孕期流鼻血对身体并无害。可采用紧急治疗的方法来控制鼻血，日常多吃富含维生素 K 的食物。

DAY 98 你被孕期便秘困扰了吗

怀孕之后，孕妈妈体内激素发生变化，消化系统也会发生改变，比如胃肠道平滑肌松弛、肠道蠕动减少、肠道力量减弱，等等，导致粪便积压在肠道内，时间一长，便产生了便秘。便秘的痛苦可不止这个，还会伴随一些其他不适出现。

肠道一旦积压粪便，刺激肠道，会使孕妈妈产生便意，但由于肠道的肌肉动力下降，无力收缩，不能将粪便排出，因而会引起腹部胀痛。

由于粪便在肠道内停留的时间较长，肠道内细菌分解发酵会产生有毒物质，被人体吸收后，又会出现轻微的中毒症状，如粪便中的吲哚被吸收后，可引起头痛、舌苔黄腻、口有恶臭、食欲缺乏，甚至精神抑郁等。

另外，排便时用力过度，还容易出现肛裂，甚至导致粪便表面带有鲜血。

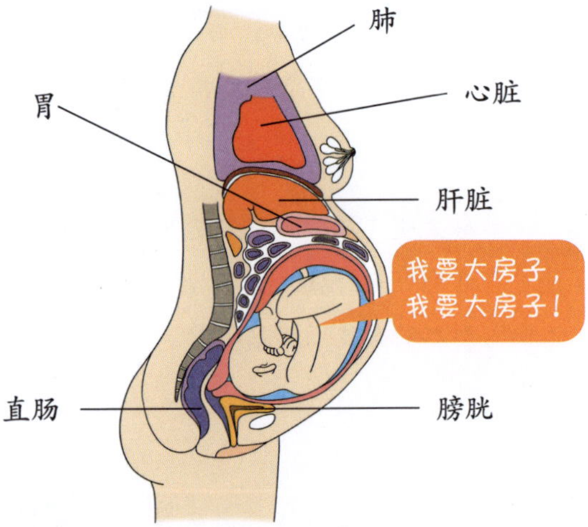

教你如何缓解便秘症状

早餐后1小时内是最佳排便时间，最好在此时上厕所。

每天适量增加活动量，多散步，有利于胃肠蠕动。

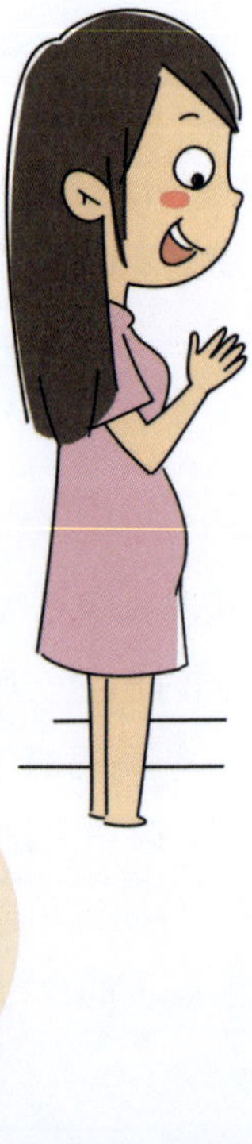

不要吃辛辣的食物，要多吃苹果、萝卜、芹菜等含纤维素多的食物。

早晨空腹状态下喝温水，很快就会进入肠道，不仅可以增加肠道内容物的水含量，还可以对肠道产生比较强的刺激，增加蠕动，引起便意。

千万不要贪图一时畅快就乱吃泻药，容易引发流产。

孕15周 你看不见的宝宝性别，B超可见

这时候孕妈妈的骨盆已经装不下胎宝宝了，于是孕妈妈的肚脐下会有明显的凸痕，只要看一下自己的肚子，就知道自己怀孕了。胎宝宝的手指甲完全形成，指关节也开始活动了。

DAY 99 你想提前知道宝宝的性别吗

孕妈妈希望生男孩还是女孩呢？其实，生男生女一开始就已经注定了，只是过了孕早期，B 超才能清晰可辨罢了。

宝宝性别由准爸爸决定

宝宝的性别是由染色体决定的。人体细胞的染色体有 23 对，其中 22 对为常染色体，1 对为性染色体。性染色体有两种，即 X 染色体与 Y 染色体。女性的一对染色体是两条大小形态相同的 XX 染色体，男性一条是 X 染色体，一条则是较小的 Y 染色体。受精时，两种不同的精子与卵子结合是随机的，也就是说有可能是 XX 结合，也有可能是 XY 结合。前者会形成女孩，后者则是男孩了。

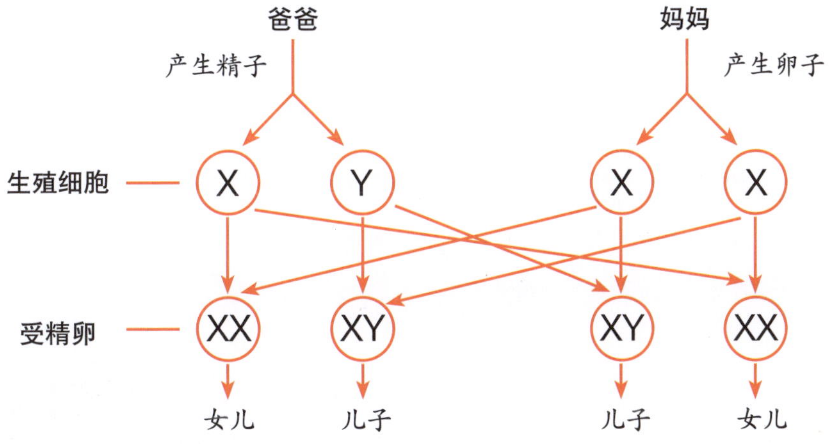

性别不可更改

一个精子与卵子相遇的瞬间，就决定了胎宝宝的性别，这是无法改变的。这就意味着那些用药物改变胎宝宝性别的民间说法是不科学的。乱用药强行改变胎宝宝的性别，不但无济于事，反而有可能会造成胎宝宝畸形，得不偿失！

严重申明：我国法律禁止非医学需要的胎儿性别鉴定。也就是说，医院是不会给孕妈妈做非医学上的胎儿性别鉴定。

DAY 100 孕妈妈突然发热，怎么回事

发热本无害，只是处于特殊时期的孕妈妈还是要谨慎些，发热极有可能是在提示孕妈妈身体出现问题，会给胎宝宝造成一些负面影响。

体温多少才叫发热

一般来说，腋窝温度若是高于37℃，即为发热。但是孕妈妈的体温本来就略高，所以孕妈妈的体温若是高于37.5℃或者比孕前体温升高0.5℃以上，就可能是发热了。

是否发热，不能凭感觉或经验判断，应该马上用体温计测量，20分钟后再测量1次。若是体温在38.5℃以下，不需要服用退烧药，物理降温即可；若是超过了38.5℃，遵医嘱服药。

孕期高热危害大

感冒造成的高热（39℃以上，持续24小时）和代谢紊乱产生的毒素对胎宝宝有间接影响；而且病毒可透过胎盘进入胎宝宝体内，有可能造成先天性心脏病以及唇裂、脑积水、无脑儿和小头畸形等问题。

两种物理降温方法推荐

1. 准爸爸用温水浸湿毛巾，为孕妈妈擦洗全身。温热的水，才能使皮肤毛孔扩张，有利于散热。冷水反而不利于散热，会使体温不降反升。

2. 准备退热贴，直接贴在孕妈妈的脑门上降温。如果没有退热贴，可以拿一个冰袋，放入冰箱中，凉后取出，外包一块毛巾，敷在额头。但是时间不宜过长，以免温度降得太快引起其他诸多不适。

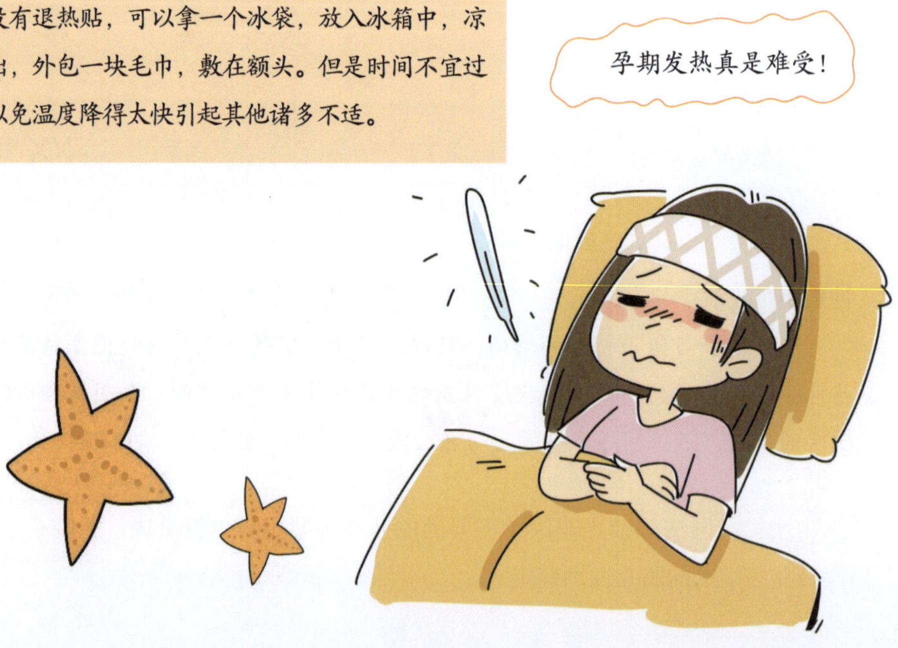

DAY 101 孕妈妈适当补锌，宝宝肠胃更健康

现在的孕妈妈担负着自己与胎宝宝两个人的营养，锌就是人体不可或缺的微量元素，是“生命与智慧的火花”。孕妈妈缺锌，影响自己的食欲，营养供给不足还会直接影响胎宝宝在子宫内的生长，波及胎宝宝的脑、心脏、胰腺、甲状腺等重要器官，使之发育不良。

对正常人而言，一个正常成人每日摄入 16 ~ 20 毫克的锌，基本上可以维持机体的需要，而孕妈妈的需要量则要更高一些。对于大多数孕妈妈来说，通过饮食途径补锌就足够了。

【锌含量高的食物清单】

海产品类：牡蛎等贝类、海鱼类。

肉类：动物肝脏、瘦肉等。

蛋奶类：牛奶、蛋黄等。

蔬菜类：白菜、萝卜、南瓜、茄子等。

水果类：苹果、香蕉等。

其他类：玉米面、芝麻、麦芽、紫菜、小麦等。

美食日志——猪肝鸡蛋粥

材料：猪肝 50 克，鸡蛋 1 个，大米适量。

调料：盐、姜末各少许。

做法：

1. 将猪肝洗净，切成片。
2. 大米淘洗干净，与猪肝一同放入锅中，加适量清水一起煮粥。
3. 待粥沸腾后打入鸡蛋、姜末，出锅前加入盐调味即可。

营养价值说：猪肝、蛋黄都是富含锌的食物，煮成粥更适合孕妈妈的胃口。

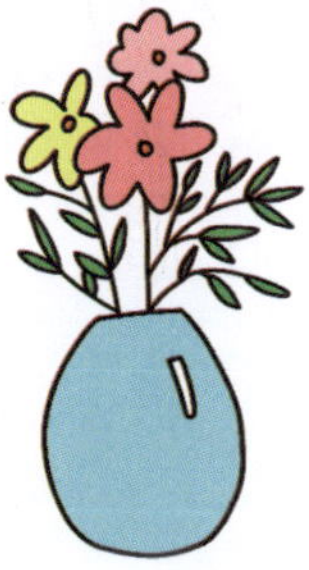

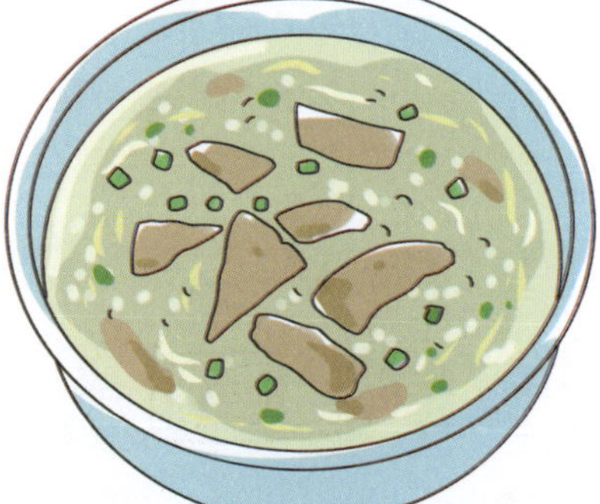

DAY 102 大部分家务交给准爸爸吧

随着孕肚越来越大，孕妈妈的动作也会变得越来越“笨”，一些普通的家务活可能也会成为负担，这个时候需要准爸爸承担大部分家务哦！

晾衣服

1 晾衣服时需要用力抬起手臂，容易给孕妈妈的肚子造成压迫，而且刚洗完的衣服会滴水，容易造成地面湿滑，孕妈妈可能会摔倒。

搬重物

2 孕妈妈最好不要搬重物，一旦用力过猛，很容易伤及腹中胎宝宝，还可能扭伤腰肌。

擦地板

3 地板上基本都会有细菌或污染物，孕妈妈挺着肚子擦地板，不仅容易感染疾病，还可能因为地板湿滑而摔倒、摔伤。

另外，如果家里铺的是地毯，长时间使用后，也会布满灰尘，所以这项清理工作最好也交给准爸爸。

擦油烟机、灶具

4 厨房里面的油烟机、燃气灶等，用久了，容易藏污纳垢，多半会用到刺激皮肤的强碱性溶剂，具有浓烈的刺激性气味。孕妈妈如果吸入了这种气体，不仅会加重孕期不适，造成恶心呕吐，还会对胎宝宝造成不利影响。

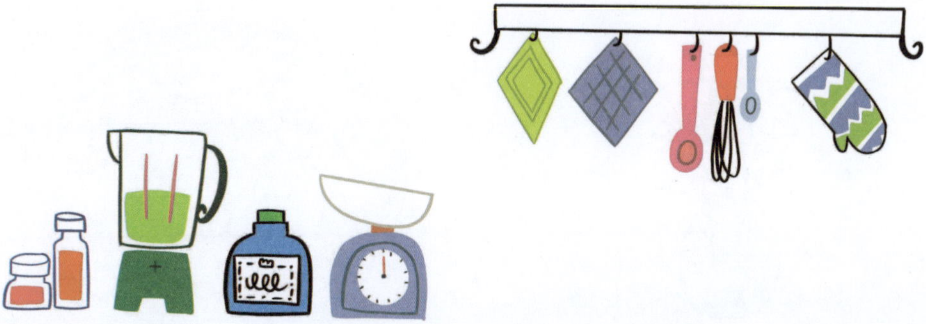

DAY 103 孕妈妈可以做一些简单家务

孕中期，胎宝宝相对稳定，孕妈妈身心比较舒畅，可以做点儿力所能及的家务。但孕妈妈在身型与动作的灵活性方面，大不如前，所以不能按照怀孕前的标准来干活，而应该做一些简单家务。

做家务的总体原则

◎**缓慢再缓慢：**随着肚子的增大，身体负荷也加大，动作灵活性降低，所以孕妈妈做家务时要以缓慢为基本原则，而且不要直接压迫肚子。

◎**避免长时间站立：**孕妈妈干家务活时最好不要长时间站立，最好做15～20分钟家务后再适当休息10分钟左右。

◎**以舒适为主：**做家务时应以不影响孕妈妈身体的舒适感为前提，一旦出现突发性腹痛，多半表示子宫正在收缩，可能孕妈妈的活动量已经超过身体的承受力，应立即停止家务，躺下休息。

这些家务可以做一做

◎**洗碗：**不要使用化学成分的清洁剂，直接用清水或碱水来代替吧。

◎**折叠衣服：**孕妈妈在折叠衣物时，要谨记“能坐就不站”的原则。

◎**擦桌子：**如果家里的餐桌不靠墙放置，而且桌子的面积又大，孕妈妈若要收拾碗盘及擦桌子时，可先将桌面分成四等份，手部配合腹肌的伸展幅度自然会缩小，宁可多移动身体，小块地擦，也不要将腹部紧靠桌面，拼命地要擦到对面的桌子。如果是圆桌，就可以围着圆心来擦桌子，切勿拉扯到腹部的肌肉。

◎**浇花：**孕期浇花，能够怡情，使心情变得美好，还可以给胎宝宝做视觉胎教。只是水不要装得太重，花别放得太高。

需要提醒一点的是，并不是所有的孕妈妈都适合做家务，比如体态臃肿、灵活度不够的孕妈妈，妊娠反应特别严重的孕妈妈，有早产迹象且需要卧床休息的孕妈妈，下体有活动性出血或破水的孕妈妈，做一点儿家务活就会诱发子宫收缩的孕妈妈，做家务时呼吸急促或心跳加快的孕妈妈，等等。

你还做了哪些家务呢？

DAY 104 职场孕妈妈巧妙应对3大难题

职场孕妈妈面对繁忙的工作，还要同时应付各种孕期不适，需要承受极大的生理与心理压力。面对孕期上班可能遇到的各种难题，孕妈妈应该如何应对呢？

难题一：上下班的安全问题

随着肚子越来越大，身体越来越笨重，行动也愈发迟缓，上下班路上与外出时要格外小心，一般不要单独外出。上下班路上，要选择合适的交通工具，尽量错开上下班高峰期出行，如上班提前10分钟出发，下班延迟10分钟回家，别小看这10分钟时间，它会让孕妈妈的安全系数大增。

难题二：高强度工作

有孕在身，身体要承受很大的压力和负重，所以不能适应高强度的工作，原先能够胜任和轻松完成的工作，现在需要同事们的帮助和照顾。

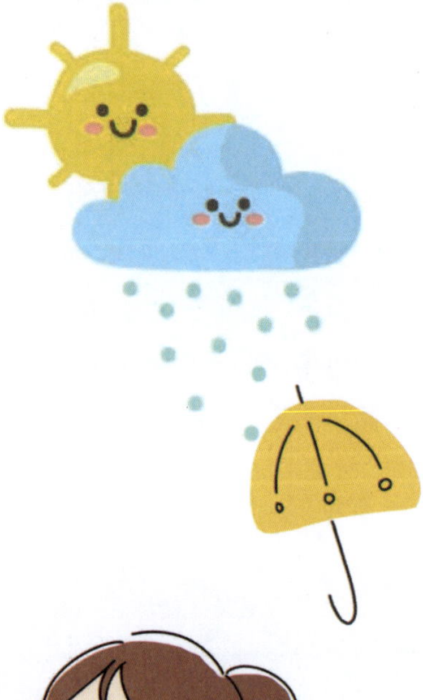

难题三：孕期营养得不到保障

职场孕妈妈上班时间紧，通常早餐胡乱吃，如饼干、面包、牛奶等；中午就在外面随便吃一顿，营养跟不上，还存在卫生隐患；下班回家才能吃一顿丰盛的营养大餐。孕妈妈最好在办公室里准备些有营养的零食或水果，随时补充营养。

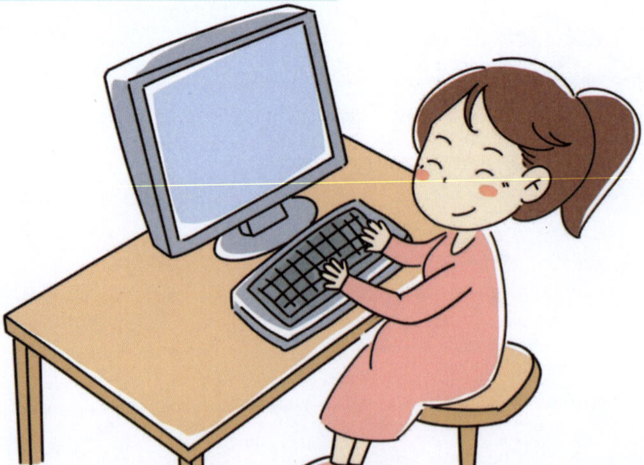

DAY 105 孕妈妈尿频了怎么办

胎宝宝代谢物逐渐增多，肾脏负担越来越大，孕妈妈可能晚上需要跑好多趟厕所。于是，有些孕妈妈开始少喝水，以避免总上厕所。这种方法肯定不合适，毕竟补充水分对人体十分重要。

尿频正常吗

子宫和膀胱在腹内的位置都位于盆腔内，而且两者紧紧挨着。

怀孕之后，子宫逐渐变大，膀胱逐渐受到压迫，从而引发尿频，这属于孕期正常的生理反应。

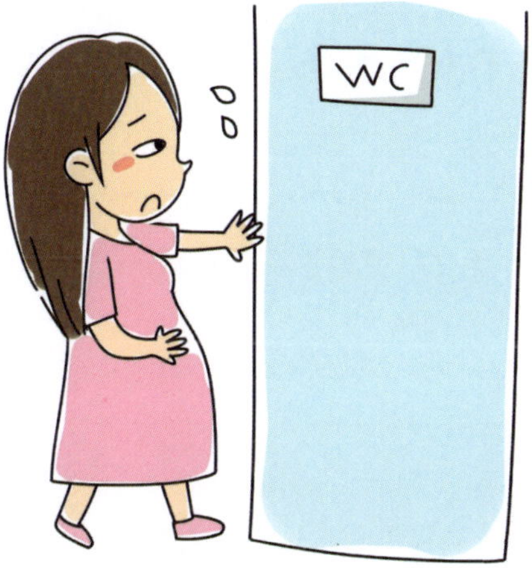

如果孕妈妈觉得频繁上厕所不太方便，可以试试下面的小方法

1. 尽量排空膀胱。每次排尿时身体前倾，尽量排空膀胱中的尿液。

2. 喝水要少量多次地喝。每隔一段时间喝小半杯水，不要一次大量喝水，不仅可以缓解尿频，也是为身体补水的最正确科学的饮水方式。

3. 睡前少喝水。午休和晚上睡觉前 1 小时不要再喝水。

4. 放松心情。情绪紧张会让人尿频，即使没有怀孕的人也同样如此。所以，孕妈妈应该放松自己，不要过于在意尿频的问题。

憋尿不可取

有些孕妈妈在工作、会议、聚会时会不好意思频频去卫生间，而采取憋尿的方式。这样非常不好，不仅对自己和胎宝宝会产生不利影响，还会导致更大的尴尬，比如打喷嚏、咳嗽或大笑时出现的“尿失禁”。

孕16周 去做第二次产检吧

这周胎宝宝特别快乐，能够做出各种各样的动作，嘬拇指、伸脚、眯眼，甚至会翻跟头，而且令人激动的是，孕妈妈可以感受到第一次胎动了，直观感受到胎宝宝的存在。这是关键的检查，一定要重视起来。

DAY 106 不容错过的唐氏筛查

这一周，孕妈妈要进行第二次产检啦，常规检查有血压、体重、宫底高度、腹围、胎心率，这些基础测量能让医生掌握孕妈妈和胎宝宝的基本身体状况。其中，还有一项最重要的项目——唐氏筛查，它主要排除胎儿先天性缺陷危险系数，也就是排畸。

如何操作

唐氏筛查，通常会在孕 15 ~ 20 周通过采集孕妈妈的血清，结合孕妈妈的年龄、体重、孕周等因素综合判断。如果结果大于 250 属于低风险，小于 250 则为高风险。高风险的孕妈妈需要进行羊水穿刺等进一步检查确认。

注意啦！

唐氏筛查只是判断胎宝宝患有唐氏综合征的机会有多大，并不是诊断。

唐氏筛查的作用

唐氏筛查能降低唐氏儿的出生率，唐氏儿会发生严重的多发性先天畸形（特殊面容、先天性心脏病、大脏器功能异常、肢体异常等），并伴有严重的智力低下，生活基本不能自理，多数患儿未成年便夭折。

哪些人更应该做唐筛

所有的孕妈妈都应该做唐筛检查，其中大于 34 岁、家族中有唐氏患者、已经生过唐氏儿的孕妈妈需要进一步进行羊水穿刺或绒毛检查。

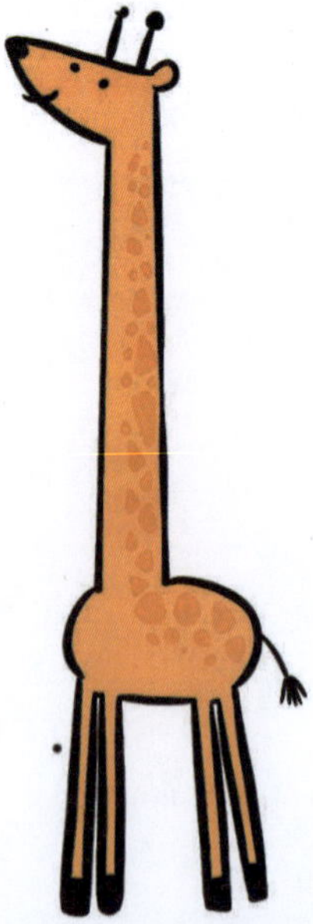

DAY 107 什么是母婴血型不合

许多孕妈妈对母婴血型不合存有疑虑，时刻都在担心自己的血型会与胎宝宝的不合而导致溶血症。母婴血型不合主要包括 RH 血型、ABO 血型，其中最常见的就是后者。一旦血型不合，母体就会产生抗体，形成某种免疫反应，从而影响胎宝宝的发育，导致胎停育。

ABO 血型不合： O 型血的孕妈妈 + A 型或 B 型血的胎宝宝。

RH 血型不合： RH 为阳性血的孕妈妈 + RH 阴性血的胎宝宝。

↓

两者都有可能引起溶血症，但相对来说，第 2 种血型不合引起的病情更严重

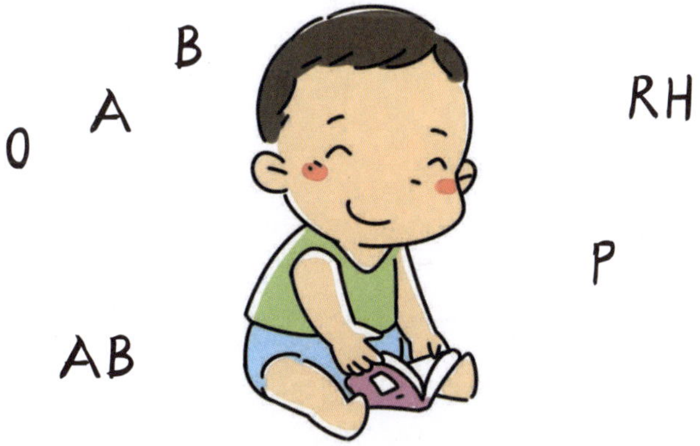

血型不合与溶血症是一回事吗

血型不合并非就是溶血症。溶血是在血型不合的条件下产生的，它们之间存在着因果关系。而且溶血往往会发生在血型特殊的孕妈妈身上，比如 RH 阴性血、O 型血。

血型不合为什么会造成溶血

准爸爸与孕妈妈血型不一样，准爸爸的血型若是遗传给了胎宝宝

↓

胎宝宝的血型极有可能与孕妈妈的不一致

↓

孕妈妈免疫系统运作，在血液循环中激起母婴血细胞冲突

溶血症

特殊血型的孕妈妈承担了更高的溶血风险，但是这并不意味着特殊血型的女性就无法正常怀孕生宝宝。做好充足的孕前检查，能预知患病的可能性，从而采取有效的治疗方式。

DAY 108 令人兴奋的第一次胎动

这周，最令人惊喜的可能是孕妈妈可以感受到第一次“胎动”了。一般，初孕妈妈在孕 20 周左右感受到第一次胎动，经孕妈妈稍早，会在 16 ~ 18 周感觉到首次胎动。如果孕妈妈感觉到了第一次胎动，要及时记录下来，产检时汇报给医生哦！

什么是胎动

胎动，就是胎宝宝在孕妈妈腹中自主性的活动。随着胚胎逐渐发育成小小的胎宝宝，他的活动越来越频繁，当胎宝宝进行伸腿、曲拳、翻滚等比较强烈的动作时，孕妈妈就能感觉到明显的胎动。

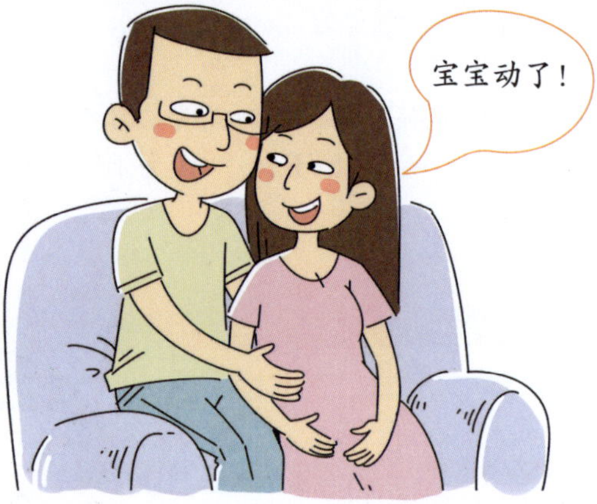

◆ 胎动规律早知道

不同时期的胎宝宝，胎动规律也不同，一般来说，胎动的频率和次数会随着孕周的推移而改变。

孕 16 ~ 20 周：初次胎动，动作很小，胎动较少

这是孕妈妈初次感受到胎动的时间，由于胎宝宝力量还比较小，胎动不明显，孕妈妈感觉好像肠胃蠕动或胀气一样。胎动位置一般比较靠近肚脐周围。

孕 21 ~ 35 周：胎动活跃期，动作大且激烈

即便不太敏感的孕妈妈，在这段时间也会清晰地感受到小宝贝的“拳打脚踢”。逐渐适应子宫内生活的胎宝宝对一切都充满好奇，他不断尝试活动自己身体的各个“零件”。如果孕妈妈或准爸爸隔着肚子摸他的小手或小脚，他会非常敏感地换一个位置。这是胎动最激烈，也是亲子互动的最佳机会。

孕 36 ~ 40 周：胎动减少，动作不太激烈

随着分娩的临近，胎宝宝的体积几乎占满子宫，活动空间越来越少，胎动开始逐渐减少。胎动的幅度可能有时还很大，但动作已经不太激烈了。

DAY 109 在家听胎心吧

胎宝宝的心跳声，就像钟表的嘀嗒声，又好像“小马达在跑动”或“小火车在开动”。听胎心音就是聆听胎宝宝的心跳声，第一次听胎宝宝的心跳声一定非常奇妙、非常幸福吧！本周开始，孕妈妈可以遵照医生的意见在家里听胎心音了。

胎心的规律

胎心的正常频率一般是 120 ~ 160 次 / 分钟，听上去是规则的、无间隙的咚咚声，胎动发生时胎心会稍快。在没有胎动的情况下，每分钟胎心跳动超过 160 次或少于 120 次，说明胎心过速或过缓。如果胎心时快时慢、跳跳停停，中间有间歇等，可能有潜在的问题。

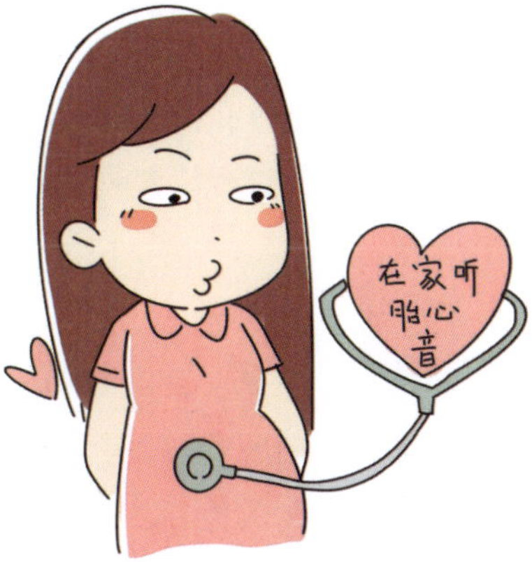

如何正确听胎心

孕妈妈在心情平稳的情况下平躺，4 ~ 5 个月时以肚脐平齐为基准，胎心仪在其左右上下缓慢持续加压。

如果在一个位置没有听到，则以这一位置为中心，进行半径为 5 厘米的转移，直至听到胎心。

7 ~ 8 个月时，听胎心的位置是先腹部的左右下方，然后是左右上方，再左右中间。

邀请准爸爸一起听胎心

孕妈妈不妨把听胎心的任务交付给准爸爸，这一定是他最甜蜜的任务，也是促进三口之家更加美满幸福的小小策略。在准爸爸听胎心之前，孕妈妈要排空小便，仰卧或半仰卧在床上或沙发上，让准爸爸拿着胎心监测仪仔细聆听胎宝宝心跳，并认真记录数值。

DAY 110 准爸爸带着孕妈妈短途旅行吧

早孕反应消失不见，胎宝宝的发育开始稳定，孕妈妈的身体还不算太沉重，此时最适合外出旅行，尤其是短途旅行。

孕期外出旅行，欣赏大自然的美景，呼吸新鲜的空气，能缓解孕期焦虑、紧张的情绪。适当到户外晒太阳，对胎宝宝也有益哦。

开始制订你们的短途旅行计划吧

Step 1：确定是否可以外出旅游

孕妈妈即将进行旅游时，最好先咨询医生，看自己的身体状况是否适合外出旅游。

Step 2：地点规划

孕妈妈旅游的地点很有讲究。

× 需要长时间爬坡、走阶梯或过于热闹拥挤的地方，不适宜去。

× 比较偏远的地方，医疗条件有限，不适合去。

√ 交通方便、路程不太远、就近能找到医院、风景宜人、环境清幽的地方，最适合前往。

Step 3：制定行程

选好地点之后，孕妈妈就要制定大概的行程，比如哪天去哪个景点、在哪儿住宿等。制定的行程应宽松些，留出足够的休息时间。

Step 4：准备衣物等物品

孕妈妈外出旅行，要准备便于活动的裤装，而且衣服要吸汗、透气、宽松。即使天气炎热，也要准备一件轻薄长袖上衣，不仅能防晒，还能避免进入空调房忽冷忽热而造成不适应。准备一双舒适的鞋也很重要，最好不要穿新鞋，以防新鞋不合脚。另外，防晒用品、急救药箱、产检本等也是必需品，一样不能少。

Step 5：向着美景出发

孕妈妈可以在爱人、家人或朋友的陪伴下出发了。切记，孕妈妈不能单独出行！

DAY 111 用红糖代替白糖吧

本周开始，孕妈妈的食欲越来越好，体重也在快速上升，营养要跟上，但甜食还是要控制的。而且，现在是胎宝宝长牙根的关键期，孕妈妈要多吃含钙的食物，让胎宝宝长上坚固的牙根。白糖有消耗钙的不良反应，且易使人发胖。孕妈妈可以用红糖来代替白糖。

红糖，也叫作黑糖、赤砂糖，它是由甘蔗榨汁后浓缩而成的带蜜糖，它可是一种未经提炼的糖哦。相比白糖，红糖中钙的含量比同量的白糖多 2 倍，还含有维生素和微量元素，如铁、锌、锰、铬等，有利于促进胎宝宝的生长发育。

红糖含有 95% 左右的蔗糖，保留了较多甘蔗的营养成分，更容易被人体消化吸收，因此能快速补充体力、增加活力。另外，红糖富含微量元素，能发挥补血功效，改善孕期贫血。

美食日志——生姜红糖水

材料：生姜 10 克，大蒜 3 瓣，红糖 30 克。

做法：

1. 生姜去皮洗净，切片；大蒜洗净，拍碎。
2. 锅中加入 1 大碗水，姜片放进去，开始煮；锅中水烧开后，放入红糖，用勺子搅拌均匀，大火煮约 2 分钟。
3. 加入大蒜，大火煮约 3 分钟即可（风寒感冒还有咳嗽就加入大蒜，没有咳嗽可以不用加）。

营养价值说：生姜搭配红糖，改善孕期贫血的同时还能祛寒。

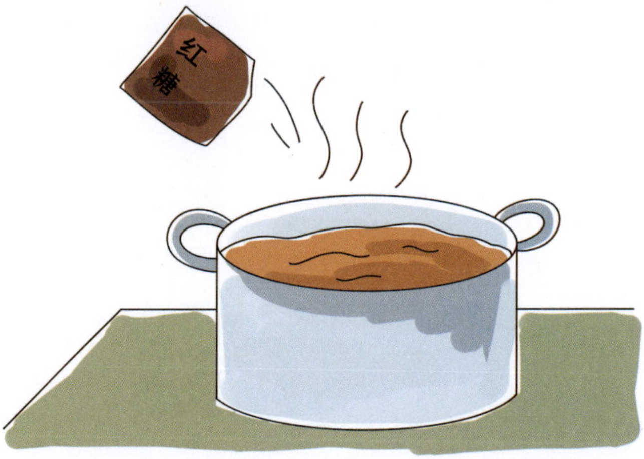

DAY 112 宝宝对声音敏感，开始对话胎教吧

现在，胎宝宝的耳朵对声音已相当敏感，在宫内就有了听力，能分辨和听到各种不同的声音，并能进行“学习”，形成“记忆”。也就是说，从现在开始，如果每天坚持与胎宝宝对话，不但可以让胎宝宝认识孕妈妈的声音，还能培养胎宝宝今后的语言能力。

开始对话胎教吧

1. 孕妈妈可以带着愉悦的心情朗读一些优美的散文、诗歌，选择一些好听的故事讲给胎宝宝听，也许胎宝宝出生后还会很喜欢这些文章及故事。

2. 每天早上起床时，孕妈妈可以问候他：“早上好，宝宝。”还得多赞美他，例如“宝宝好乖呀”．“宝宝真聪明”，等等。

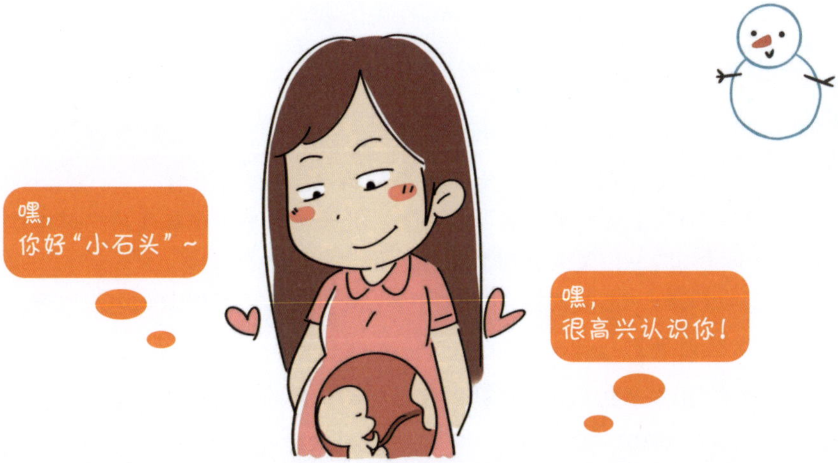

3. 在日常生活中，孕妈妈也可以用温柔的声音，向胎宝宝“介绍”亲朋好友，告诉胎宝宝大家都很喜欢他。

在对话、朗诵的同时，可以配上背景音乐，比如给胎宝宝听旋律轻盈明快、酣畅安详、稳定心绪的乐曲。也可以每天哼唱几首自己喜爱的抒情歌曲或优美且有节奏的小调等。这样对胎宝宝进行听觉训练，会收到不错的效果哦。

孕5月 孕味十足

孕妈妈： 你已经增重不少，最少增加了2千克。你的子宫在腹腔内慢慢增大，子宫顶部现在已经达到了肚脐的位置。随着子宫的增大，对膀胱的刺激症状随之减轻，所以尿频现象基本消失。臀部因脂肪的增多而显得浑圆，从外形上开始显现丰满的样子。

胎宝宝： 胎长18～25厘米，胎重160～300克。此时胎宝宝的头已占全身长的1/3，耳朵的入口张开，牙床开始形成，头发、眉毛都长出来了。手指、脚趾长出指甲，还呈现出隆起，胎宝宝还会用嘴吸吮拇指。

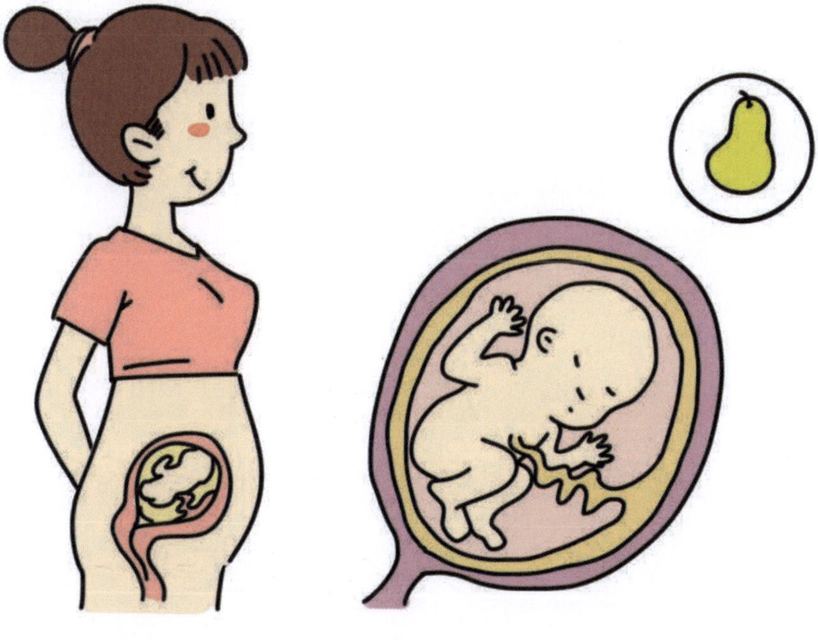

孕17周 去医院拿唐筛结果

孕妈妈的小腹看起来更加突出，过去的衣服可能已经穿不了了，需要穿上宽松的孕妇装才会觉得舒适。受孕激素的影响，孕妈妈的臀部也会逐渐变宽、变厚。这时的胎宝宝特别顽皮，喜欢用手抓住脐带玩耍，他的循环系统、尿道也已经开始工作，不断地呼出和吸入羊水。另外，别忘了去医院拿自己的唐筛检查结果！

DAY 113 唐筛结果不好，做个羊水穿刺吧

这一周不需要进行专门的产检，但唐氏筛查高危的孕妈妈，这周可能要进行羊水穿刺检查。羊水穿刺，又称羊膜穿刺术，通过抽取胎宝宝的羊水标本，获得胎宝宝细胞，评估胎宝宝的发育情况甚至疾病诊断。

羊水穿刺的条件

1. 孕周在16～23周。这个阶段，羊水多，胎宝宝小，不易伤到胎宝宝，而且诊断更准确。

2. 孕妈妈无感染征象。如果羊水被污染，则标本无效。

3. 孕妈妈无流血、宫缩等现象。如果孕妈妈有下体流血、宫缩等症状，仍坚持羊水穿刺，可能会诱发感染甚至流产。

羊水穿刺的适应症

1. 唐筛显示高危。

2. 孕妈妈年龄大于35周岁。

3. 孕妈妈生育过染色体异常的宝宝或畸形儿。

4. 准爸爸有染色体异常或是某种遗传病携带者。

5. 孕早期接触大量放射性辐射或服用了可能致畸的药物。

6. 三次以上习惯性流产者。

如果孕妈妈无羊水过少、流产史、胎盘前置或低置等情况，在检测出唐筛高危后可以做羊水穿刺检查进行进一步诊断。如果孕妈妈担心会伤及胎宝宝，可以选择无创DNA检查。

羊水穿刺啦！

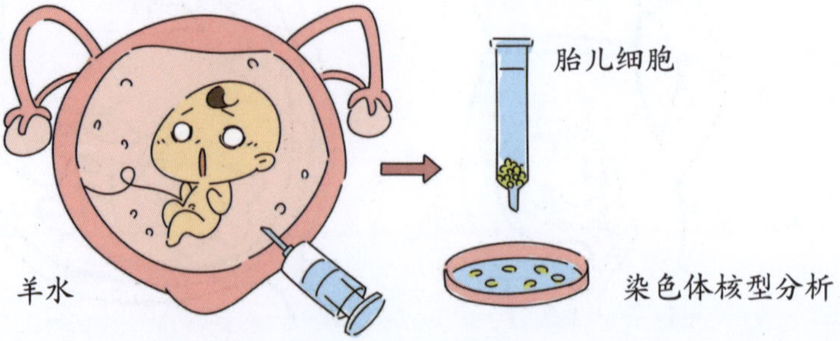

DAY 114 无创DNA也是一种选择

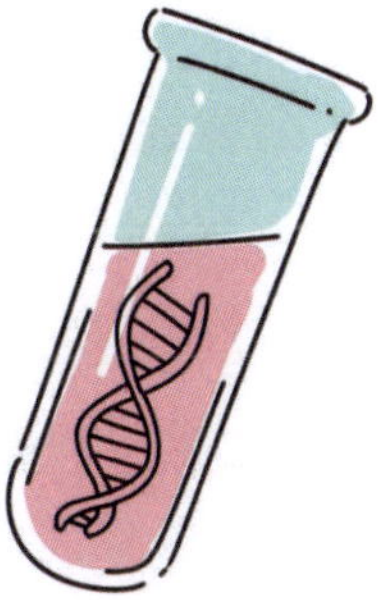

无创DNA，全称是“无创胎儿染色体非整倍体产前检测”。在孕12～26周，采取母体血浆中游离的DNA片段进行高通道测序，得到胎宝宝的遗传信息，准确检测胎宝宝染色体的倍性。

无创DNA可实施的孕周范围大，只需要抽取母体少量的外周血，没有流产和感染的风险，就可以得到与羊水穿刺近似的结果。

检查的最佳时间

无创DNA最佳检测时间为孕12周～孕（22周+6天）。若怀孕时间已超过上限（孕周>22周+6天），则检测风险增高；过小（孕周<12周），也会对筛查结果的准确性造成影响。因此，大多数孕妇会选择在怀孕14～18周进行无创DNA检查。

检查时的注意事项

1. 无创DNA检查不需要空腹，保证正常饮食就可以。

2. 无创DNA检查不等同于唐氏筛查：无创DNA检查的范围比较广，包括唐氏综合征、爱德华氏综合征、帕陶氏综合征等染色体疾病检查。

尽量到大医院接受检查：无创DNA的检测结果准确度高达99.70%，一般大医院才有。

适宜人群

如果孕妈妈怀孕期间，出现了以下情况，也可以考虑开始做无创检查。

1.“唐筛”或影像学筛查，例如孕期B超，显示异常或胎儿NT值增高。

2. 胎盘前置、胎盘低置、羊水过少或先兆流产等已不适宜有创产检。

3. 对有创产检产生心理障碍。

4. 发现单项指标值改变，羊水穿刺失败。

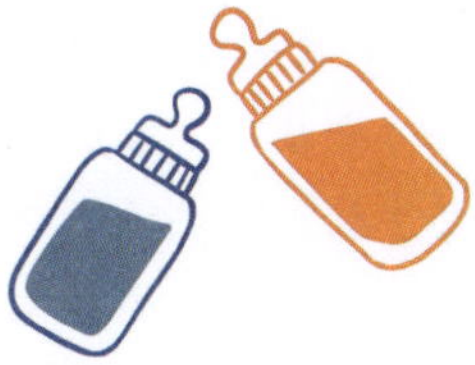

DAY 115 你终于“显怀”了

怀孕第五个月是步入孕中期的第 2 个月份，大多数孕妈妈的肚子微凸，但有个别孕妈妈的肚子却像 3 ~ 4 个月的大小，刚刚显怀。这是怎么回事呢？是自己吃得太少，还是胎宝宝发育迟缓？

◆ 怀孕期间子宫大小是如何界定的

随着孕周的不断增加，孕妈妈的肚子越来越大，也就是子宫越来越大，孕妈妈可以用手摸到子宫的宫底，也可以用尺子测量子宫的高度。一般医生会用尺测耻上子宫长度和手测宫底高度来判断孕妈妈的子宫大小是否符合实际孕周数值。

不同孕周的子宫长度和宫底高度

孕周	子宫长度（尺量法）	宫底高度（手测法）
第 20 周末	15.3 ~ 21.4 厘米	脐下 1 横指
第 24 周末	22.0 ~ 25.1 厘米	脐上 1 横指
第 28 周末	22.4 ~ 29.0 厘米	脐上 3 横指
第 32 周末	25.3 ~ 32.0 厘米	脐与剑突之间
第 36 周末	29.8 ~ 34.5 厘米	剑突下 2 横指
第 40 周末	30.0 ~ 35.3 厘米	脐与剑突之间或略高

孕 5 月才显怀正常吗

通常所说的显怀，是指肚子大或腹围大。腹围的大小，除了和子宫有关外，还和孕妈妈的身材、胖瘦有关。随着怀孕周期的增加，子宫会越来越大，腹围也越来越大。但是，胎宝宝毕竟生活在子宫腔内，其发育情况和子宫大小、宫底高度有关，和腹围的大小并无直接关系。所以，孕 5 月虽然不显怀，但只要子宫大小符合孕周，胎宝宝的发育依然正常。

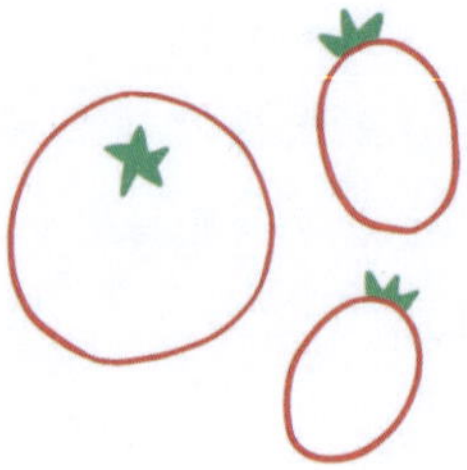

DAY 116 勤晒太阳，促进钙吸收

胎宝宝越来越大，需要更多的钙帮助骨骼正常生长。此时，孕妈妈若是无法从饮食中获取足够的钙，胎宝宝可是会无情地掠夺自己身体内的钙。

这样做补钙

1. 每天喝 1 ~ 2 袋牛奶、配方奶、酸奶等。

2. 多吃一些含钙丰富的食品，比如鱼松、虾米、核桃仁、南瓜子、豆腐、豆腐皮等。

3. 勤晒太阳，多参加户外运动，增加维生素 D 的合成，促进钙的吸收。

4. 如有需要，可以补充一定的钙制剂，钙片与维生素 D 都需要。但要遵医嘱哦！

孕妈妈如何晒太阳呢

1. 不要隔着玻璃晒太阳。紫外线无法穿透普通的玻璃，孕妈妈还是在自然条件下接受阳光吧。

2. 晒够时间。晒太阳应作为每日必修课，日晒时间要充足，冬季不少于 1 个小时，夏季不少于半小时。

3. 晒对时间。上午 9:00 ~ 10:00、下午 4:00 ~ 5:00 是每日最佳的日晒时间。处于这两个时间的中间时段，阳光中的紫外线太强，容易给皮肤造成伤害。

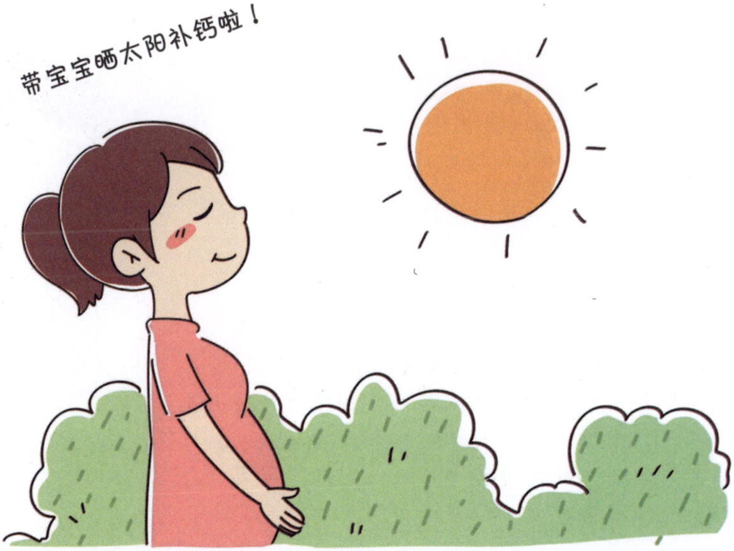

DAY 117 学会居家自测腹围

细心的孕妈妈会发现，孕晚期的产检有一项内容必不可少，那就是测腹围。腹围，就是与肚脐相平的腹部的长度，通常用厘米（cm）表示，可了解子宫横径大小，计算子宫增大的情况，评估胎宝宝的发育是否正常。

腹围的居家测量方法

从孕 17 周开始，孕妈妈就可以自己在家中测量腹围了。孕妈妈在测量腹围前，要排空尿液，再测量腹围。

1. 孕妈妈露出腹部，站直，然后以肚脐为准，拿皮尺绕腹部一周，测得的结果就是腹围。

2. 孕妈妈仰卧平躺在床上，测量方法跟站立一样，以肚脐为准，拿皮尺绕腹部一周，测得的结果同样是腹围。

腹围增长标准参考

月份	标准数值	参考范围
5 个月	77 厘米	76 ~ 89 厘米
6 个月	81 厘米	80 ~ 91 厘米
7 个月	83 厘米	82 ~ 84 厘米
8 个月	89 厘米	84 ~ 95 厘米
9 个月	92 厘米	86 ~ 98 厘米
10 个月	94 厘米	89 ~ 104 厘米

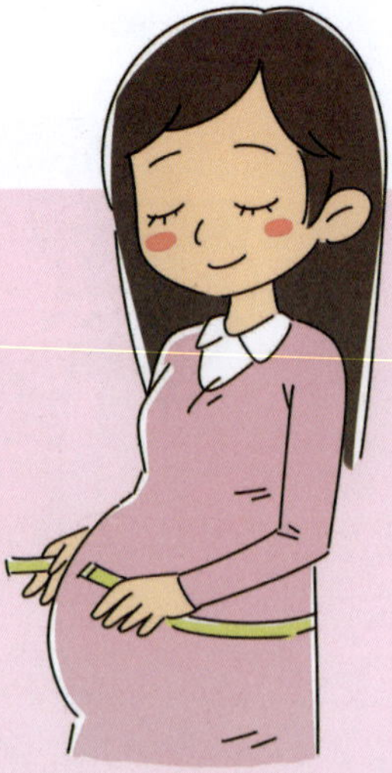

特别说明

1. 如果孕妈妈的腹围连续 2 周没有发生变化，要及时到医院检查。

2. 腹围的增长不仅仅是胎宝宝和子宫增大所导致的，也有可能是孕妈妈体重增长之后，腹部皮下脂肪增多，从而造成腰围增加、腹围增长快。

3. 有的孕妈妈体内水钠潴留明显，腹围增加也会比较快。

4. 怀孕前，孕妈妈的胖瘦程度不一，因此怀孕之后腹围的增长也各不相同。

DAY 118 带胎宝宝玩玩踢脚游戏

现在，胎宝宝能够活动关节了，他非常灵活、顽皮，胎动更加活跃。孕妈妈别忘了进行运动胎教。适量的运动，能让胎宝宝对外界刺激做出反应，有利于胎宝宝的大脑与四肢发育。

和胎宝宝玩游戏

1. 饭后 1 小时，以最舒服的姿势躺着或坐下，两手分别压住腹部的两边轻轻挤压，用心感觉胎宝宝的反应。反复几次，胎宝宝可能感觉到有人在触摸他，就会做出踢脚反应。此时，孕妈妈可以轻轻地拍打被踢的部位，给胎宝宝回应。

2. 一般在 1 ～ 2 分钟以后，胎宝宝会再踢，这时再轻拍几下。拍打时不妨换换部位，胎宝宝也会向改变的部位踢，但要注意改变的部位不要离上次被踢部位太远，手法要轻柔。

3. 这样的运动胎教形式每次可进行 5 分钟，每天 1 ～ 2 次。

DAY 119 早餐当正餐，加强营养供给

孕中期的母胎需要更多的营养与能量供给，孕妈妈不妨把早餐当作正餐来吃，确保早餐的营养均衡，满足自身与胎宝宝的营养需求，同时还能控制体重增长的速度。下面这款早餐就不错哦！

美食日志——排骨海带面

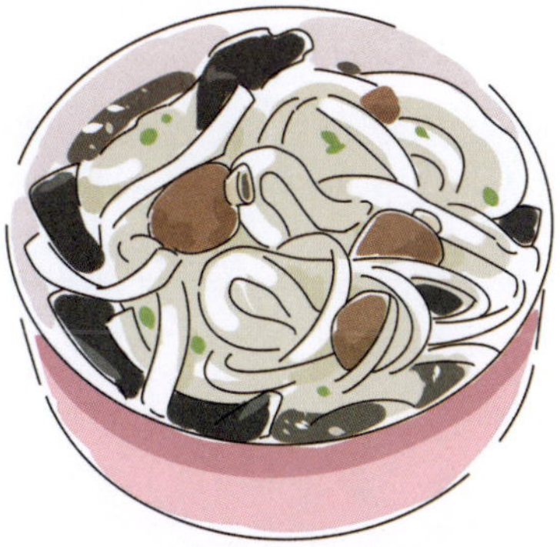

材料：排骨 150 克，海带、面条各 100 克。

调料：生姜、盐各适量。

做法：

1. 排骨洗净，放在锅中加水煮，水开后，撇去血沫；把生姜切片，也放入汤中一起煮。
2. 海带泡发后，洗净，切成宽条，放进排骨汤中一起煮。
3. 待排骨、海带九成熟时，放入面条继续煮，排骨、面条都煮熟时，再加入盐调味。

营养价值说：排骨营养价值高，尤其含钙量高，有利于胎宝宝骨骼发育；海带含碘、磷、钾等矿物质，可预防因营养缺乏导致的胎儿畸形。

孕18周 骨骼发育很重要

本周开始，胎宝宝骨骼全部是类似橡胶的软骨，以后会变得越来越硬，他的耳骨也完全形成了。孕妈妈的身体有点笨拙了，应该放弃高跟鞋，注意活动幅度了。

DAY 120 全面补钙，促进胎宝宝骨骼发育

孕中期，抓紧时间补钙吧！孕妈妈每天就得摄入大约1000毫克的钙质；而且胎宝宝已经进入快速生长期，脊柱、四肢、头颅骨及牙齿的正常钙化（或骨化），都需要钙的支持。

一天饮食中这样补钙

早餐：花卷2个（面粉100克）、鲜牛奶250毫升、煮鸡蛋1个

午餐：大米饭（粳米125克）、排骨炖海带（猪小排110克、水发海带50克）、炒虾皮油菜（油菜150克、虾皮10克）

晚餐：米饭（粳米125克）、西芹百合（西芹150克、百合25克）、白灼虾（海虾150克）

水果：香蕉1个（200克）、草莓（150克）

加餐：酸奶250毫升、苏打饼干4片（25克）

全天可以提供热量2490千卡，蛋白质88.7克，脂肪69克，碳水化合物378.9克、钙1.2克……

◆ 饮食不够钙片补

孕中期单纯依靠饮食来补充钙质大约是不可能的，通过计算饮食中食物的含钙量，缺的部分还是用钙片来补充吧！只是，钙片可不是随便吃吃的。

1. 吃完钙片不要马上喝茶，茶中的单宁会影响钙的吸收。

2. 不要空腹吃钙片，随餐服用，饭后、两餐之间或睡前吃也行，因为充分的食糜可干扰草酸，促进钙的吸收。另外，夜间血钙浓度低，睡前服钙更有利于钙的吸收。

3. 钙片不要与多维片一起吃，因为多维片中一般含有其他微量元素，而钙会抑制铁、锌等的吸收。

4. 钙片不要与草酸植酸类食物一起吃，比如菠菜、油菜以及谷物的麸皮等食物，它们富含草酸或植酸，会影响钙的吸收。

5. 补钙并非越多越好，孕妈妈过度补钙，会使钙质沉淀在胎盘血管壁中，引起胎盘老化或钙化、分泌的羊水减少、胎宝宝头颅过硬等。

DAY 121 补充维生素A，促进宝宝视网膜发育

此时，胎宝宝的视网膜开始形成，补充维生素 A 应该提上日程了。维生素 A 可以促进脑细胞的发育，提高视网膜对光的感应能力，还可以预防宝宝出生后夜盲症、弱视的发生，并且增强宝宝的身体抵抗力。

◆ 富含维生素A的食物来源

动物肝脏、蛋类、乳类、绿色蔬菜、胡萝卜、西红柿、红薯、玉米和橘子等。

动物性食物中的维生素 A 可直接吸收。

蔬菜、水果、谷类等植物性食物中的维生素 A 需通过转化形成。

美食日志——胡萝卜炒牛肉

材料：牛肉 150 克，胡萝卜、洋葱各 30 克。

调料：盐、胡椒粉、香油、葱段各适量。

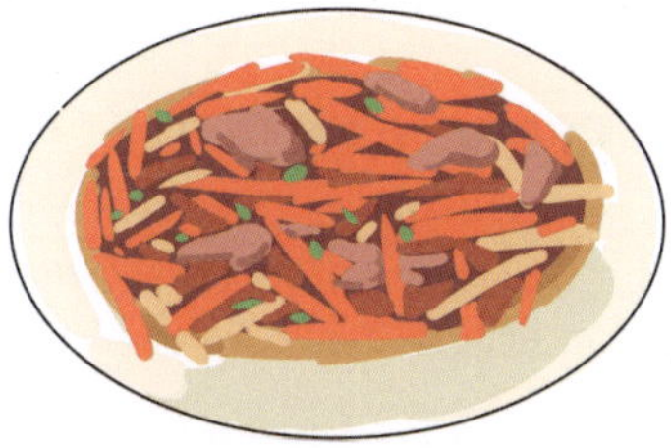

做法：

1. 牛肉洗净，切薄片，用胡椒粉拌匀，静置 10 分钟；胡萝卜洗净，切丝；洋葱洗净，切丝。
2. 热油，烧至六成热时倒入牛肉片，炒至变色后再放入洋葱、胡萝卜，炒至熟时再加盐、胡椒粉调味，淋入香油。
3. 起锅前，倒入葱段，翻炒片刻。

营养价值说：胡萝卜含有大量的胡萝卜素，这种胡萝卜素的分子结构相当于两个分子的维生素 A。

DAY 122 预防铅污染

孕中期了，孕妈妈还没远离生活中的铅污染吗？它会给孕妈妈带来大麻烦，比如血铅水平过高，会加大孕妈妈的流产风险，使血压升高，甚至阻碍身体对铁的吸收。而且，铅会通过胎盘进入胎宝宝体内，在肝脏中积聚，损害胎宝宝神经系统的发育。

◆ 最好这么做

1. 家里环境含铅：孕妈妈最好对室内进行有效净化，比如用绿植进行湿度调节，降低室内悬浮微粒物，继而降低铅尘。

2. 汽车排放的尾气往往含有铅：孕妈妈少驻足在公路边，也不要经常开车。

3. 日用品含铅：带漆的筷子、内部色彩鲜艳的餐具等，尽可能少用。

DAY 123 每天数胎动

孕中期，医生基本都会嘱咐孕妈妈：数胎动！数胎动！数胎动！胎动是亲子沟通的一种方式，能够反映出胎宝宝在宫内的情况。从现在开始，数胎动应该成为孕妈妈的每日必修课。

◆ 孕中期如何数胎动

1. 每天早、中、晚固定一个自己方便的时间数 3 次胎动，每次数 1 小时。

2. 数胎动时，可以坐在椅子上，也可以侧卧在床上，把双手轻放在腹壁上，专心体会胎宝宝的活动。可以用纽扣或其他物品来计数，胎动一次放一粒纽扣在盒中，从胎宝宝开始活动到停止算 1 次，如果连续动几下也只算 1 次。1 小时后，盒中的纽扣数就是胎动数，将 3 次胎动数相加，再乘以 4，就是 12 小时的胎动数。

3. 如果你无法做到每天数 3 次，也可以每天晚上在胎动较频繁时数 1 小时胎动，然后乘以 12。

DAY 124 胎动明显，抚摸胎教进行时

现在，胎宝宝体内绝大部分细胞已经具有接收信息的能力，会通过触觉神经来感受外界刺激，反应也越来越灵敏。此时进行抚摸胎教再好不过！

抚摸胎教手记

1. 排空小便，仰卧在床上，全身放松，双手轻放在胎儿头上。

2. 也可将上身垫高，采取半仰卧姿势。不论采取什么姿势，自己感觉舒适即可。

3. 轻轻呼唤胎宝宝的名字，并将双手手指放在腹部，从上到下、从左到右轻轻触摸胎宝宝。

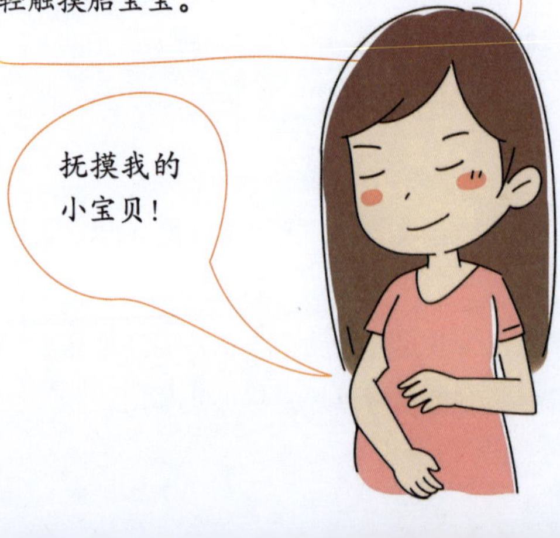

抚摸胎教小提示

1. 在抚摸胎宝宝时，随时留心胎宝宝的反应。如果胎宝宝对抚摸刺激不高兴，可能会用力挣扎或蹬腿，应停止抚摸。若胎宝宝被抚摸后，轻轻蠕动，可能比较开心，可继续抚摸，持续几分钟再停止。

2. 抚摸胎宝宝的时间控制在 5 ~ 10 分钟，一般早、晚各 1 次。

3. 在胎宝宝精神状态良好时进行，比如傍晚胎动频繁时。

4. 搭配对话胎教、音乐胎教等，效果会更好。

DAY 125 肚子越来越大，改穿平底鞋吧

孕妈妈的肚子越来越大，身体重心前移，不能再穿高跟鞋了，会压迫腹部，会影响胎宝宝的发育。快准备一双平底布鞋吧，有牢固宽大的后跟支撑，确保走路平稳。

1. 注意鞋底的防滑性，最好是天然橡胶或者牛筋底，鞋底横纹多一些，以防碰到下雨天或走路遇到水时跌跤。

2. 注意鞋子的稳定性，比如鞋子大小、松紧适宜、足跟部被适当包裹等。

友情提示：双脚水肿比较严重、怀孕 5 个月以上的孕妈妈，要选择比自己双脚稍大一点的鞋，鞋长比脚长多出 10 毫米左右最好。

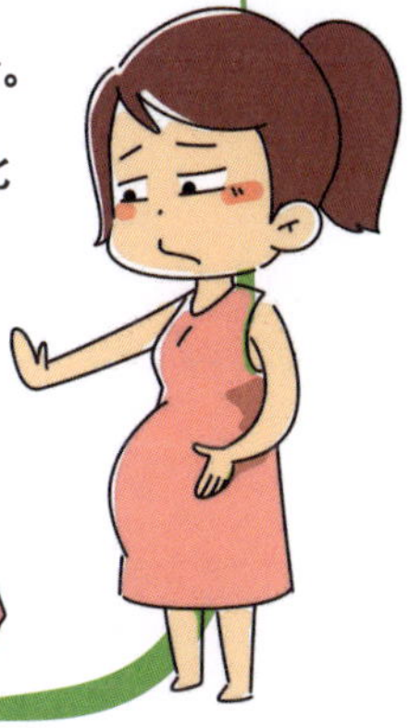

3. 注意鞋子的透气性。怀孕后，汗腺一般比较旺盛，最好穿透气性较好的鞋子，可以避免因脚部潮湿造成的细菌感染。

4. 注意方便性。孕妈妈的肚子越来越大，弯腰有点高难度，所以一脚蹬的鞋子更适宜。

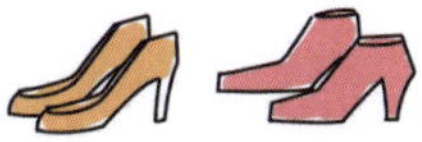

DAY 126 孕期胃胀怎么办

孕中期，孕妈妈的子宫增大，压迫到胃肠，使胃肠蠕动变慢，如果孕妈妈吃得太多，就容易造成胃部胀满不适。肠胃的吸收能力变差，胎宝宝就不能吸收到足够的营养，继而阻碍胎宝宝的发育。怎么办呢？

1. 少量多餐，加速胃部消化；多吃蔬菜、水果等高纤维食物，促进肠胃蠕动。

2. 适当运动，通过全身或腰部的肌肉活动，比如简单的孕妇体操，延长每次散步的时间与次数，促进肠胃的蠕动。

3. 取适量紫苏叶，加水熬煮，温热服用，对脾胃健康有益。也可用新鲜橘子皮代替紫苏叶。

4. 早餐前喝开水，每天至少摄取 2000 毫升的水。也可在温水中添加少许蜂蜜，可润肠通便，防止粪便干结。

5. 腹部按摩，从右下腹开始，以轻柔力度，按照顺时针方向按摩，每次 10 ～ 20 圈，每天 2 ～ 3 次，可舒缓孕妈妈的腹胀感。

切记不能按摩子宫所在部位。子宫位于腹部中央，若是不小心按摩到子宫，极有可能造成子宫收缩。

孕19周 你要呵护，宝宝要营养

恭喜孕妈妈顺利地度过了流产的高发期，现在胎宝宝发育畸形的危险已经大大降低，孕妈妈可以舒一口气了。现在胎宝宝的感觉器官已经按照区域迅速发育，味觉、触觉、视觉等神经细胞正在分化。孕妈妈要做的就是补充脂质，促进胎宝宝大脑发育，坚持数胎动，每天感受胎宝宝的变化。

DAY 127 呵护双足，为双足减负

越来越大的胎宝宝让孕妈妈双足的负担越来越重，孕妈妈不仅皮肤变得干燥、起皮，还会出现水肿、疼痛等情况。

孕期嫩足两步曲

Step1：睡前温水泡脚

睡前 1 小时，孕妈妈可以用温水泡脚，不仅能软化足部皮肤的角质，及时洗去足部的污垢、死皮，还能促进血液循环，为足部皮肤补充水分，预防皮肤干燥。

↓

Step 2：涂抹足部润肤产品

泡完脚后，擦干，给双足涂抹保湿润肤产品，并进行按摩，促进足部血液循环，促进皮肤对润肤产品的吸收。

足部运动让孕期更轻松

孕妈妈平时可以做一些简单的足部运动，可增强腿部肌肉力量，缓解足部负担。

1. 腿部运动：孕妈妈站在椅子后面，用手轻扶椅背，双腿交替做 360° 旋转。这种运动可以增强骨盆肌肉的力量和会阴部肌肉的弹性，有利于消除水肿。每天早晚各做 5 ~ 6 次。

2. 双腿高抬运动：孕妈妈仰卧在垫子上，双腿高抬，脚抵住墙。这样有利于伸展脊椎骨和臀部肌肉，促进下肢血液循环。每天可做数次，每次 3 ~ 5 分钟。

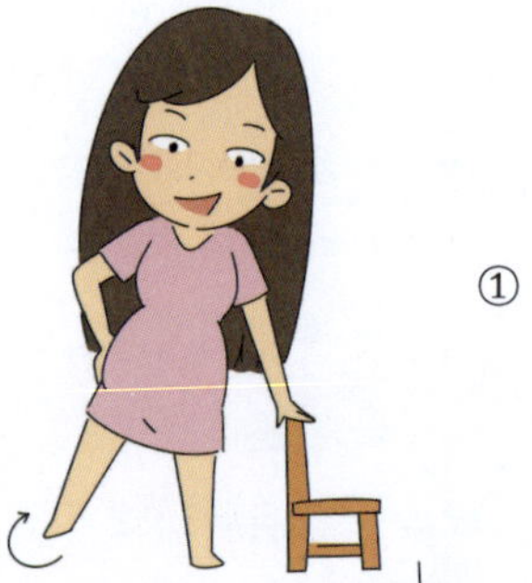

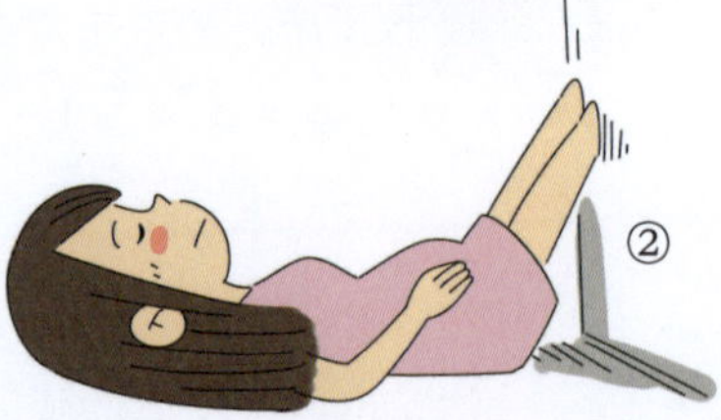

DAY 128 防乳头皲裂，从现在开始护理

乳房本就是一个敏感的器官，到了孕中期，孕妈妈的乳房逐渐增大，血管增多了，支配的神经也变多了，乳房变得敏感，乳头逐渐变干，甚至皲裂。如果不好好保养，还可能影响今后的哺乳。

孕期乳头皲裂的表现

轻者仅乳头表面出现裂口，严重者局部渗液渗血，日久不愈、反复发作，易形成小溃疡，处理不当极易引起乳痈。

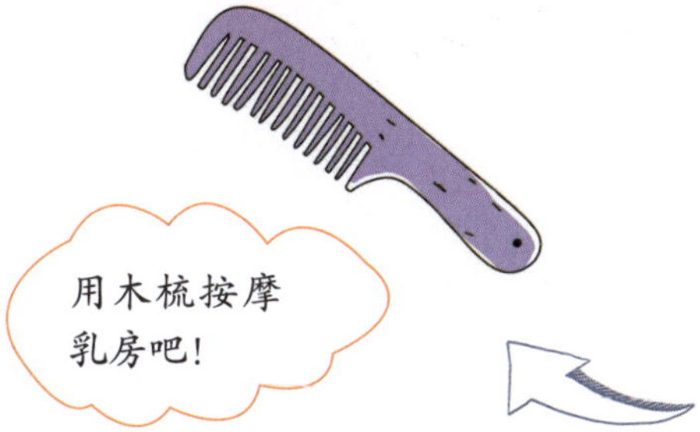

提前预防乳头皲裂

1. 每天用肥皂水与温开水清洗乳头、乳晕，洗去皮脂腺分泌物，增强皮肤耐擦力。洗后记得擦干哦!

2. 在乳头上涂抹一些对胎宝宝没有副作用的润滑油（比如橄榄油、香油、矿物油），使乳头皮肤柔软、保护乳头。

3. 准备一把粗齿的木梳，在乳房上打圈，能增加乳头柔韧度，使局部角质增生、变厚。

DAY 129 适当补充脂质，促进大脑发育

孕中期，胎宝宝的身体和大脑发育速度加快，对脂类及必需脂肪酸的需求增加。所以，孕妈妈有必要适量补充脂质。

如何摄入脂质

1. 多摄取含有不饱和脂肪酸的食物，如海产品，橄榄油、葵花子油、核桃油、大豆油和坚果类（如核桃、腰果等）等。

2. 适当少吃“坏脂肪”，也就是饱和脂肪含量高的食物，比如动物内脏、奶油、油炸食品、肥肉等。

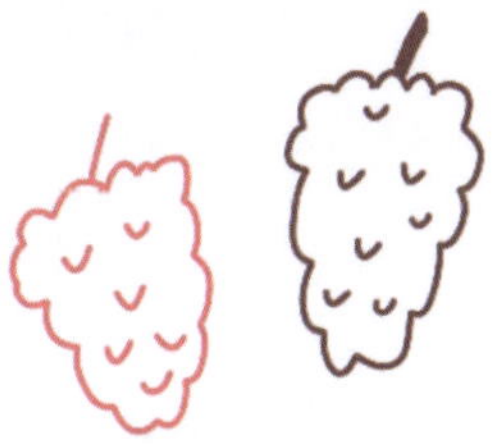

补充脂质的注意事项：

必需脂肪酸一定要从食物中摄取，建议脂肪的摄入量占总热量的 25% ~ 30%，最多不要超过 35%。

DAY 130 宝宝开始有记忆了，多给宝宝读读书

和胎宝宝的交流非常有趣，唱唱歌、说说话、读读图画书等。

按照发音顺序一个字一个字地读给胎宝宝听，把有文字和有图画的页面指给胎宝宝看，友好地交流，爸爸妈妈的声音能让胎宝宝心情舒畅。

最重要的是，胎宝宝现在开始已经有了记忆，多给他读读书，是最好的启蒙教育。

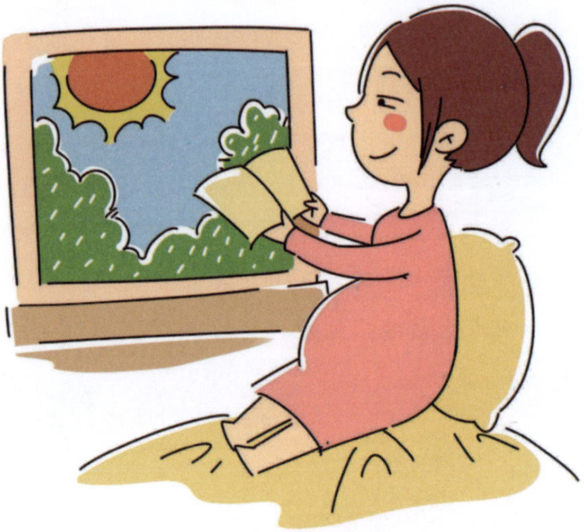

DAY 131 皮肤越来越脆弱，出门得防晒

怀孕后，孕妈妈的皮肤变得越来越敏感，色素细胞更加活跃，容易出现皮肤颜色的变化，一旦受到紫外线的照射，皮肤伤害更大。所以，出门要记得防晒。

正确选择防晒指数（SPF）

用过防晒霜的人都知道 SPF 指数，但是多数人不知道 SPF 指数背后的秘密。SPF 数值并不是越高越好，SPF 15 可以阻断 93% 的紫外线，SPF 50 可以阻断 98% 的紫外线。

对于孕妈妈来讲，使用 SPF30 的防晒霜就可以了。如果是长时间暴露在阳光下，至少每隔 2 小时重新涂抹一次。

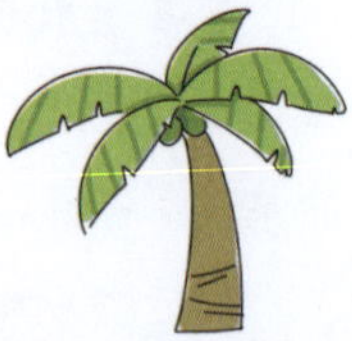

我的选择——物理性防晒霜

1. 在选择防晒霜时，仔细看一下表中列出的添加成分，如果主要成分是二氧化钛或者氧化锌，则为物理性防晒霜，可以选择哦！

2. 最好使用无油防晒霜。女性怀孕以后本身就容易皮肤油腻，选择无油防晒霜就没那么容易堵塞毛孔了。

DAY 132 准爸爸帮孕妈妈洗头发吧

肚子一天天地增大，孕妈妈洗头发越来越不方便。孕妈妈可以坐在有靠背的椅子上，头向后靠着椅背，让准爸爸帮忙洗头发。

为方便起见，可以在小板凳或高度合适的桌子上放脸盆，装上热水；也可以把椅子搬到浴室，直接给孕妈妈冲洗头发。

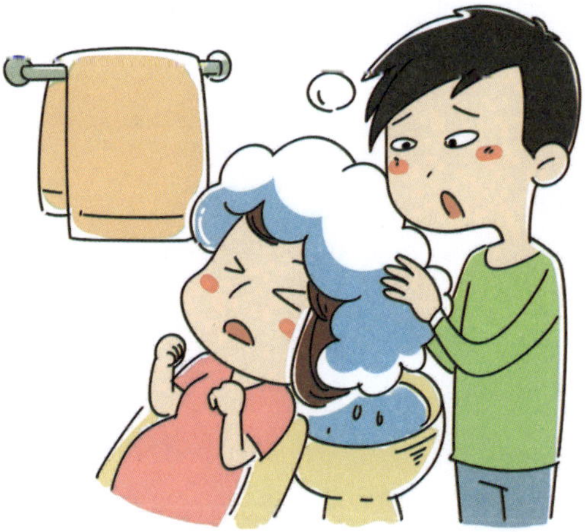

孕妈妈还可以躺在床边或沙发边，露出头，准爸爸直接给孕妈妈洗头发；也可以一只手托着孕妈妈的头，另一只手帮忙洗头发。

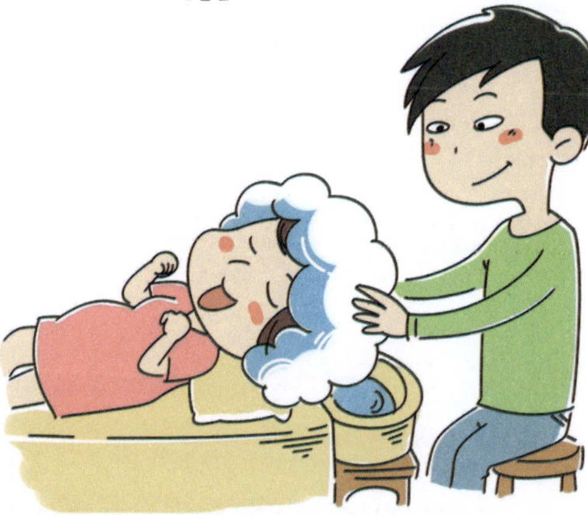

这些小细节别忽视

1. 孕妈妈头发普遍偏油，最好选择无硅油的温和洗发水。另外，不建议频繁更换洗发水，避免孕期过敏。

2. 不要用太热或太冷的水洗头发，太热的水容易使油脂分泌增多，太冷的水容易引起感冒和头疼。

3. 即使孕妈妈的发质属于干性，最好也不要每天清洗，否则容易加速头发干枯。

4. 少用护发素、发膜等，尤其不要在头皮使用，避免油脂分泌更多。

5. 洗完头发，可以用干发帽或干毛巾先将头发上的水吸掉，也可以直接包紧头发 10 分钟左右。切忌使劲摩擦头发。

DAY 133 皮肤瘙痒怎么回事

孕中期了，孕妈妈的皮肤特别敏感，容易出现瘙痒不适，有些时候还会伤害胎宝宝，所以，孕妈妈要提前做好预防工作哦！

对胎宝宝无害的皮肤瘙痒

【无害类型】

◎皮肤撑拉后引起的瘙痒：子宫增大，腹部皮肤被撑大，皮肤的弹力纤维被拉伸，妊娠纹出现，容易引起瘙痒。

◎皮肤病引起的瘙痒：怀孕后出现痒疹、荨麻疹、瘙痒性毛囊炎等皮肤病，常伴有瘙痒不适，挠抓后会留下色素沉淀。

【应对方法】

1. 尽量不用热水及肥皂水擦洗。

2. 尽量少吃刺激性食物，如辣椒、韭菜、大蒜等，多吃新鲜的水果和蔬菜。

3. 穿棉质衣物，避免化纤衣物，内衣、内裤勤换洗，减少对皮肤的刺激。

4. 局部瘙痒时，可用薄荷粉、樟脑霜等来缓解。

会影响胎宝宝的皮肤瘙痒

【不利类型】

孕妈妈出现皮肤瘙痒也有可能是肝脏疾病引起的，其中最有可能的就是妊娠期肝内胆汁淤积症。这个疾病对胎宝宝的危害较大，可使胎宝宝窘迫、突然死亡，甚至出生后颅内出血或患有神经系统后遗症等。

【应对方法】

1. 保持情绪稳定，避免瘙痒不适加重。

2. 加强皮肤护理，预防皮肤感染。

3. 加强胎宝宝的监护，一旦发现异常情况，立即就医。

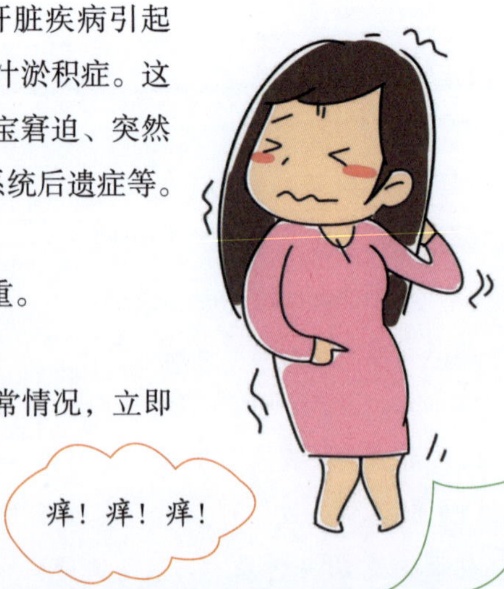

孕20周 去做第三次产检吧

本周，胎宝宝的四肢已经发育好，开始吞咽羊水，而且已经会尿尿了。他活动得更频繁了，会经常翻滚，让孕妈妈晚上睡不着。孕妈妈又得做产检啦，宫高是胎宝宝生长的重要数据，务必要记录好；别忘了量血压，警惕妊娠高血压的发生。

DAY 134 B超排畸是重点产检项目

这周，孕妈妈将进行第3次产检，常规检查做完了，别忘了一项最重要的检查项目——B超排畸检查。

B超排畸的必要性

此时，宫内羊水相对较多，胎宝宝大小适中，宫内有较大的活动空间，对B超检查来说，可以清晰地看到胎宝宝各个器官。较明显的畸形，如先天性心脏病、无脑儿、脑积水、脊柱裂、腹壁缺损、四肢短小等，都容易被B超发现。

B超排畸的最佳时间

B超排畸检查从孕20周开始，最迟不要超过28周。因为随着胎宝宝逐渐长大，他在羊膜腔里的自由活动空间变得狭小，胎位变化的可能性也会变小，医生在检查时可能很难找到合适的角度，也就不能观察某些器官的形态结构，给排畸造成极大的困难。

B超排畸有哪些项目

胎位、双顶径、枕额径、腹径、股骨长度、肱骨长度、羊水多少、胎动、胎心、胎心率、胎盘位置、胎盘厚度、胎盘分级、胎盘下缘……

B超排畸做得比较仔细，所以检查时间会比常规B超长一些。

DAY 135 B超排畸数据，你会看吗

胎头：轮廓完整为正常，缺损、变形为异常，脑中线无移位和无脑积水为正常。BPD 代表胎头双顶径，怀孕到足月时应在 9.3 厘米以上。

按一般规律，在孕 5 个月以后，基本与怀孕月份相符，也就是说，妊娠 28 周（7 个月）时 BPD 约为 7.0 厘米，孕 32 周（8 个月）时 BPD 约为 8.0 厘米，以此类推。孕 8 个月以后，平均每周增长约为 0.2 厘米为正常。

胎心

有胎心、胎心音强为正常，无胎心、胎心音弱为异常。胎心频率正常为每分钟 120 ~ 160 次。

胎盘

位置是说明胎盘在子宫壁的位置；胎盘的正常厚度应在 2.5 ~ 5 厘米；钙化一项报告单上分为 3 级，1 级为胎盘成熟的早期阶段，回声均匀，在孕 30 ~ 32 周可见到此种变化；2 级表示胎盘接近成熟；Ⅲ级提示胎盘已经成熟。

越接近足月，胎盘越成熟，回声越不均匀。

股骨长度：是胎儿大腿骨的长度，它的正常值与相应的怀孕月份的 BPD 值差 2 ~ 3 厘米，比如说 BPD 为 9.3 厘米，股骨长度应为 7.3 厘米；BPD 为 8.9 厘米，股骨长度应为 6.9 厘米等。

羊水

羊水深度在 3 ~ 7 厘米为正常，超过 7 厘米为羊水增多，少于 3 厘米为羊水减少。

脊椎

胎儿脊柱连续为正常，缺损为异常，可能脊柱有畸形。

脐带

正常情况下，脐带应漂浮在羊水中，如在胎儿颈项见到脐带影像，可能为脐带绕颈。

孕妈妈都要进行 B 超排畸，不要太过紧张，大多数宝宝都是非常健康的。第一次做排畸检查时，可能由于某些原因导致医生看不清楚胎宝宝的某个部位，但是不用担心，看不清不等于有异常，医生可能会重新预约时间对孕妈妈进行复查。

DAY 136 学习在家测量宫高

宫高和腹围可间接反映子宫的大小，从而观察胎宝宝的发育，这也是每次产检必做的项目，孕妈妈别忘了哦！

孕妈妈量宫高的好处

1. 评估胎宝宝发育。测量宫底高度，把测量结果画在妊娠图上，以观察胎宝宝发育与孕周是否相符。如发现与妊娠周数不符，过大或过小都要寻找原因。需要注意的是，如果连续两周宫高没有变化，孕妈妈必须立即去医院就诊。

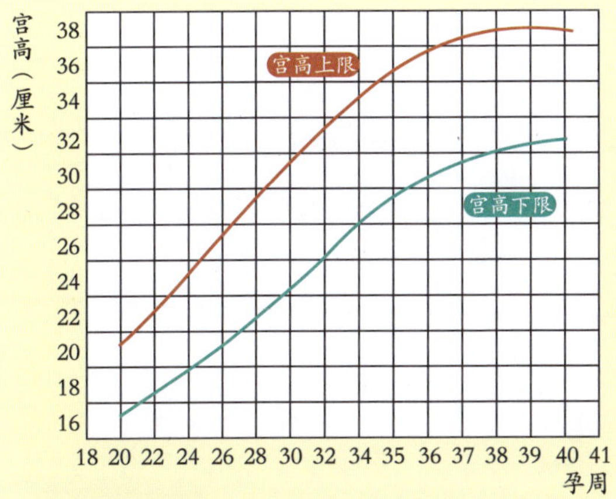

宫高妊娠曲线图

宫高在两条曲线内，说明胎儿生长发育在正常范围。

2. 预估预产期。一般情况下，胎儿宫高的变化曲线是先升后降的。随着胎宝宝出生的临近，子宫会下降，临产前 1 ~ 2 周，胎宝宝的头部大多已经降入骨盆。所以，宫高也可以大致判断胎宝宝是否入盆，估算出大概的预产期。

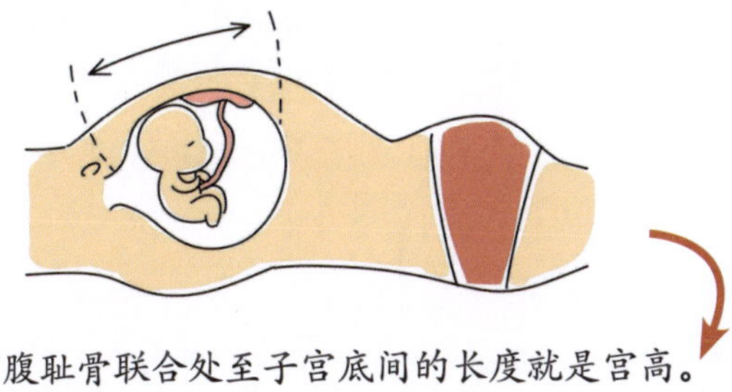

从下腹耻骨联合处至子宫底间的长度就是宫高。

孕妇怎么量宫高

1. 手指触摸法。子宫底在饱腹时不容易找到，空腹时则相对容易；平躺时容易找到，站立时则不容易找到。

寻找子宫底时，孕妇排尿后先仰卧平躺下来，双腿伸直，找到耻骨，然后在肚脐上下或平的位置触摸，直到摸到一个圆圆的轮廓，就是子宫底了。

如果找不到，可以一只手放在肚脐的位置，另一只手轻轻地在腹股沟的位置上下推动，这时可以明显感觉到子宫被上下移动了，找到子宫底也就容易了。

找到子宫底后，请准爸爸帮忙量，即从耻骨联合处到子宫底的长度。

2. 软尺测量法。用软尺测量子宫底高度比用手指触摸更加准确，其方法是：用软尺沿腹中线测量耻骨联合上缘中点到子宫底的距离。

测量时，软尺的下部分要完全贴紧身体，不要勒紧。

DAY 137 "妊高"妈妈每天摄入盐不超过3克

怀孕20周了，妊娠高血压在蠢蠢欲动，孕妈妈们要警惕这类常见的孕期疾病。毕竟它的症状不太明显，一旦被察觉，可能就会出现严重的妊娠高血压疾病，会危及母胎双方的健康。

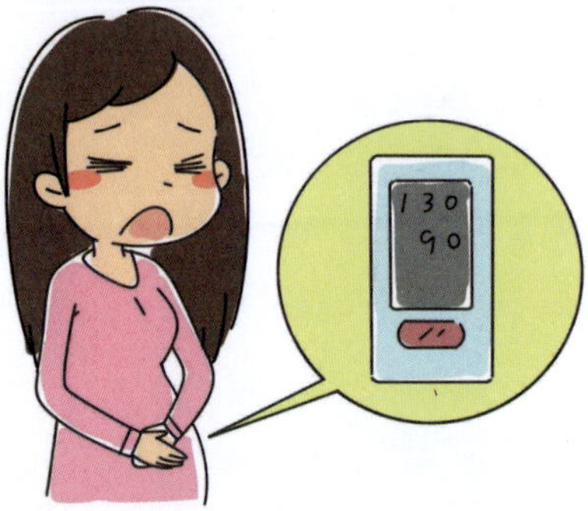

妊娠高血压疾病也是有级别的

1. 轻度妊娠高血压：血压轻度升高，部分孕妈妈伴有轻度水肿、少量蛋白尿。

2. 中度妊娠高血压：血压进一步升高，但是血压值在160/110毫米汞柱（1毫米汞柱≈133.32帕）以内，尿液中蛋白质含量有所增加，并伴有水肿，部分孕妈妈还会出现头晕等自觉症状。

3. 重度妊娠高血压：包括先兆子痫及子痫，血压超出160/110毫米汞柱，尿蛋白显示强阳，伴有水肿、头痛、眼花，甚至昏迷。

妊娠高血压疾病的饮食调养

孕妈妈们切不可忽视妊娠高血压，要在医生的指导下及时治疗，同时要注意水与盐的摄入。

1. 摄入过多的水，容易引发水肿，因此喝水需适当。一般有轻度妊娠高血压疾病的孕妈妈，每天水的摄入量不超过1200毫升；有中度或高度妊娠高血压疾病的孕妈妈，可按前一天的尿量，再加上500毫升。

2. 盐中的钠有潴留水分、加重水肿、收缩血管、加重妊娠高血压疾病的风险，有轻度妊娠高血压疾病的孕妈妈每天摄盐量不超过10克；有中度妊娠高血压疾病的孕妈妈每天摄盐量不超过7克；有高度妊娠高血压疾病则不超过3克。

小苏打、发酵粉、味精也含钠，同样需要限量食用。

DAY 138 孕期肠痉挛怎么办

孕中期，孕妈妈有没有突然感觉肚子一阵阵的疼痛，疼起来会持续几分钟或十几分钟，这种疼痛感还会反复发作。严重的话，孕妈妈会疼得出汗、翻滚、晕厥……原来这就是肠痉挛！

原因分析

1. 胎动得太厉害或者异常胎位。

2. 饮食不节，比如孕妈妈喜欢吃一些寒凉性的食物。

3. 肠胃受到凉刺激，比如孕妈妈在外面受风、流汗了却没有及时换衣服，在室内开空调温度太低，喝太多冷饮等。

4. 疾病或者某些药物引起的，比如肠梗阻等。

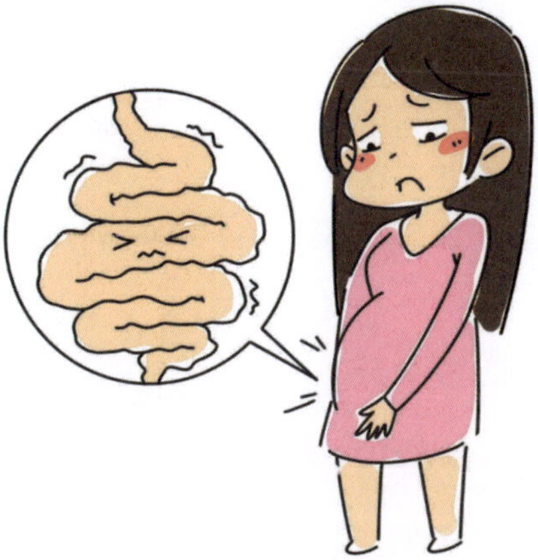

疼痛部位

肠痉挛的疼痛呈阵发性绞痛，疼痛部位多发生在肚脐周围。

改善措施

1. 身心放松，平躺，轻轻地揉一揉肚子 5 ~ 10 分钟，肠痉挛不适多半会缓解一些。

2. 在肚子处多盖一些衣被，或者用热水袋焐一焐肚子。

3. 熬红糖姜水喝一喝。把生姜洗干净，切片，用大火煮约 20 分钟，加入红糖调味。趁热喝，可及时排出体内的寒气，缓解肠痉挛。

DAY 139 孕中期见红，如何保胎

孕中期，胎宝宝本来是最稳定的，胎宝宝的生长发育也很迅速。但是，如果孕妈妈有少量的出血，呈鲜红色、粉色或褐红色等，或者出现腹部下坠不适，可能需要保胎。

原因分析

1. 某些疾病因素：胎盘早剥、前置或低置胎盘、凝血功能异常、宫颈炎症出血等。

2. 热性食物吃得太多，比如羊肉、牛肉、鲤鱼、桂圆、巧克力、辣椒等。

3. 其他因素：过度劳累、休息不够、精神压力过大等。

改善措施

1. 注意卧床休息，暂时不要进行性生活。

2. 饮食要规律、合理，少吃或不吃辛辣刺激性食物、热性食物、寒凉食物等。

3. 保持稳定的情绪，避免各种刺激。孕妈妈的大脑皮质下的中枢亢奋，会诱发流产。

4. 准时产检：孕 7 月之前，每个月产检 1 次；孕 7 月以后，2 ~ 3 个星期产检 1 次；临近预产期，每周产检 1 次。

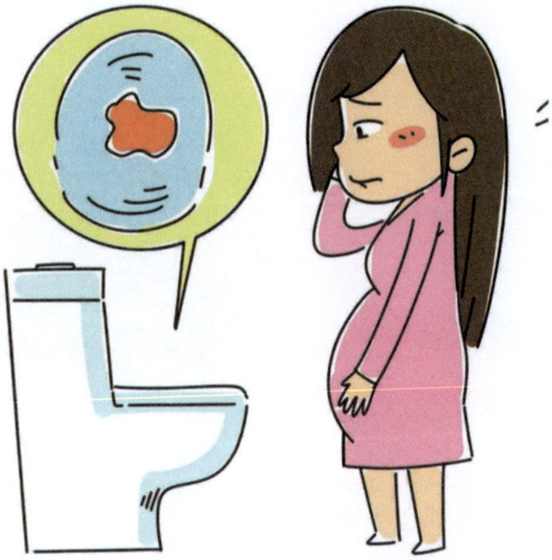

DAY 140 饮食调养预防便秘和痔疮

孕中期及孕晚期的孕妈妈可能经常便秘，容易诱发痔疮，要及时预防。平时要多吃些纤维类食物，比如芹菜、红薯、菠菜等，提高胃肠消化功能；拒绝油腻食物，不给肠胃增加负担；每天多喝水，排出体内毒素。如果不慎引发痔疮，不要擅自用痔疮膏等外用药，要遵医嘱用药。

孕6月

胎动，就像小鱼吐泡泡

孕妈妈： 身体越来越重，每周大约会增重250克。下腹部隆起更突出，腰部增粗明显。由于子宫增大、体重增加，脊椎骨开始向后仰，身体重心向前移，很容易出现倾倒，腰部和背部也会在坐下或站起时感到吃力。

胎宝宝： 胎长为25～28厘米，胎重为300～800克。胎宝宝浓密的头发、眉毛、睫毛都已经能看清了，骨骼已经结实，皮肤皱皱的、红红的，像极了“小老头”。手指和脚趾也开始长出指（趾）甲。

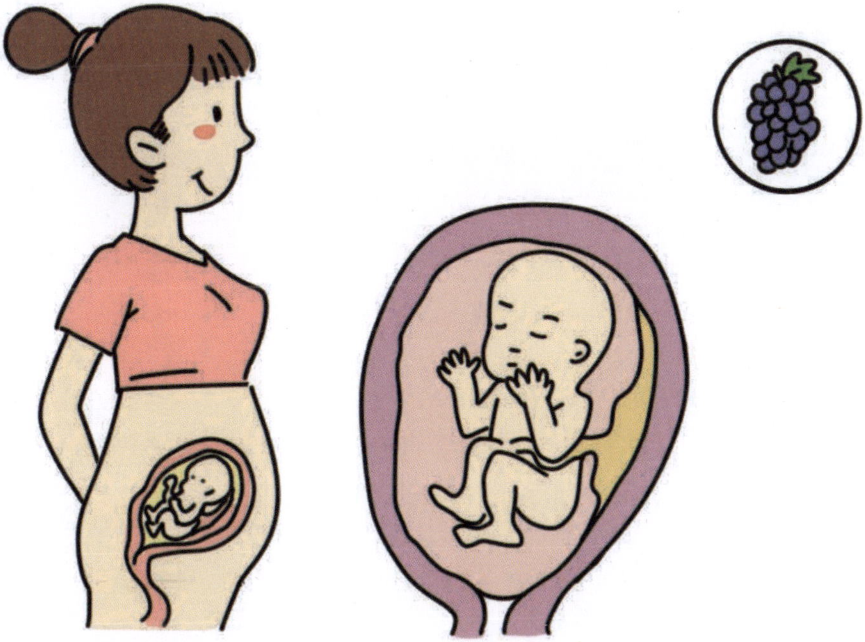

孕21周 日益增大的子宫让你不舒服

本周，日益增大的子宫让孕妈妈越来越有“孕味”，连呼吸都变得急促起来，甚至有些孕妈妈的腰部与肚子都有点儿分不清楚了。此时的胎宝宝非常爱动，对外界的声音也非常敏感，听到喜欢的音乐，说不定都会跳起舞。

DAY 141 呼吸变得急促

孕中期，胎宝宝迅速生长发育，孕妈妈的血容量迅速增加，稍有不慎，就极易出现贫血不适，给心脏带来极大的负担，呼吸也跟着受到影响，出现呼吸急促等不适。

温馨提示

孕妈妈这时若出现了低血糖、低血压等问题，同样会感到头晕目眩，甚至呼吸急促。

孕中期呼吸急促怎么办

1. 别紧张，让肺部尽量向外扩张。紧张、害怕的心理只会让你气短的症状加剧。保持上身挺直，肩尽量向后舒展，可使肺部尽量扩展。

2. 调整一下睡姿，可以在双脚下垫一个枕头，尽量保持左侧卧位。这样可以令呼吸顺畅一些，身体也能好受些。

3. 活动或运动时，尽量放慢节奏，做家务也不要太勉强自己，别让自己太累。

4. 营养均衡，多食用些富含铁及维生素C的食物，比如瘦肉、红枣、深绿色蔬菜、深色水果等。

DAY 142 别被假宫缩骗了

腹部变得硬硬的，还感到一阵阵发紧？胎宝宝在里面不舒服吗？如果只是偶尔如此，可能是假性宫缩。孕妈妈不用紧张，放松心情，注意多休息，也可以摸摸腹中的小宝宝，慢慢地就会缓过来。可能第一次怀孕的人，对宫缩并没有太多的概念，更别说假宫缩了。

宫缩是子宫收缩的缩写，是指孕妈妈在分娩前子宫出现有规则的收缩。宫缩刚开始时，并没有什么规律，强度也较弱。随着时间的推移，骨盆逐渐打开，宫缩也逐渐变得有规律，强度越来越强，持续时间延长，间隔时间缩短。宫缩是分娩最明显、最重要的前兆。

假宫缩一般出现在孕中晚期，给孕妈妈的感觉好像是腹部一阵阵发紧或变硬，没有疼痛感，也没有任何规律。也有孕妈妈形容像来潮前的腹胀、腰酸或轻微的痛经。这种宫缩一般不会引起子宫颈口张开，并非临产的症状，因此称为假宫缩或假性宫缩。

假宫缩对母胎有危险吗

孕中期，偶尔几次的假宫缩对母胎并无大碍，孕妈妈不必过于担心，但如果孕妈妈每天出现假宫缩的频率超过 5 次，而且连续几天都如此，请及时到医院检查，以防宫缩太频繁引发流产、早产，甚至导致胎宝宝缺氧而影响大脑发育。

出现假宫缩，调整呼吸很重要

1. 平卧，闭目，以鼻深呼吸。
2. 以鼻吸气后，屏气，然后长呼气。
3. 以口深呼吸，放松腹部。

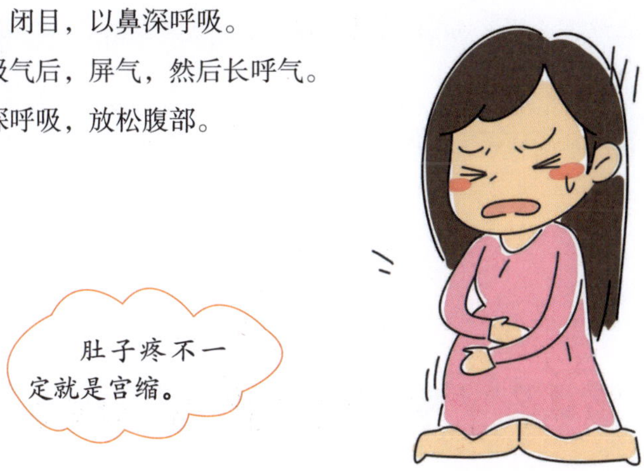

DAY 143 上厕所不要蹲太久

上厕所时间太长，是一种病。也许这么说，孕妈妈觉得有点儿小题大做！但是，孕妈妈如果上厕所蹲得时间太久，可能会影响胎宝宝在子宫内的活动，甚至会导致胎宝宝宫内缺氧，连自己的健康也会受损。

上厕所的时间太久有危险

现在的厕所分为蹲厕和坐厕两种，首先，不论是哪一种如厕方式，都需要用力，保持腹压，孕妈妈的盆底肌肉就会承受太大的压力，时间久了容易引起便秘，甚至加重便秘、诱发痔疮，继而导致盆底功能障碍，引发子宫收缩，造成早产的麻烦。

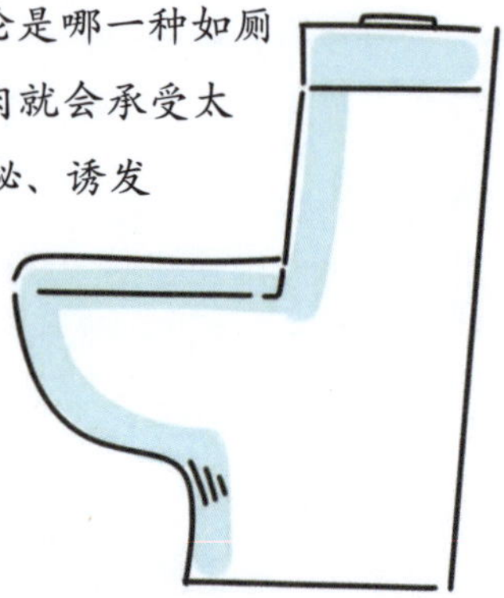

而且，长时间蹲厕容易导致腿麻、头晕，导致摔倒等意外的发生，甚至引起下肢静脉曲张、血栓等。

如果是坐厕，双腿虽不容易感到吃力，但一边玩儿一边上厕所，迟迟不愿意站起来，也容易诱发便秘或者痔疮。

孕妈妈正确如厕

1.蹲厕，建议半蹲最好，两脚八字分开，上腿分开，以免挤压到肚子，也能蹲得稳当些。

2.蹲厕时，可在身体前面放一把半身高的椅子，孕妈妈的上半身趴在椅子上作为支撑，减少双腿的支撑力度。如果是坐厕，最好在脚下放一个小板凳，避免腿麻。

3.上厕所的时间不能太久，最好能够学会自我调节蹲厕所的时间，比如发现蹲厕所的时间超过了20分钟，应先站起来，缓一会儿再蹲。

DAY 144 警惕影响宝宝听力的噪声

胎宝宝内耳一部分的耳蜗从妊娠第 20 周起开始发育，一直持续到婴儿出生后。所以，现阶段胎宝宝的耳蜗特别容易受到噪声的损害。

◆ 如何避免噪声的伤害

进行音乐胎教时，对于音乐的频率、节奏、力度等，都应尽可能选择与宫内胎音合拍的音乐，避免悲壮、激烈、亢奋的音乐类型。在播放的过程不要使用普通传声器，要尽量降低噪声。同时，音乐胎教的时间不宜过长、过频，每天 2 次，每次 20 ~ 30 分钟即可。

◆ 孕妈妈的腹壁失效了

当然，也许孕妈妈听说过：胎宝宝接收的声音是通过妈妈的腹壁传播的，而且因为腹壁有反射作用，所以胎宝宝接受的外界声音应该都是降低了一定分贝数值的，也就是说一般不容易受到外界噪声的影响。事实上，这并非绝对性的。

如果孕妈妈长期处于噪声的环境中，尤其是强烈的噪声，那么孕妈妈腹壁的保护也会被慢慢地瓦解，而且对于低频的声音，腹壁就更没有保护作用了，胎宝宝的听觉系统就会直接被噪声影响。所以，孕妈妈最好不要长时间待在嘈杂的环境中。

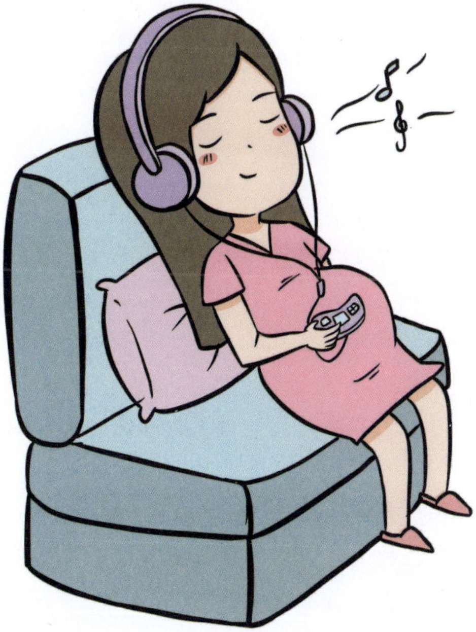

DAY 145 乳头内陷要及时纠正

乳头内陷，就是指女性的乳头在乳晕的表面不突出，有些甚至在皮面凹陷。这类现象越来越普遍，属于乳头畸形的一种形式。它对孕妈妈的健康倒无碍，主要是会影响今后的母乳喂养，需及时纠正。

乳头内陷的症状

1. 乳头的一侧或者两侧都退缩到乳房的皮肤下面。

2. 如果有导管周乳腺炎，乳晕周围可能有红斑或疼痛，乳晕下会有肿块。

3. 如果是因为乳腺癌引发的乳头内陷，乳腺处可能同时表现出橘皮、铠甲样等皮肤问题。

乳头内陷会带来一些麻烦

1. 影响母乳喂养：乳头发育异常，尤其是内陷，会影响新生儿吮吸，影响正常哺乳。

2. 影响乳房美观：乳头内陷，会使女性胸部失去曲线美，有损女性的整体形象。

3. 引起乳头乳晕炎和乳腺炎等疾病：长期的乳头内陷会压迫乳晕下方的淋巴管，使得淋巴回流障碍；会引发乳头乳晕的炎症。乳腺管与内陷处相通，炎症向乳腺内扩散逆向感染，会引发乳腺炎。如果得不到及时的纠正，长期刺激导致乳腺管因慢性炎症而收缩，易使内陷加重。

乳头内陷及时矫正

1. 乳头十字牵拉

【操作手法】孕妈妈一只手托乳房，另一只手的拇指和中指、食指捏住乳头，轻轻向外牵拉 10 ~ 20 次。

【特别提示】练习时间不要太长，动作要轻柔，以免引起子宫收缩。

2. 乳头伸展

【操作手法】孕妈妈将两拇指平行地放在乳头左右侧，将乳头向左右横向拉开。接着，两拇指分别放在乳头上、下侧，将乳头向上下纵向拉开。

【特别提示】重复多次，每次持续 5 分钟。

DAY 146 多吃强化铁质的谷物

孕妈妈可能会发现，从这个月开始，医生专门给自己开了一些补铁的药剂。由于生理因素的影响，胎宝宝会大量吸收孕妈妈体内的铁质，极有可能使孕妈妈出现缺铁性贫血。所以，孕妈妈要多吃些富含铁质的肉蛋类食物，比如瘦牛肉、鸡肉、鸡蛋、瘦猪肉等。

除此之外，你知道强化铁质的谷物吗

1. 红薯：富含人体必需的铁、钙等矿物质，是营养全面的孕期食品。

2. 玉米：富含铁、镁，有利于促进新陈代谢，预防缺铁性贫血。

3. 荞麦：比其他谷类更能提供全面的蛋白质，荞麦中的铁、锰、锌等微量元素的含量比一般谷物丰富。

谷物粗粮虽好，但孕期也不能吃太多，以免影响孕妈妈肠胃的消化和吸收

1. 从谷物的角度来说，最好做到粗粮细做，这样更有利于健康。

2. 谷物不能与奶制品、补充铁和补充钙的食物或药物一起食用，两餐之间最好间隔 40 分钟左右。

3. 吃谷物的时候尽量多喝水，补充大量丢失的水分。

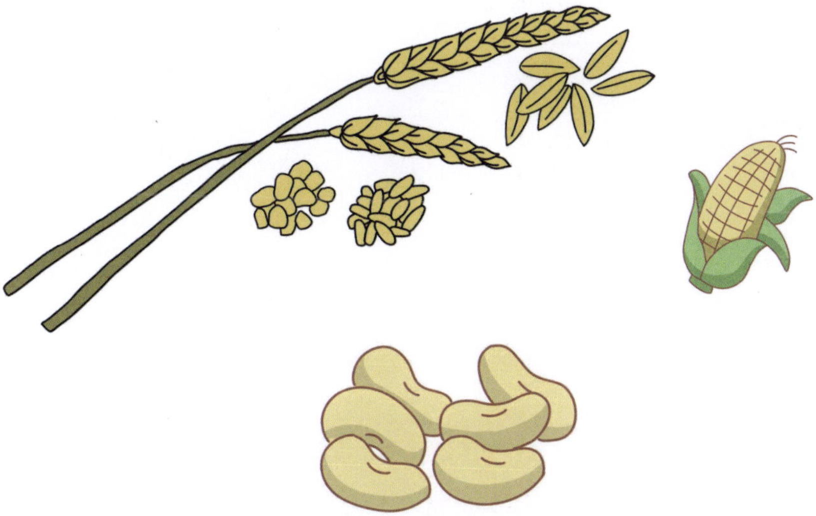

DAY 147 左侧卧位，睡得舒服

孕中期已过半，孕妈妈的肚子越来越沉重，都开始影响睡眠质量了。孕妈妈的睡姿不仅对自己的睡眠产生影响，连胎宝宝的生长发育都有影响。一般来说，孕妈妈此时应该以左侧卧为主。

孕妈妈左侧卧就是向左边睡，左胳膊在下面。

左侧卧对孕中、晚期的好处

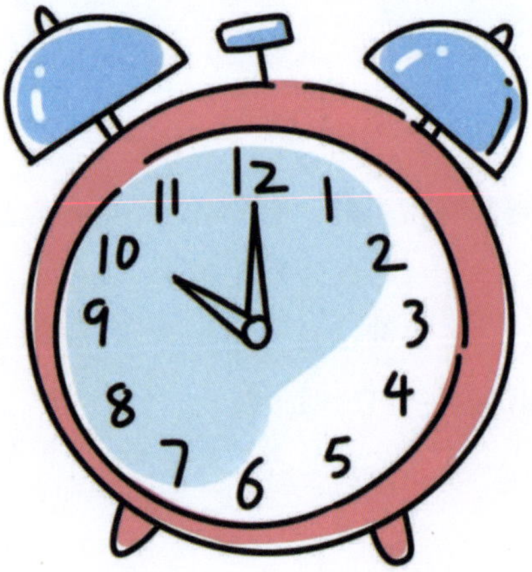

1. 左侧卧位能减轻子宫对孕妈妈主动脉及髂动脉的压迫，能维持正常的子宫动脉血流量，保证胎盘的血液供给，给胎宝宝提供生长发育所需的营养物质。

2. 左侧卧位能减轻子宫对下腔静脉的压迫，增加回到心脏的血流量，从而使肾脏血流量增多，改善脑组织的血液供给，避免妊娠高血压的发生或减轻症状。

3. 左侧卧位能改善子宫的右旋转程度，减轻子宫血管张力，增加胎盘的血流量，改善子宫内胎宝宝的供氧状态，促进胎宝宝的生长发育。

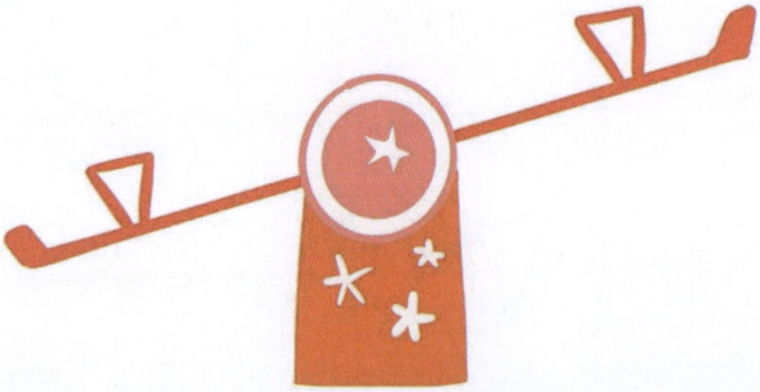

孕22周 体重慢慢增大，困扰开始有点多

孕妈妈的体重迅速增长，肚子越来越大，出门或者开车都得小心再小心了。胎宝宝的眉毛和眼睑已经清晰可见了，还长出了娇嫩的小指甲，看起来已经是正儿八经的“小人儿”，只不过他的皮肤还是红红的。

DAY 148 腿脚抽筋，按摩或泡脚最有效

孕中期晚上睡觉或午休时，大腿、小腿、双脚等会出现抽筋不适，一般持续1～2分钟就会停止痉挛，但发作过后肌肉的不舒服或触痛感可能会持续数小时。

腿脚抽筋，自然而然就会联想到缺钙。孕期缺钙，孕妈妈体内容易低血钙，从而引起腿脚神经肌肉兴奋，发生抽筋。但并不是所有的抽筋都是缺钙引起的。

引起孕期腿脚抽筋的其他因素

1. 寒冷。人体的下肢很容易受凉，夜晚温度较低，腿部受到冷刺激，容易诱发痉挛、抽筋。这也是腿抽筋多发生在晚上的主要原因。

2. 睡眠时间过长或睡眠姿势不当。睡眠时间过长会造成血液循环减慢，使二氧化碳等代谢废物堆积，也有可能诱发抽筋。长时间保持同一睡姿，会使小腿的某些肌肉长时间处于绝对放松状态，同样容易引起腿抽筋。

3. 疲劳。白天的某些活动或运动可能会导致身体疲劳，夜间休息时肌肉紧张的状态未得到改善，长期的躺卧姿势反而导致血液循环不畅，也会引起抽筋。

4. 过量食肉。肉类富含营养，但吃得太多会影响碳水化合物代谢，人体内的酸性代谢产物容易堆积，继而引起电解质紊乱，诱发抽筋。

孕期腿脚抽筋了，怎么办

1. 上翻脚掌。当抽筋发生时，孕妈妈迅速将脚伸直，脚趾与脚掌慢慢向上翘，或立即改为坐位，并请准爸爸帮忙用手握住抽筋腿的前脚掌，向外侧旋转踝关节。

2. 快速揉搓法。孕妈妈自己或让准爸爸双手摩擦生热，然后快速抚摸或揉搓痉挛的腿部肌肉。

3. 泡脚。临睡前半小时，将生姜切片，加水煮约10分钟，水稍凉后泡脚15分钟左右。水量以没过小腿肚为宜。

DAY 149 耻骨痛，别站太久

从孕中期开始，孕妈妈开始遭受腰痛、背痛，坐骨神经痛……好像每个部位都会痛，而在这所有的疼痛中，耻骨痛占据了首位，很多孕妈妈都痛到了受不了的程度。

一般来说，孕 6 ~ 7 个月，孕妈妈会分泌松弛肽，使韧带松弛，两片耻骨间的距离增大，不断增大的胎宝宝特别容易被压迫到耻骨。孕妈妈只要稍不注意，比如长时间站立或行走等，都会造成耻骨的负担，从而导致孕妈妈耻骨分离，加剧耻骨疼痛，甚至导致抬不起脚、走不了路。

应对耻骨痛有妙招

1. 孕妈妈可以使用托腹带，有助于缓解孕肚对耻骨造成的压迫，使孕妈妈得到放松。

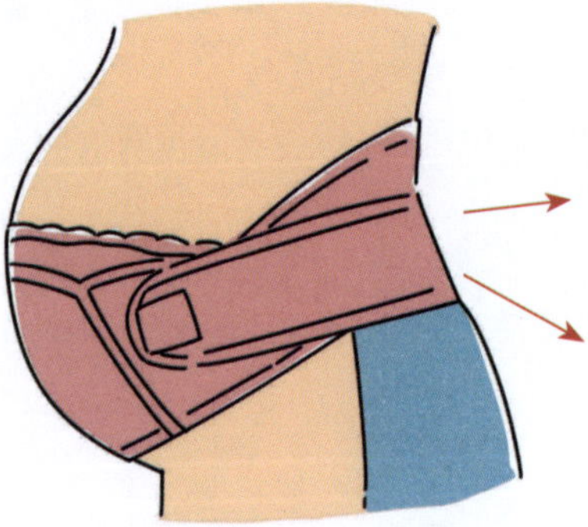

2. 减小日常动作幅度，避免大幅度的动作，尽量减少站立、行走的时间，粗重的家务活还是交给准爸爸吧！

3. 站立时，孕妈妈尽量使两腿对称，将身体的重量均匀地分布在两个脚掌上，而不是让一个脚掌承受身体过多的重量，以减轻耻骨的负担。

4. 孕妈妈还是换双软底的鞋子吧，穿起来会很舒适，还能保证走路的安全，同时减缓耻骨痛。

5. 睡觉时，孕妈妈可以在两腿之间放置一个枕头或者小被子，让耻骨保持放松状态，缓解疼痛感。

DAY 150 孕期也能做瑜伽

瑜伽是一种轻松、自然的运动方式，不需要任何辅助健身器械，也不像球类、游泳等健身项目受场地限制。孕妈妈可以坚持练习一些简单的瑜伽，锻炼身体，改善血液循环和激素分泌，促进胎宝宝的生长发育，改善孕期不适，提前为分娩储备体力。

一、幻椅式（难度系数：☆☆）

动作步骤：

1. 采取站立式，吸气，同时双臂上举，两手相握，除食指外其他手指均相互交叉，脊柱挺直，目视前方。

2. 呼气，屈膝，放低躯干，就像准备要坐在一张椅子上似的。正常呼吸，保持该姿势 30 秒。

运动功效：

这套动作重点活动背部肌肉群，可缓解背部和腰部的疲劳。简单的动作，只要长期坚持，就能产生神奇的效果。

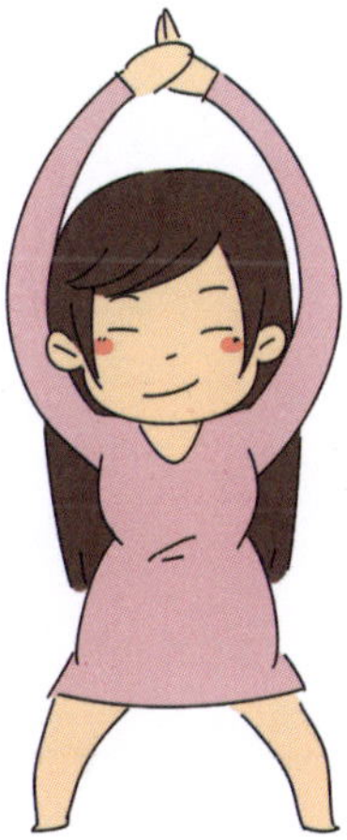

二、半月式（难度系数：☆☆）

动作步骤：

1. 采取站立姿势，吸气，同时双腿分开，略宽于肩，右臂竖直向上举起，贴近右耳际，目视前方。

2. 呼气，躯干向左弯曲至身体的最大极限，头也随之弯向左侧。另一侧也如此。

运动功效：

半月式可以增强孕妈妈脊柱下段、双髋、臀部等部位的肌肉力量。

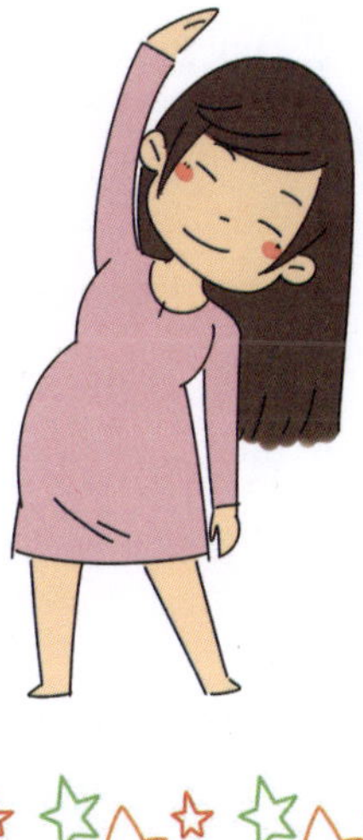

DAY 151 注意能量平衡，避免妊娠糖尿病

不想做“糖妈妈”，现在尤其要控制糖的摄入量。孕妈妈要少吃糖类食品，比如糕点、糖果等。还要控制摄入精制糖，比如蔗糖、白糖等，就连做菜调味时都得控制糖的使用量。总而言之，此时自己要特别注意能量平衡，否则极易引起可怕的妊娠糖尿病。

DAY 152 孕妈妈出门的自我防护

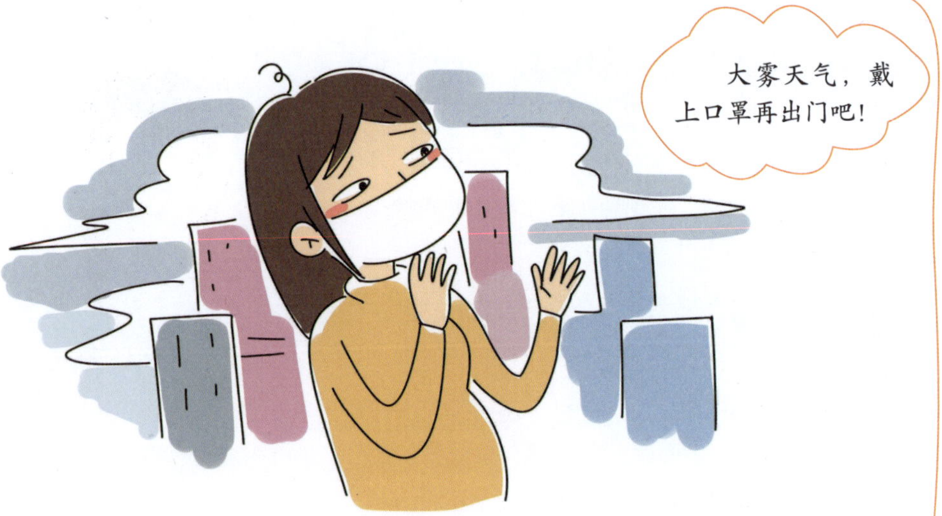

1. 外出戴口罩：遇大雾天气，孕妇外出或到医院等人员密集处应戴口罩。披上纱巾、戴上口罩，可以防止灰尘进入鼻腔，起到防护作用。口罩选用棉质的吧，预防皮肤过敏，还容易清洗。

2. 远离不安全因素：正在施工的工地、大风天的街头广告牌、下雨天的路边窨井盖等，这些地方的危险系数相对大一些，孕妈妈出门时最好绕道而行。

3. 春天出门，避免花粉过敏：春季的到来一般都会伴随着漫天飞舞的柳絮、杨絮以及各种花粉，孕妈妈要做好防护，尽量少出门，预防花粉症、流感及其他过敏性疾病。

4. 乘公共交通工具要注意安全：如果孕妈妈选择公共交通出行，要注意给自己留出足够的时间等车，不要小跑奔向要发动的公交车，也不要着急追赶已经发动的公交车。上下车时不要与他人强挤。

DAY 153 孕妈妈开车出门须知

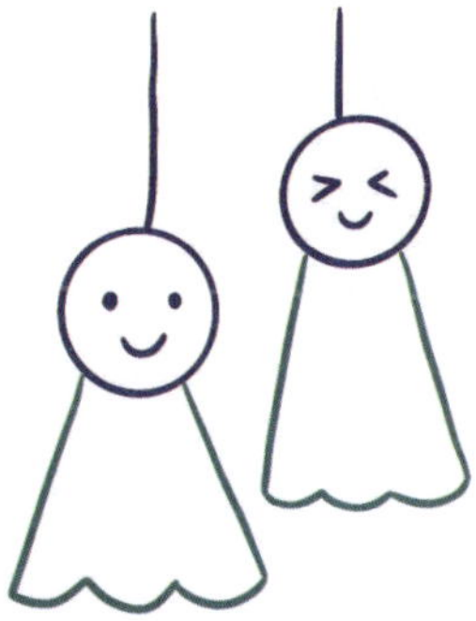

现代女性在怀孕之后大多都选择继续坚守工作岗位，因此，上班路程也成了不少孕妈妈最烦恼的一件事。上班路程远，高峰期人多车多，打车成本高，坐公交车的时间长，还有点儿拥挤，家里又没人接送，这些状况都令孕妈妈感到无奈。

孕期开车出门清单

正常情况下，孕中期的孕妈妈是可以开车的，但开车不要太猛，尤其要避免紧急制动、紧急转向等。因为冲撞力过大，可能会使孕妈妈受到惊吓，也会导致孕妈妈不小心撞到方向盘，压迫腹部。

开车时，孕妈妈最好能保持心情平稳，不要赌气。当被其他车辆“欺负”时，一定要以大局为重，保证自己和胎宝宝不受强烈的摇摆和晃动，也能避免事故的发生。

开车时，车内空调一般以 26℃为宜，最好不要低于这个温度。不是太热的情况下，建议关掉空调，打开车窗改吹自然风吧！

开车时，带上手机，保持电量充足，以便能及时求助。

7 个月以上的孕妈妈应该避免单独驾车，找个人陪着，万一出现临产反应呢！

特别提醒：孕妈妈不宜开新车，因为新购置的车里皮革、化学溶剂等气味太重，不利于胎宝宝的健康哦！

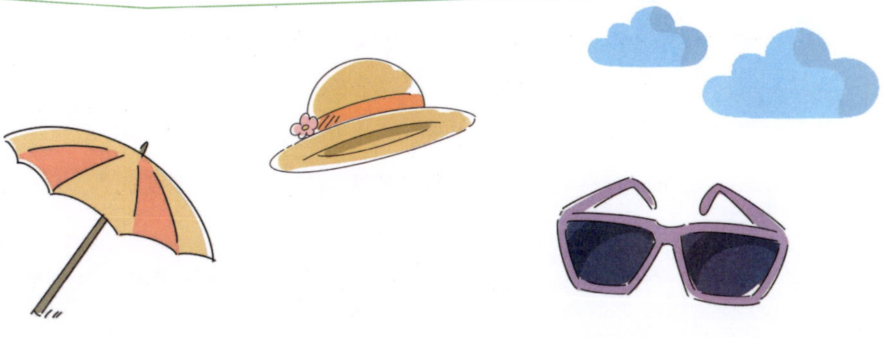

DAY 154 开车时座椅与安全带这些事

孕中期开车，除了上述注意事项，在座椅调整与安全带问题上也有一些特殊要求，你真的知道吗？

孕妈妈开车时的坐椅调整

孕妈妈开车调节舒适的坐椅位置也是至关重要的。许多女士开车时都习惯把坐椅调得特别靠前，还有的人习惯身体前倾，将整个身体重心放到方向盘上，这样的姿势其实并不正确。

对孕妈妈来说，前倾的姿势容易产生腹部压力，使子宫受到压迫。

因此，孕妈妈开车时，双肩应靠在椅背上，也可以准备一个腰部靠垫，以减缓腰背部的压力。

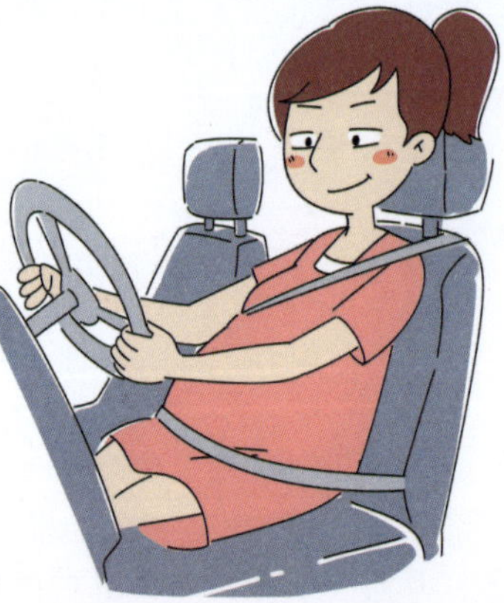

孕妈妈如何系好安全带

孕妈妈开车系安全带是更加必要的，也有一定的讲究，正确的系法不会压迫胎宝宝，又能保证母胎生命安全。下面，我们一起学习一下孕期如何系好安全带。

1. 安全带的肩带置于肩胛骨的地方，而不是紧贴脖子。

2. 肩带部分应该以穿过胸部中央为宜，腰带应置于腹部下方。

3. 身体姿势要尽量坐正，以免安全带滑落压到胎宝宝。

孕23周 妊娠还会中毒吗

胎宝宝的骨骼、肌肉都已经长成，嘴唇、眉毛也就位了。产检时，孕妈妈可以听到胎宝宝强有力的心跳声了。这时要特别注意控制体重，现在还是妊娠中毒症的高发期，要记得定时产检，保障自己和胎宝宝的安全最重要哦！

DAY 155 饮食调理，谨防妊娠高血压疾病

孕期，孕妈妈如果出现了蛋白尿、全身水肿、血压高等，或者1周之内体重增长了500克以上，那就得小心妊娠高血压疾病了，如果耽误了治疗，还会引发抽搐、昏迷等问题。

饮食调理法来预防

1. 补充蛋白质：孕妈妈可以多吃豆类及豆制品、鸡蛋和牛奶，对于鱼类等脂肪少的肉食也可以多吃一点。

2. 盐和水分要控制：孕妈妈的饮食要以清淡为主，每天的摄盐量最好控制在5克左右。还得少喝汤，因为水分过多容易引起水肿。

美食日志——山药枸杞黑鱼汤

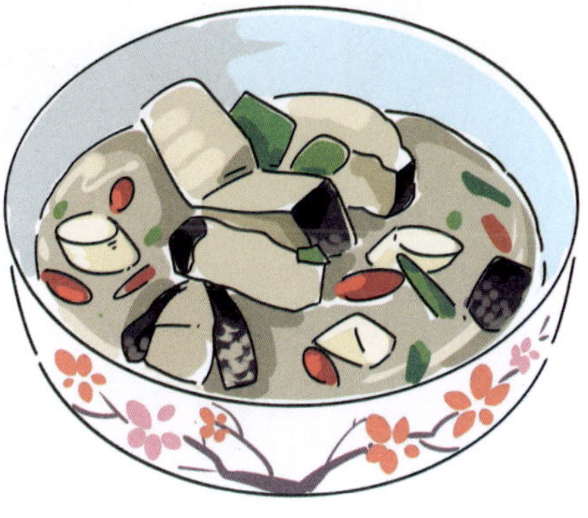

材料：山药20克，枸杞子10克，黑鱼250克，姜片、葱段各适量。

调料：料酒、盐和植物油各少许。

做法：

1. 将所有材料处理好，洗净，备用。
2. 热锅，倒油，加热至六成热时放入黑鱼，稍煎。
3. 倒入适量水、料酒，加入葱段、姜片，大火煮10分钟，加入枸杞子、山药，继续煮至鱼汤变白，加盐调味。

营养价值说：黑鱼富含蛋白质，山药、枸杞子对肝肾有益，可有效地消除妊娠中毒引起的水肿不适。

DAY 156 别再进补了，小心营养过剩

怀孕之后，孕妈妈是不是成为家里的“国宝”，被安排了各种大餐？而自己也正好胃口大开，这时得小心体重增长过快或营养过剩了，以免累及几个月后的分娩以及胎宝宝的健康。

如何避免孕期营养过剩

1. 4 小时左右安排一次饮食。准爸爸可以定点提醒孕妈妈吃饭，避免孕妈妈饱一顿、饥一顿。

2. “逮着一两样东西大吃特吃”不可取。举个例子来说，孕妈妈一个劲儿地吃肉或水果，这样容易积累大量脂肪或碳水化合物，反而会导致维生素、矿物质等摄取不足。也就是说，某些营养成分过剩，其他营养成分多半会不足。

3. 孕期，孕妈妈有必要时刻监测自己的体重，确保营养均衡，避免营养过剩式的进补。

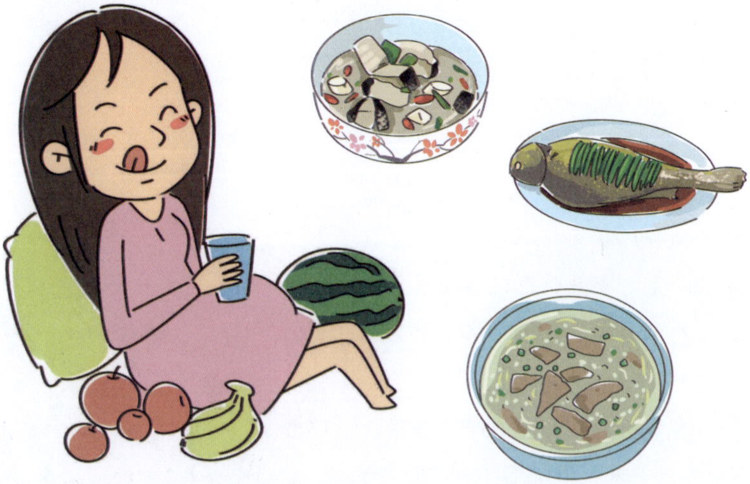

DAY 157 听力敏感期，准爸妈别拌嘴

这时的胎宝宝在肚子里已经能听到外面的声音了，对动静大的声音尤其敏感。专家认为，孕中期以后，最好不要让胎宝宝长时间处在嘈杂的声音中，尤其是准爸爸和孕妈妈的吵架声。

1. 夫妻吵架、拌嘴时，孕妈妈的情绪多半是激动的，这种负面情绪会传递给胎宝宝，心理发育容易不健全。

2. 夫妻争吵的声音，容易使胎宝宝丧失安全感，若长期受到影响，还容易影响胎宝宝的智力发育。

3. 孕妈妈强烈的反应，会引起子宫强烈收缩，导致血液供应不足，胎宝宝就会得不到足够的营养，阻碍他的正常发育。

4. 胎宝宝长期在嘈杂的环境中成长，容易损伤神经系统的发育，甚至导致胎宝宝的听力受损。

孕中期以后，孕妈妈一定要控制好自己的情绪，准爸爸最好也体贴、体谅一下孕妈妈，尽量别和孕妈妈拌嘴、吵架，给胎宝宝营造一个温馨的成长环境吧！

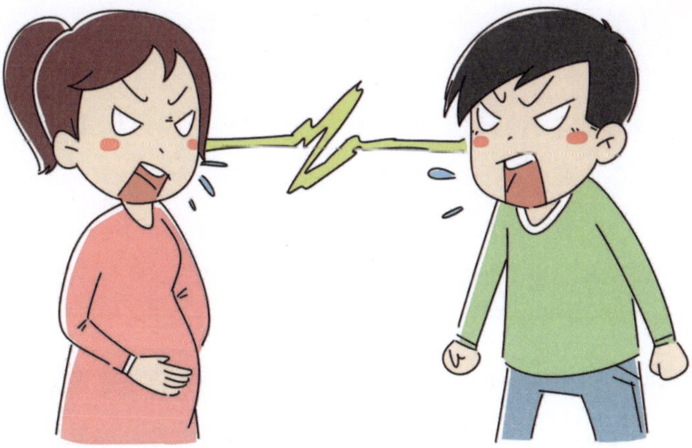

DAY 158 抑郁可能是孕期激素在作怪

怀孕后体内激素水平的显著变化，影响着大脑中调节情绪的神经传递素的变化，容易使孕妈妈变得抑郁，主要表现为情绪失控、喜怒无常、注意力不集中、疲惫乏力、食欲缺乏等。当孕妈妈自觉心情不好时，除了自我暗示、放松自我之外，不妨试试这些蕴藏快乐能量的食物吧！

1

色氨酸可以安抚情绪，调节睡眠。研究表明：只要每天摄取 3 克色氨酸，就可以有效改变睡眠状况，让自己拥有更多的精力。

食物来源：鸡肉、鱼肉、蛋类、奶制品、豆制品、燕麦、香蕉等。

怎么吃：将这些食物与含糖量较多的食物，如蔬菜、水果、米饭、面食等一起食用，更加有利于消化吸收。

2

叶酸是人体中非常重要的物质之一，能够有效促进肌体细胞生长与繁殖，是抗击抑郁情绪的有力武器，也是胎宝宝生长发育中必不可缺的营养素。

食物来源：动物肝脏、荚豆类、绿叶蔬菜、椰枣干、全谷类、酵母等。

怎么吃：与维生素 C 同食效果更佳。

3

ω-3 脂肪酸可以缓解抑郁情绪，与常用的抗抑郁药物作用几乎等同，能降低抑郁症的发病概率，让人体分泌出血清素，提升快乐感。

食物来源：深海鱼中含量最高，比如三文鱼、沙丁鱼等。

怎么吃：孕期不能生吃，都得做熟后食用。

4

酪氨酸具有不错的抗氧化效果，可以帮助孕妈妈提升积极心态，有效防止生活压力或化学物质带来的伤害。

食物来源：乳酪食品、腌渍沙丁鱼、柑橘等。

怎么吃：建议早餐前 30 分钟食用，每日适宜补充 3000 ~ 5000 毫克。

5

钙是胎儿需求最多的矿物质，而镁则是纯天然的镇静剂。多吃含钙、镁的食品，可以舒缓紧张情绪，有效维持神经系统更好地运行。

食物来源：豆制品、奶制品等。

DAY 159 有了微弱视力，光照胎教准备

现在，胎宝宝的视网膜也已形成，具备了微弱的视力，可以给胎宝宝进行光照胎教了。光照胎教，是利用光源进行刺激，以促进胎宝宝视觉器官和大脑发育的一种胎教方法。刺激视觉，为什么能够促进大脑发育呢？

原来，这个时期的胎宝宝初步形成了视觉皮质，能接受通过眼睛传达的信号，能够区分外部的明与暗，能间接体验孕妈妈的视觉感受。视觉上的刺激，其实也是对脑神经的一种刺激。

手电筒照射法

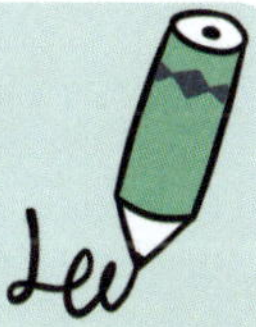

1. 在产检时，孕妈妈要了解胎宝宝的头部位置。

2. 每天在固定的时间内，用手电筒通过腹壁照射胎宝宝的头部。

3. 当胎宝宝看到光线，会转头、眨眼哦！

4. 睡觉时也可以同样用电筒以微光一闪一灭照射 3 次，告诉宝宝该睡觉了，有利于训练宝宝作息规律。

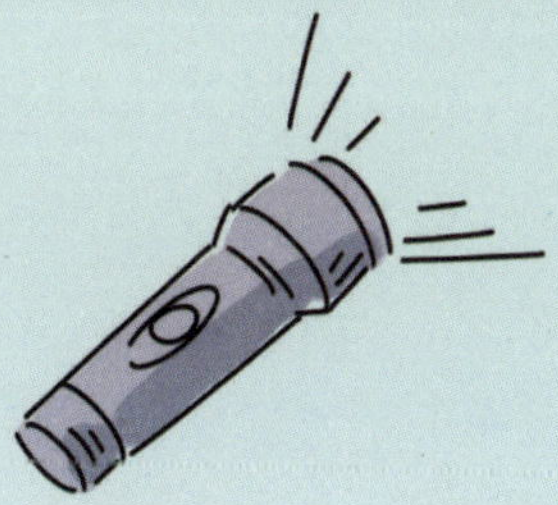

注意事项

◎时间控制在 5 分钟左右，可以反复关闭、开启手电筒。

◎在光源的选择、光照时间上均要慎重。过强的光源长时间照射胎宝宝，会损害胎宝宝的视觉及神经系统的发育。光强、频率不够，又不能使光透射到子宫中，也就不能起到胎教作用。

◎在光照胎教后，孕妈妈可以把感受记录下来，比如胎动的变化是增加还是减少，是大动还是小动，是肢体动还是躯体动。时间久了，孕妈妈就可以总结出胎宝宝对刺激建立的特定反应。

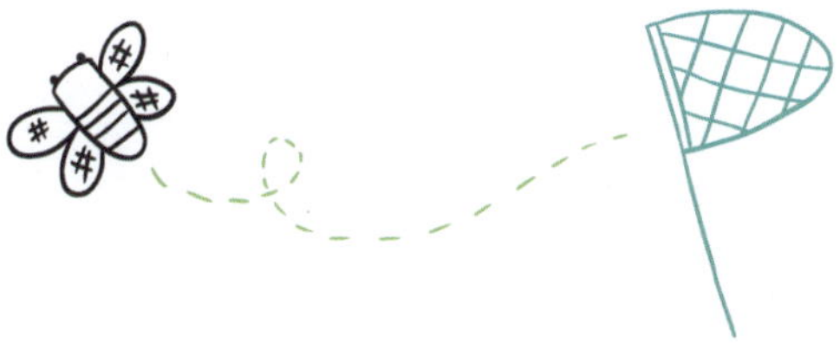

DAY 160 轻松应对孕期失眠

孕中期以后，子宫不断增大，腹部隆起，孕妈妈容易感到不适，进而影响睡眠。增大的子宫不断压迫膀胱，导致孕妈妈夜间小便次数增多，同样影响了孕妈妈的睡眠。如果此时骨盆再打开些了，孕妈妈稍微一动还会有牵拉痛，更会影响睡眠质量。

当孕期被失眠困扰时，不妨试试吃一些有助于改善睡眠质量的食物吧！

助眠食物，改善睡不着

食物名称	助眠功效分析
牛奶	牛奶所含的蛋白质中有80%是乳蛋白。人体在消化乳蛋白后会产生肽，肽可以促进钙的吸收，使人的情绪稳定，有助于睡眠，同时还可以抑制血压升高，提高人体免疫力
葵花子	葵花子是维生素E的良好来源，每天吃一把葵花子就能满足人体一天所需的维生素E，有利于调节脑细胞代谢，改善睡眠质量
百合	百合有清心除烦、宁心安神的作用，能够改善孕期神思恍惚、失眠多梦等不适
莲子	莲子具有养心安神的功效，常用于夜寐多梦、失眠健忘、心烦口渴等不适
小米	小米具有养胃安眠的功效，经常食用，能改善睡眠

美食日志——南瓜百合粥

材料： 大米200克，南瓜150克，百合100克，枸杞子少许。

调料： 盐1小匙。

做法：

1. 大米淘洗干净，浸泡约30分钟；南瓜去皮及籽，洗净后切块；百合洗净后剥瓣，入沸水中氽烫，捞出沥干。
2. 大米放入锅中，加水，大火烧沸后再加入南瓜块，转小火煮约30分钟。
3. 加入百合、枸杞子，调入盐，煮至汤汁黏稠即可。

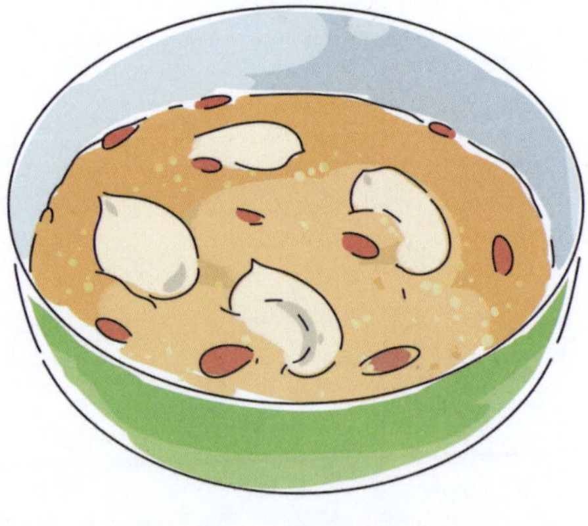

功效： 南瓜与百合搭配，能缓解脾胃不适、上火导致的孕期失眠问题。

DAY 161 孕期晕厥要重视

怀孕中期，有些孕妈妈会出现晕厥的情况。轻者只是双腿软绵无力，走路不稳，只想不分场合地一屁股坐下来休息。重者眼前发黑或者眼冒金星，意识不清，浑身冒冷汗，忽然晕倒在地。

孕期晕厥的原因

孕期晕厥不是一种疾病，只能算是孕期不适的症状之一。

1. 孕前贫血，体质偏弱，怀孕后贫血更加严重，一旦出现劳累、空气不流通就容易出现晕厥。由贫血引起的晕厥常见于孕妈妈长期站立（公交车、地铁等空气不流通的交通工具）或走路时间过久。

2. 忽然改变体位。忽然从坐位改为立位，大脑因为一时供血不足而引起眼花、头晕的症状，严重者出现短暂意识不清。

3. 怀孕后的女性激素发生变化，血液稀释，胎宝宝又分走部分血液，血压下降引起晕厥。

晕厥会影响胎宝宝的健康吗

单纯的孕期晕厥不会给胎宝宝带来伤害。由贫血引起的晕厥，孕妈妈则需要及时纠正孕期贫血，以便给自身和胎宝宝提供良好的血液供给和营养。

出现晕厥后要及时预防跌倒伤害，以免给胎宝宝造成外伤。

孕期晕厥重在预防

1. 贫血的孕妈妈，在孕前和孕早期及时治疗贫血。
2. 动作轻柔，不要忽然改变体位。
3. 体质较弱或者体重过轻者，孕前就要加强锻炼。
4. 孕后体质虚弱，尤其是曾经出现过晕厥的孕妈妈不要单独外出，一定要有家人陪同，遇到不适及时坐下休息，避免跌倒。

孕24周 去做第四次产检吧

胎宝宝已经充满整个子宫，此刻正不停地踢腿、打嗝、做运动呢！他（她）的听力已经健全，吸尘器、电钻声都会令他（她）烦躁，要注意远离哦！本周，孕妈妈要进行妊娠糖尿病筛查了，这是很重要的检查，千万不要掉以轻心。

DAY 162 妊娠糖尿病筛查要重视

糖筛，是葡萄糖耐量筛查试验的简称。女性在妊娠期间，血糖会略微升高，以供胎宝宝营养所需。但是，有些孕妈妈的血糖升高幅度会远远超过正常范围。这种怀孕前没有糖尿病，但怀孕后检查到糖尿病的情况，称为妊娠糖尿病。糖筛的目的，就是筛查出这些妊娠糖尿病患者，其发生率为1% ~ 3%。

糖筛的具体做法

糖筛的时间一般是孕24 ~ 28周。糖筛1周前或者2 ~ 3天之前，孕妈妈最好少吃或不吃甜食，糖筛前一晚11:00后禁食，第二天空腹去医院进行糖筛检查。

医生会给孕妈妈（有的医院会提前给孕妈妈）一瓶75克葡萄糖溶于300毫升水中的糖水，让孕妈妈5分钟内喝下。1小时、2小时后各取血1次，在此期间仍需保持空腹状态哦。

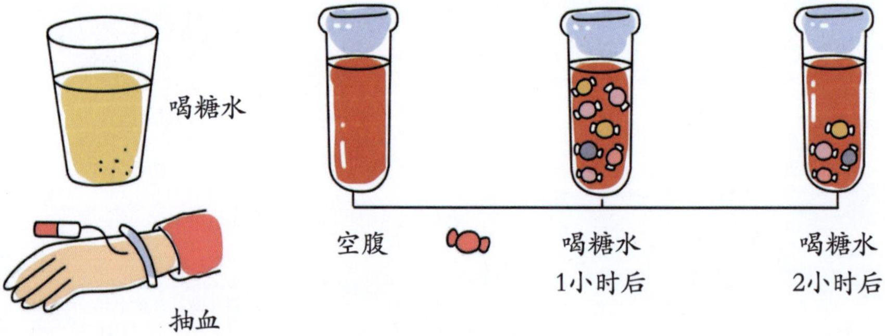

其中，若有两项或两项以上达到或超过正常值，即可诊断为妊娠糖尿病！

注意啦！ 对于有糖尿病家族史、高血压史、吸烟史、不良妊娠史，或者年龄在35岁以上，孕前体重超过60千克的孕妈妈来说，应在首次孕检时就进行糖筛，并在孕32周进行复查。

DAY 163 糖尿病妊娠与妊娠糖尿病不是一回事

孕妈妈患上糖尿病，可分为两种情况：一种是在怀孕前便已经有了糖尿病，这种便称为“糖尿病妊娠”；另一种就是孕前血糖值正常，怀孕后才出现了糖尿病，这便是“妊娠糖尿病”。两者不是一回事！

糖尿病妊娠与妊娠糖尿病的区别

病名	妊娠糖尿病	糖尿病妊娠
诊断标准不同	与普通糖尿病诊断标准不同，因为妊娠期血糖值比非妊娠期低	与普通糖尿病诊断标准相同。孕前若是没有测过血糖，怀孕后第一次测血糖发现血糖过高也被视为糖尿病妊娠
影响时长不同	妊娠糖尿病主要发生在孕中期、孕晚期，不良影响也主要发生在孕中期和孕晚期	孕前有糖尿病的女性，一旦血糖控制不好，它的不良影响会贯穿整个孕期

妊娠期糖尿病的危害

妊娠期糖尿病是一种较为特殊的糖尿病，给母体和胎宝宝都会带来一些不良影响，还是小心为先。

【对孕妈妈的影响】

1. 造成肥胖和体重超重，影响孕期体型乃至产后身材的恢复。

2. 诱发妊娠合并高血压、妊娠子痫、微细血管出现病变等，进而影响孕妈妈的眼睛、肾脏甚至心脏健康。

3. 引发泌尿生殖系统感染、真菌感染和呼吸道感染。

4. “糖妈妈”在分娩后容易造成子宫收缩不良，产后大出血的可能性也会增大。

【对胎宝宝的影响】

1. 导致孕妈妈羊水过多，进而引起胎膜早破，产生流产、早产或难产等严重后果。

2. 增加新生儿畸形、巨大儿和新生儿低血糖发生的概率。

DAY 164 疑是妊娠糖尿病怎么办

降糖第一步：工具先行。

1

糖筛未过，“糖妈妈”第一件事应该立即购置血糖仪、体重秤。每天早晨起床空腹，三餐后 2 小时扎手指指腹测量血糖，1 周后复查，直至顺利通过。

降糖第二步：精致饮食。

2

这是降糖最关键的一步，就是把好嘴关，吃对食物。

*** 主食类：**首先，主食类仍然占总食物量的 50% ~ 60%，但主食尽量以粗粮为主，面包片也可换成不加糖的麦片面包或苏打饼干。米糊、米粥的含糖量较高，尽量少吃，可以改成不加糖的牛奶。

*** 水果类：**水果在降糖成功之前原则上是不能吃的，因为大多数水果的含糖量都非常高。如果确实想吃，可以吃猕猴桃、柚子等含糖量较少的水果，而且建议每天只吃几口就好。

*** 蔬菜类：**蔬菜是“糖妈妈”不需要忌口且最好一日三餐都上桌的最佳选择，而且尽量选择深绿色的蔬菜，确保品种多样。需要注意的是，土豆不在此列。

*** 肉类：**以鱼肉和虾为主，但要注意掌握食用量，不宜过多。

*** 其他类：**鸡蛋每天 1 个，以煮鸡蛋、鸡蛋羹为主，少煎炸；豆浆不要放糖，且要少喝，每周 1 ~ 2 次即可；坚果在加餐时可以吃几粒。

降糖第三步：散步是王道。

3

“饭后百步走，活到九十九。”这句俗语很有道理。建议“糖妈妈”每餐结束半小时后外出散步 30 ~ 40 分钟（天气不好可以在院子里或室内溜达），对降糖有很好的辅助效果。

DAY 165 明确植物油与动物油的摄入量

本周胎宝宝体内也开始储备脂肪了，孕妈妈在饮食上对植物油与动物油的摄入要有适当的把控，平常不可额外摄入动物油。

孕妈妈应以植物油为主

日常食用油主要分为动物油和植物油两种。

1. 动物油有动物黄油、猪油、牛油等，由于它们脂肪和胆固醇含量较多，孕妈妈应少吃。

2. 植物油中除了富含对胎宝宝神经系统、视网膜发育有益的 DHA 和 EPA 外，还含有各类维生素和矿物质，对母胎健康均有益。

孕期专用优质“油”

下面这几款优质食用油，孕妈妈可以酌情选择，最好可以搭配食用。

1. 大豆调和油

它的主要成分是大豆油，富含对胎宝宝神经系统发育有益的不饱和脂肪酸、卵磷脂、维生素 E 等，适合炒菜。

2. 花生油

它的最大优势是脂肪酸组成比较合理，富含多种维生素和生物活性很强的天然多酚类物质，适合炒菜。

3. 玉米油

它的单不饱和脂肪酸和多不饱和脂肪酸的比例约为 1∶2.5，还富含维生素 E 和抗氧化物质。适合清炒和凉拌。

4. 葵花子油

它具有独特的葵花香气，含有丰富的亚油酸、α－亚麻酸，有利于胎宝宝的脑发育。还富含维生素 E、维生素 A 等，能保护血管，对胎宝宝的视觉神经发育有益。适合清炒，不适合煎炸。

5. 橄榄油

最大的优势是单不饱和脂肪酸含量最高，有利于胎宝宝大脑发育；还含有多种维生素，能改善消化功能，增强钙在骨骼中的沉着。适合炒菜和凉拌菜。

6. 茶油

又称为茶籽油、山茶油，和橄榄油类似，富含单不饱和脂肪酸、亚麻酸、维生素 E，可促进胎宝宝神经系统、骨骼和大脑的发育。适宜炒菜。

7. 亚麻籽油

俗称胡麻油，富含 α－亚麻酸，可以在人体内转化为 DHA，对胎宝宝神经系统发育有益。适合凉拌和炖煮。

8. 核桃油

富含亚油酸、亚麻酸以及维生素 E、多种微量元素，有助于促进机能健康平衡，还能改善孕妈妈的记忆，促进胎宝宝的智力发育。适合炒菜和凉拌。

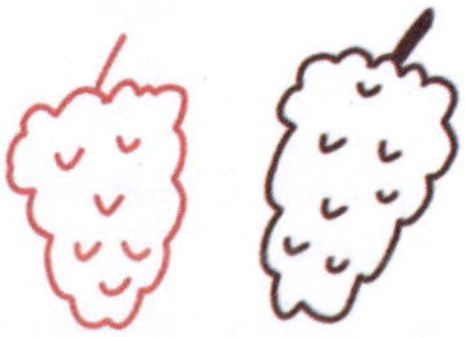

DAY 166 孕妈妈的记忆变差了

孕中期，孕妈妈体内分泌大量的孕激素，身体的各个组织可能会逐渐水肿，比如黏膜水肿、组织间隙水肿等，继而影响神经传导性能，致使大脑神经反应变慢，容易引发反应迟钝、记忆力减退等问题。

↓

不过每个孕妈妈的表现不一样，有的人可能更健忘，有的人可能表现不明显，这和每个人的身体素质有关。

增强记忆，先吃健脑食品

香蕉 香蕉中的B族维生素能够促进身体的糖类脂肪转化为能量，帮助维持大脑细胞的正常运作；香蕉中的钾元素，有利于增强记忆力。

花生 花生里富含卵磷脂、脑磷脂，有助于提高记忆力。

鸡蛋 鸡蛋中的卵磷脂被酶分解以后，可以生产出乙酰胆碱，而乙酰胆碱通过血液可以快速进入脑部，增强记忆力。

牛奶 牛奶含有大脑所必需的氨基酸，有健脑功效，可预防记忆力减退。

鱼类 鱼类可以给大脑提供蛋白质、钙和丰富的不饱和脂肪酸，有利于保护脑部血管，促进大脑细胞活动，改善记忆力。

其他改善记忆的好方法

1. 保证充足的睡眠：睡眠可以让大脑把杂乱的信息整理、归类，有利于改善孕妈妈的记忆。

2. 听听轻音乐：轻柔的音乐可促进脑部血液循环，舒缓压力，不但对胎教有益，还能改善孕妈妈的记忆。

DAY 167 抓住宝宝大脑高速发育期

抓住胎宝宝大脑发育的准确时间，才能高效地提高胎宝宝的智力。从孕20周开始，一直到孕30周左右，算得上是胎宝宝大脑高速发育黄金期，胎宝宝的脑细胞开始迅速增殖，脑神经元也在快速形成。此时，孕妈妈、准爸爸要赶紧做些什么呢？

摄入充足的营养最关键

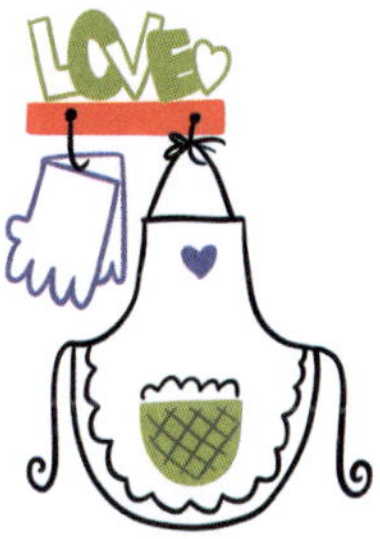

1. 多吃能增加胎宝宝的脑细胞数量的食物，比如蛋黄、鸡肝、猪肾、猪脑、猪心、瘦肉、大豆等，它们基本上都能在大脑细胞形成过程中提供所需要的氨基酸。

2. 补充铁质食物，如瘦牛肉、鸡肉、红枣以及谷物等。因为一旦孕期缺乏铁，胎宝宝在子宫内会吸收不到足够的氧气，进而导致胎宝宝发育不良，甚至低智商。

其他刺激方式一起做

除此之外，孕妈妈还得通过其他方式来刺激胎宝宝神经元的形成，及时地增加胎宝宝脑细胞的数量。

1. 孕妈妈或准爸爸可每天固定时间段对胎宝宝进行抚触胎教，轻轻抚触肚子的同时和胎宝宝聊天。音乐胎教、运动胎教也可搭配进行。

2. 保持适量的运动，刺激胎宝宝的前庭感觉，促进胎宝宝神经系统的发育，对胎宝宝出生后的动作协调能力有益。

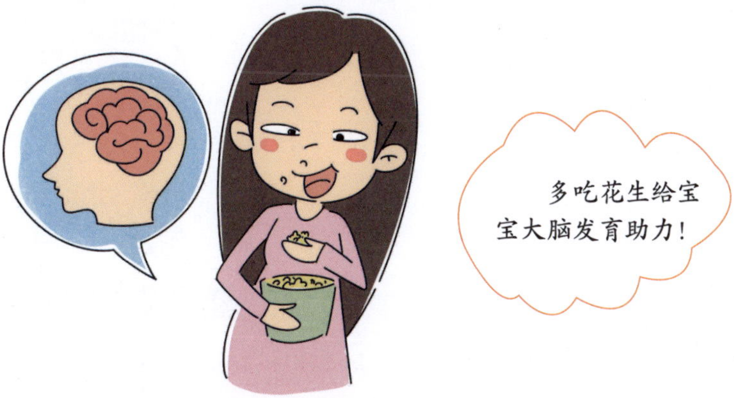

DAY 168 孕中期能游泳吗

进入孕中期，孕妈妈肚子变大，双腿和膝关节承受的重量增加，多做有氧运动，对孕妈妈下肢的压迫较小，不易造成腿、脚等部位的韧带和关节损害。而游泳不仅能避免这些部位受损，水的浮力还能减轻增大的子宫给身体造成的负担。

注意啦！ 游泳前孕妈妈应进行全面的检查，若出现阴道分泌物增多、阴道流血、腹部和盆骨疼痛，以及腹泻、瘙痒、贫血等症状时，最好征求医生建议，得到医生的许可后才能游泳。

游泳前做好充足准备

◎准备一双防滑拖鞋。无论是在入水前还是出水后，都应该穿着防滑拖鞋，以免不慎滑倒。

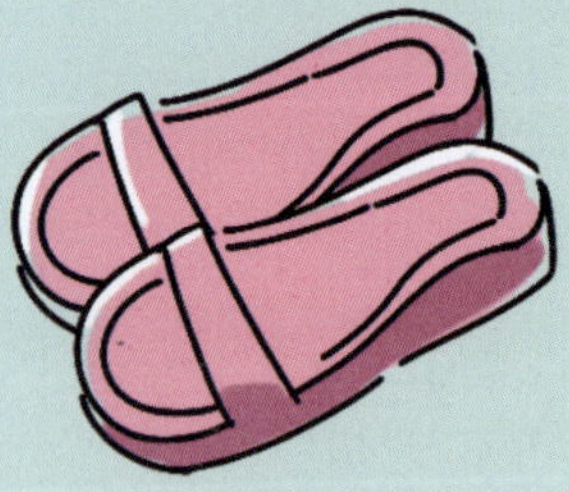

◎最好选择室外泳池。许多游泳馆的水都是采取氯气进行消毒过滤，氯气会使孕妈妈的呼吸系统产生不适，所以建议孕妈妈选择室外泳池，减少刺激。

◎泳池里的水温最好在30℃左右。这个水温下，肌肉不容易发生抽筋，也不易感觉疲劳。

◎游泳前应充分活动身体，切忌吃得过饱或空腹游泳。

游泳时的注意事项

◎避免以跳水姿势进入泳池，而应该缓慢将身体浸入水中，给身体一个适应水温和水环境的过程。

◎游泳时最好有家人在旁陪伴。

◎不要穿着泳衣随意坐在台阶或木椅上，以免细菌感染阴道。

◎出现任何不适都要中断运动，快速寻求专业人士帮助，问题严重时应紧急就医。

◎游泳后需及时多次且少量地补充水分。

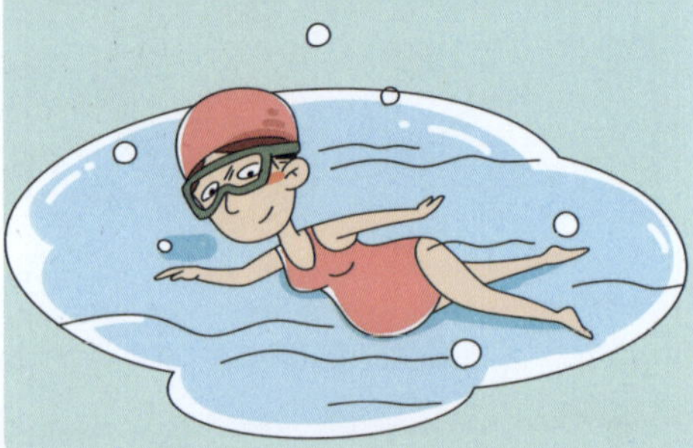

孕7月

享受带球跑的日子

孕妈妈： 由于胎盘增大、胎宝宝的生长和羊水的增多，使孕妈妈的体重迅速增加，每周可增加约500克，你的宫底上升到脐上，正常子宫高度为24～26厘米。在你的肚子、乳房上会出现一些暗红色的妊娠纹，从肚脐到下腹部的竖向条纹也更加明显。

胎宝宝： 胎长28～38厘米；胎重800～1200克。小家伙长得还是皱巴巴的，不过在接下来的日子里，胎宝宝的皮肤皱纹会逐渐减少，变得越来越漂亮。胎宝宝的脸部轮廓已能分清，头发也长得有点长，全身有绒毛覆盖着，眼睑的分界已经清楚出现，眼睛也能睁开了。

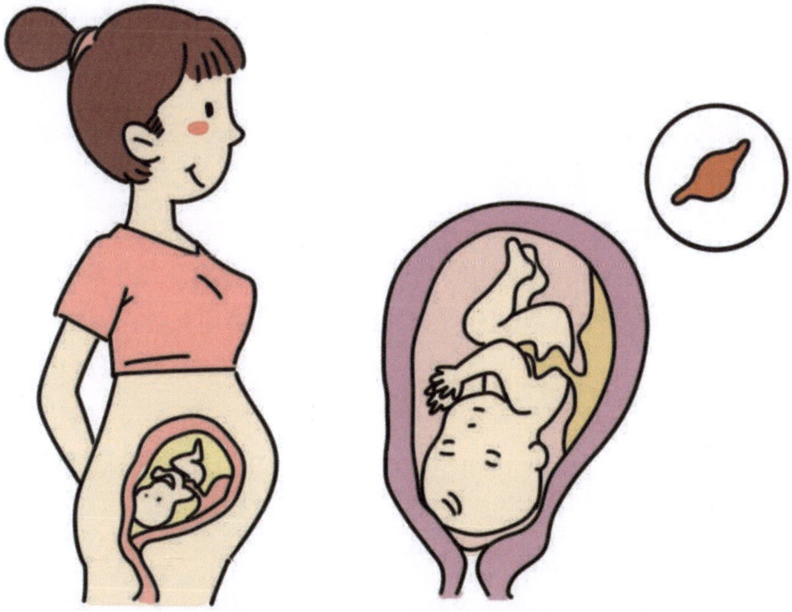

孕25周 食欲与运动同步进行

胎宝宝第一次睁开了双眼，不过子宫里太黑了，他什么都看不到，但孕妈妈可以通过光照胎教来锻炼他的视觉神经。这周开始，孕妈妈可以着手准备宝宝用品了，奶瓶、奶粉、纸尿裤一样都不能少。

DAY 169 胎宝宝生长加速，你该怎么吃

现在，胎宝宝正在迅速地成长，需要的营养物质更多，丰富的营养会通过孕妈妈的嘴源源不断地供给新生命。

1. 在均衡饮食的基础上，减少高脂肪、高热量食物，适量增加富含维生素的食物。

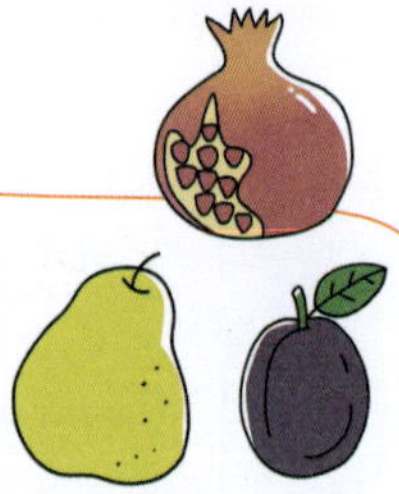

富含维生素的蔬果

◎**菜花：**含有维生素K、维生素A、B族维生素及钙、磷、铁等营养成分，对孕期有益。

◎**西红柿：**富含番茄红素、维生素C等，孕妈妈常吃，不仅能降火、预防便秘，还能美容护肤。

◎**白菜：**富含膳食纤维，适宜便秘的孕妈妈食用。

◎**芹菜：**富含膳食纤维，是预防和缓解孕期便秘的佳品。还可以搭配水果，榨汁饮用。

◎**猕猴桃：**含有丰富的膳食纤维、维生素C、B族维生素、维生素D等营养物质，能预防孕期便秘、色斑等。

◎**草莓：**含有丰富的维生素C，可预防孕期感冒。

◎**葡萄：**含有丰富的维生素B_1、维生素B_2、维生素B_6、维生素C等，还含有多种人体所需的氨基酸，对改善孕期神经衰弱、疲劳均有益。

2. 增加蛋白质摄入，每天比孕早期时多摄入15～25克，动物蛋白质应占一半以上。

3. 适量多吃肉类、动物肝脏、蛋类等含锌丰富的食物。

4. 孕中期对碘的需要量增加，孕妈妈要及时补充各种海产品，如海带、紫菜等。

DAY 170 热量摄入因人而异

孕妈妈膳食中热量的摄入量直接影响胎宝宝的生长发育，有必要格外注意。

1. 对于身体瘦弱、体重少于正常值的孕妈妈，孕期应尽量多吃，增加食物摄入量，确保身体得到足够的热量与营养。

2. 对于孕育多胞胎的孕妈妈来说，更应尽量多吃，以满足每个胎宝宝的营养需求，增强自己的身体素质。

3. 对于体重超标的孕妈妈来说，还是得控制热量的摄入，以免给分娩带来麻烦。

在摄入热量的同时，最好搭配适量的运动。这样，不仅能消耗多余热量，还能增强身体素质，也能让孕妈妈在分娩时更加顺利。

DAY 171 别让肥胖影响之后的孕期

肥胖对孕期来说可不是好事，容易引起高血糖、高血压等并发症，甚至会导致早产或难产。孕妈妈最好及早控制自己的体重，避免发胖。

1. 控制进食量：首先要限制高糖、高脂肪食物的摄入。孕妈妈每天吃的米饭、面食等主食吃饱即可，别让自己撑着。动物性食物则可选择脂肪含量相对低的肉类，如鸡肉、鱼肉、虾、蛋、奶等。

2. 定时定量进食：三餐不定时、暴饮暴食容易导致发胖，还会影响孕妈妈的身体健康。

3. 将晚餐时间提前，并坚持饭后散步：晚餐后可以先稍微休息一下，再外出散步30～45分钟，一方面可以消耗热量，另一方面有利于自然分娩。

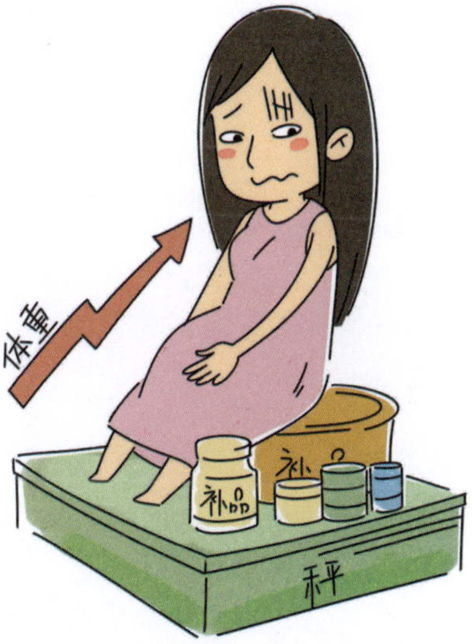

快到孕晚期了，控制体重，预防肥胖，为分娩助力！

DAY 172 孕期水肿真难受

此时，孕妈妈的子宫开始压迫从心脏经骨盆到双腿的血管，容易造成血液和淋巴液循环不畅，影响代谢，进而导致腿部组织体液淤积，也就是水肿，多发生在脚踝或膝盖以下。

症状表现

这种生理性水肿在孕期比较常见，通常在早上起床时不会有明显的症状，但是经过一天的活动后，晚上睡觉前，水肿的症状会比较明显。但是，一般产后会自愈。

缓解措施

孕期水肿虽无大碍，但会让孕妈妈自觉不舒服，还是要想办法缓解不适。

充分休息

1

保证充分的休息，避免长时间站立或行走。

穿着舒适

2

穿着紧身的衣服会影响孕妈妈全身的血液循环，引发身体水肿。因此，孕妈妈尽量穿得宽松些，孕妇装也别选修身版的。

尽量穿让胀大的脚感到舒适的鞋子。

不穿会压迫到脚踝及小腿的有弹力的袜子。

适当按摩

3

按摩，可以促进血液循环，有效预防或缓解水肿。按摩时，要从脚向小腿方向逐渐向上轻轻按揉。

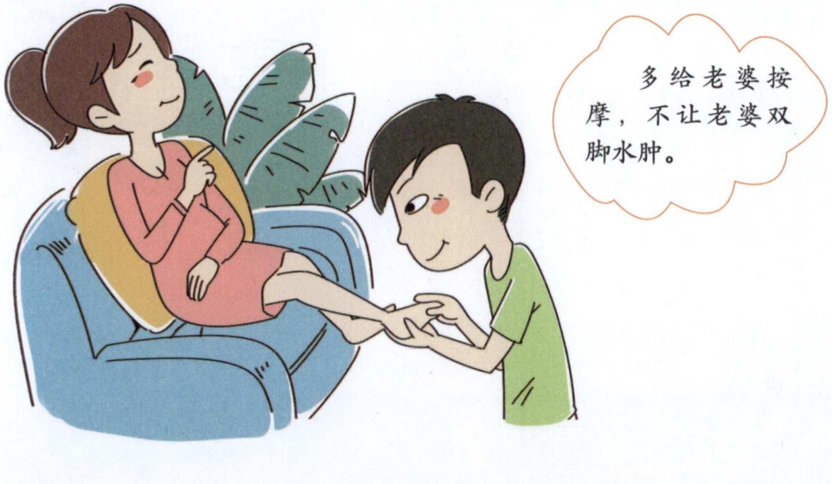

DAY 173 准爸爸与孕妈妈一起运动

抽出一天时间，夫妻双方来一场运动吧，给孕期放松哦！

颈项运动操

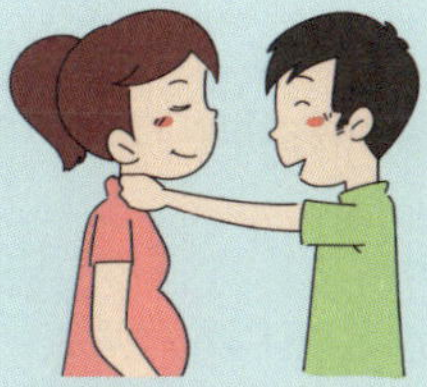

动作步骤：

1. 孕妈妈和准爸爸面对面盘腿而坐，准爸爸双手放在孕妈妈的后颈项，十指交叉轻轻抱住。

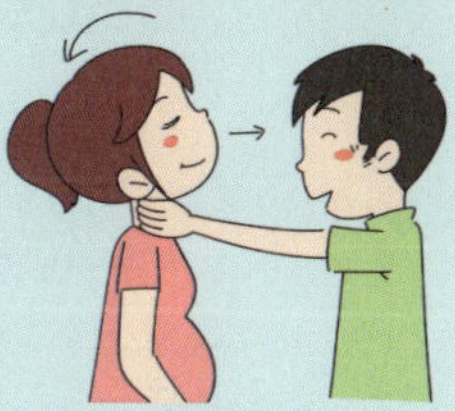

2. 孕妈妈轻轻地向后仰头，准爸爸的双手向着自己的方向轻轻用力。每次 10 秒钟左右，稍做休息后继续，每日练习数次。

运动功效：孕妈妈向后仰的同时准爸爸轻轻用力，能使孕妈妈的颈项肌肉得到舒展，帮助孕妈妈减轻颈项的压力，缓解颈肩酸痛的症状。

夫妻放松操

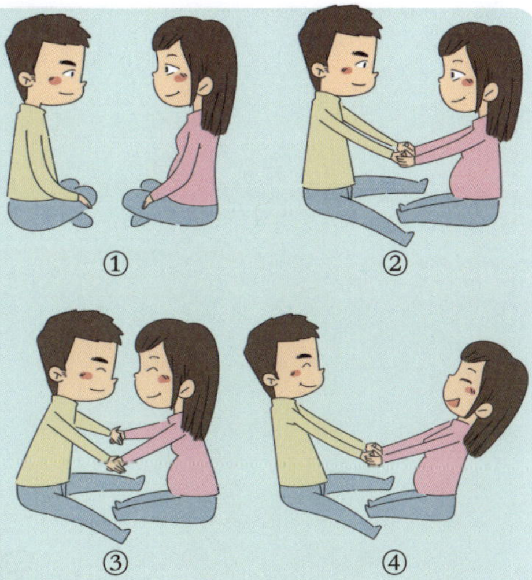

动作步骤：

1. 孕妈妈和准爸爸面对面地坐在床上（图①）。

2. 准爸爸双腿稍微打开，自然伸直；孕妈妈将双腿自然放在准爸爸的双腿中间，然后与准爸爸相互抓住对方的手腕（图②）。

3. 夫妻保持同步呼气，同时上身做向前压的动作（图③）。

4. 夫妻同步吸气，同时做向后仰的动作（图④）。

5. 夫妻同步呼气，恢复到步骤 2。

运动功效：夫妻一起做这套体操，对缓解孕妈妈的焦虑情绪和准爸爸的压力有益。

DAY 174 带宝宝感受大自然的美

此时的胎宝宝比较瘦，皮肤薄薄的、皱皱的，是半透明的，全身覆盖着一层细细的绒毛；它的大脑发育已经进入一个高峰期，大脑细胞迅速增殖分化、体积增大。这个时候，胎宝宝喜欢与外界联系，所以孕妈妈要坚持进行环境胎教，让胎宝宝感受到外界的美好。

孕妈妈要给胎宝宝提供一个优良的环境，而胎宝宝所生活的环境包括孕妈妈的身体、孕妈妈和准爸爸生活的环境。良好的环境能让孕妈妈的心情变得更加愉快，还能使胎宝宝受到良好的感应，有利于促进胎宝宝的生长发育。

环境胎教的具体方法

1. 美化家居环境。可以在居室的墙壁上悬挂一些活泼可爱的婴幼儿画片或照片，这些可爱漂亮的宝贝图片能让孕妈妈产生美好的遐想，或者在室内挂一些景色优美的画作，不仅能增加居室的自然色彩，而且能使人的视野开阔，还可以挂一些自己欣赏的书法作品，内容最好是积极向上的名句。此外，还可以对家居室进行绿化装饰。

2. 到户外感受自然的美好。多看看美丽的花草，以调节情趣，能让孕妈妈心情愉悦。同时还能制造浪漫的情调，与准爸爸设想胎宝宝来临的各种美好情景，把心中对宝宝的憧憬和渴望当作最美的胎教。

在进行绿化装饰时，均以小型为佳，不宜大红大紫，花香也不宜太浓。

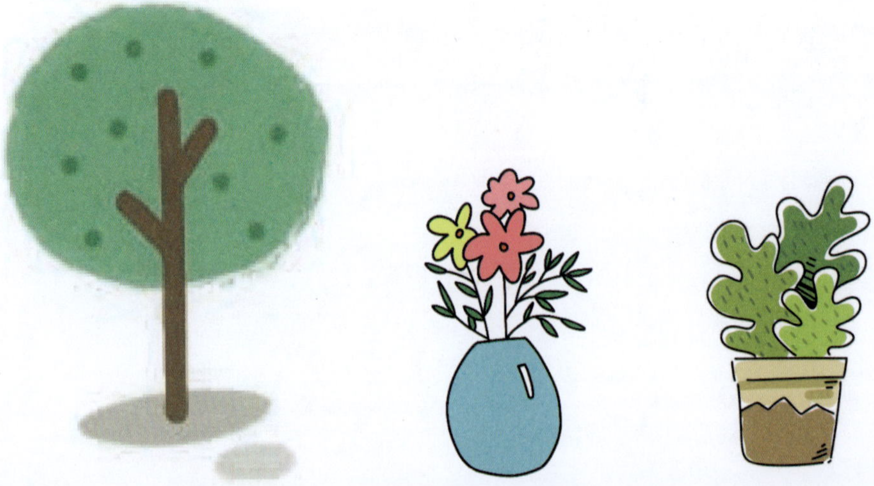

DAY 175 血压低是怎么回事

小孙指着登记簿血压那列说："医生，我的血压只有 90/60 毫米汞柱（1 毫米汞柱 =133.32 帕）？这不是低血压吗？怎么会没事？"

医生答复："血压确实有点低，但基于以前的血压规律及其他检查项目一律正常，也没有大碍，不必紧张，回去好好休息吧！"

也许孕妈妈也遇到过与小孙同样的情况，但可惜的是自己被判定为孕期低血压，那么怀孕后血压为什么会降低呢？

正常血压的范围

健康的成年人血压正常范围：收缩压（高压）< 130 毫米汞柱，舒张压（低压）< 85 毫米汞柱。理想血压：收缩压在 85 ~ 120 毫米汞柱，舒张压 60 ~ 80 毫米汞柱。如果成人肱动脉血压 < 90/60 毫米汞柱时，一般称为低血压。

孕期血压会降低吗

女性妊娠期间，心排血量和血容量明显增加，心肌收缩力也有所增强，但妊娠反应同样会引起外周血管阻力的下降，表现在血压上，就是有些孕妈妈的舒张压会有所下降。在孕早期和中期，孕妈妈的舒张压一般比孕前低 100 ~ 20 毫米汞柱，收缩压约低 2 毫米汞柱。但随着孕周的推移会逐渐增高，大约在分娩时或产后 6 周接近妊娠前水平。

孕期低血压的应对方案

1. 饮食调节，加强营养。营养不良是引起低血压的直接原因，此时孕妈妈应该多吃鸡蛋、鱼、牛奶、红枣、核桃等滋补的食物，可有效改善低血压现象。芹菜、冬瓜、绿豆等利尿降压的食物则要少吃。

2. 适当多摄入盐和碳水化合物。这和临床上的生理盐水是同理，可以提升血压，改善头晕、乏力等低血压症状。

3. 经常运动。运动可调节神经系统，增强心血管功能，进而改善低血压症状。

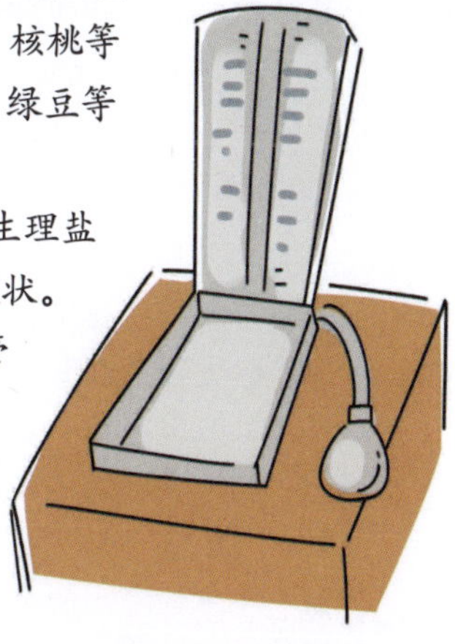

孕26周 身体与皮肤都来找麻烦

现在的胎宝宝力气很大，孕妈妈随时都要遭受他的“拳打脚踢”。胎宝宝现在对声音越来越敏感，外界的声音会通过孕妈妈的子宫传进他的耳朵。肚子越来越大，孕妈妈的身体重心移到腹部下方，可能会出现腰酸、腹痛、腿发麻等症状。忍一忍这甜蜜的负担吧！

DAY 176 你的手也来找你麻烦

这段时间，孕妈妈的手也来找自己的麻烦，有可能肿了，有可能有点儿痛，也有可能有点儿酸麻，甚至有时还拿不起东西了……别担心！这些都是孕期比较常见的问题。

为什么会手腕不适

此时，孕妈妈体内开始滞留越来越多的液体，水肿症状越来越严重，进而产生腕管综合征，引起手腕不适。一般来说，分娩过后，水肿减轻，手腕不适也会慢慢消失的。

如何减轻手腕不适呢

1. 避免需要手不断用力的活动，以免加重病情。如果不得不频繁地用手工作，孕妈妈可以工作时戴上护腕或者在手上戴夹板。

2. 如果你需要用电脑工作，不妨调整椅子的高度，不让手腕在打字时向下弯，减轻手腕的疼痛。工作一段时间后可以适当休息，伸展一下手部，活动一下手腕。

3. 若是晚上出现手部疼痛、麻木等不适，建议变换睡姿，或者在胳膊下垫一两个枕头，千万不要压着手睡觉。若是疼醒了，也可以甩甩手，减轻疼痛或麻木感。

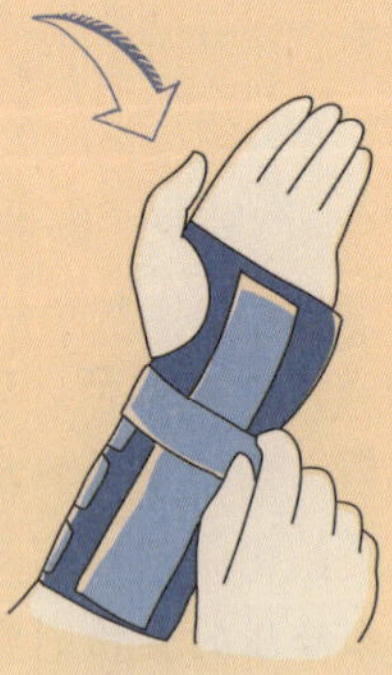

医学百科

腕管是一个骨腔，三边由腕骨组成，第四边是一条环绕手腕的韧带。孕期常出现的水肿和液体滞留，会给这个腕管造成极大的压力，还会压迫穿过腕管的正中神经。

然而，正中神经向拇指、食指、中指和一半无名指传递感觉，拇指根的肌肉运动也依赖于正中神经。也就是说，当正中神经受到压迫时，就会出现腕管综合征，出现手部肿胀、疼痛、麻木等不适。

DAY 177 身子沉重，科学洗澡

快到孕晚期了，孕妈妈的肚子越来越大，重心越来越不稳，身体负担重了，对浴室环境条件的适应力都变差了，洗澡也成了一件累人的事儿，不仅有些不方便，若不小心滑倒了，还会给孕妈妈与胎宝宝造成一定危险。

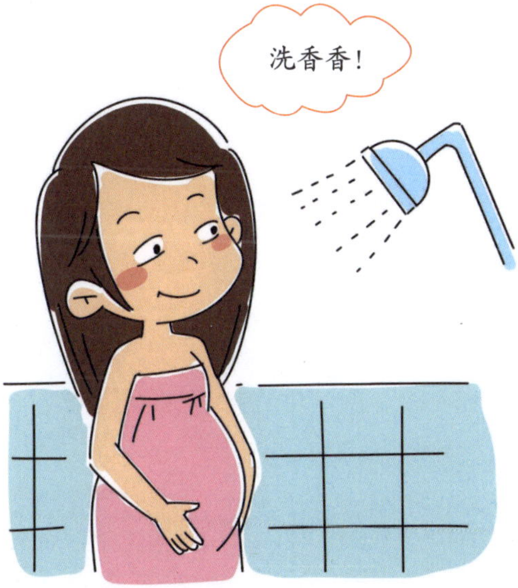

1. 淋浴 yes，坐浴 no。如果选择坐浴，洗浴后的脏水很有可能进入孕妈妈的阴道，造成感染。淋浴的话，最好准备一个有靠背的椅子，方便孕妈妈扶着洗澡，防止滑倒。

2. 水温不宜过高，与体温接近最合适。如果洗澡水温度太高，容易使母体体温升高，羊水的温度也会随着升高，容易损害胎宝宝的脑细胞。

3. 时间不宜过长，控制在20分钟左右。洗浴时的湿度比较大，空气中的氧气含量降低，同时由于热水刺激，流向人体四肢、躯干的血较多，进入孕妈妈大脑及胎盘的血液相对减少，供氧量不足，就会使孕妈妈容易昏厥，胎宝宝容易缺氧。

特别提示：

★如果孕妈妈体质较弱，可以在家里偶尔选择坐浴，但要注意浴缸和水的清洁。

★如果孕妈妈特别疲劳，淋浴时不妨请准爸爸帮忙。

DAY 178 敏感部位，如何清洁

为了保持皮肤的清洁，预防尿路感染，孕妈妈需要经常洗澡，某些敏感部位，更得经常清洁，确保孕妈妈与胎宝宝的身体健康。

外阴

1 每天清洗。最好用清水洗，尽量少用洗剂，避免坐浴，也不要冲洗阴道，以免影响阴道正常的酸碱环境而引起感染。

乳房

2 用温水冲洗乳房，动作要轻柔，不可用力牵拉乳房及乳头，也不可用力搓揉，应用一只手往上轻托乳房，另一只手指腹按顺时针方向轻揉乳房，避免引起子宫收缩。

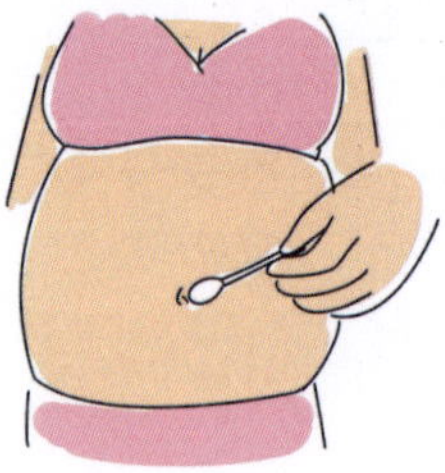

肚脐

3 用棉花棒蘸点乳液来涂抹肚脐的污垢，等其软化后再洗净。如果无法一次清除干净，也不要太过勉强，以免因为用力过度而伤害肚脐周围的皮肤，造成破皮出血，反而容易引起感染。

腋下

4 腋下汗腺丰富，洗澡时不可用热水刺激，也不宜用澡巾大力搓。可抬起胳膊用温水冲洗，因腋下皮肤组织较松弛，可以把沐浴液揉出丰富泡沫后清洗，再以指腹按揉，促进血液循环。

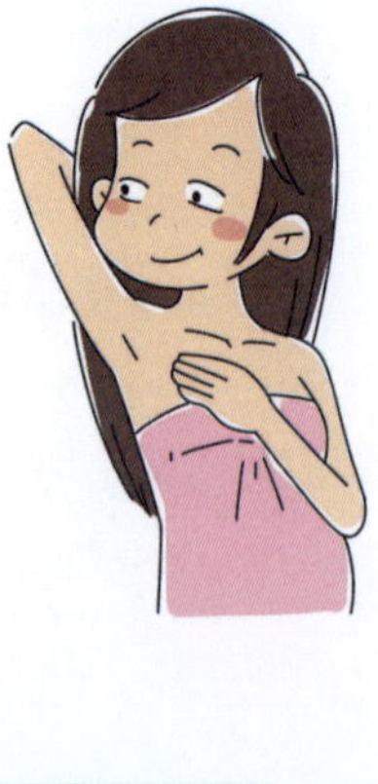

腹股沟

5 淋浴时应该用温水冲洗腹股沟，并用两个手指指腹从上向下抚摩轻搓腹股沟。肥胖型孕妈妈最好拨开褶皱处仔细搓洗。

DAY 179 对付讨厌的妊娠纹

快到孕晚期，孕妈妈的皮肤上出现一种纹路，大多长在肚子上，有些也长在髋部、大腿、臀部和乳房上，它们宽窄不同、长短不一，或粉红，或紫红。这就是讨厌的妊娠纹，又称为“进行期的妊娠纹”。其实，孕妈妈生完宝宝后，身上还会留下白色、银白色的有光泽的疤痕线纹，这也是妊娠纹，被称为“静止期的妊娠纹”。

妊娠纹什么时候长

妊娠纹一般从孕中期开始出现，分娩前 1 个月变得更明显。

当女性怀孕超过 3 个月，增大的子宫突出于盆腔，向腹腔发展，胎儿不断生长，腹部不断膨胀，皮肤弹性纤维与腹部肌肉开始出现过度伸张，孕周增加，皮下的很多胶原纤维最终被“拉断”。

到妊娠 6 ~ 7 个月后，腹部迅速隆起，这时皮肤弹性纤维逐渐出现断裂，妊娠纹也变得更加清晰。因为孕妈妈的皮肤弹性不同，有的孕妈妈会在孕晚期甚至是产前 1 个月才出现妊娠纹，也有些孕妈妈在整个孕期都没有妊娠纹。

出现妊娠纹，如何补救

一般来说，妊娠纹一旦出现，想要完全去掉非常困难！我们可以使用按摩法来维持肌肤的弹性，进而改善妊娠纹或者阻止妊娠纹的纹路继续延伸。

1. 以肚脐为起点，按照顺时针方向不断地画圈按摩腹部，画圈时应由小到大向外扩张。

2. 以膝盖为起点，由后侧往上推向髋部 10 次。孕妈妈的大肚子也许会让你做起来不方便，不妨让准爸爸帮忙。

3. 以乳沟为起点，用指腹由下向上、由内向外轻轻地画圈按摩乳房，直至贴近下巴的脖子处。

4. 将双手放在腿部的正下方，用手腕的力量由下往上，由内向外轻轻地按摩大腿。

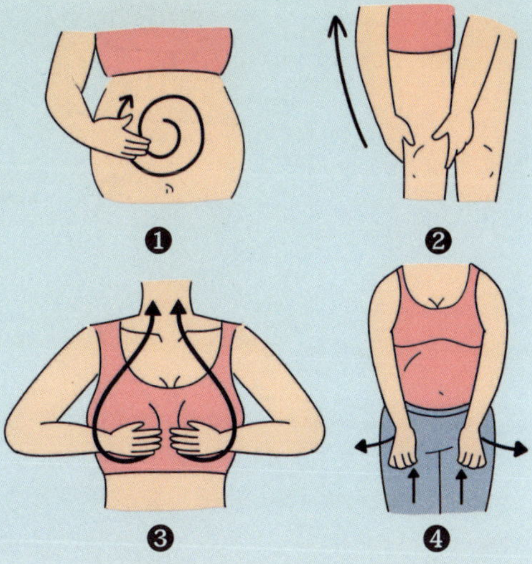

DAY 180 胎儿初步意识萌动，开始美育胎教吧

胎宝宝初步的意识萌动已经建立，所以，对胎宝宝心智发展的训练应该以抽象、立体的美育胎教为主。美育胎教要求孕妈妈通过看、听、体会生活中一切美的事物，将自己对美的感受通过神经传导输送给胎宝宝。孕妈妈也可以通过感受美的事物将这份感受传递给胎宝宝，从而有利于胎宝宝感受美，培养良好性格，促进大脑发育等。

美育胎教的具体方法

1. 看：主要指阅读一些优秀的作品和欣赏优美的图画。孕妈妈要选择那些立意高、风格雅、个性鲜明的作品阅读，尤其可以多选择一些中外名著。还可以欣赏一些著名的美术作品，在此过程中，一边思考一边体会。另外，还可以到优美的自然环境中去感受大自然的美，从而让自己的心情愉悦。

2. 听：主要是指听音乐，这时准妈妈在欣赏音乐时，可选择一些主题鲜明、意境饱满的作品，它们能促使人们美好情怀的涌动，也有利于胎儿的心智成长。

3. 体会：则是指贯穿看、听活动中的一切感受和领悟。包括对美的事物的想法、感受和领悟。孕妈妈在这个阶段也要适度走动，可到环境优美、空气质量较好的大自然中去体会自然之美。

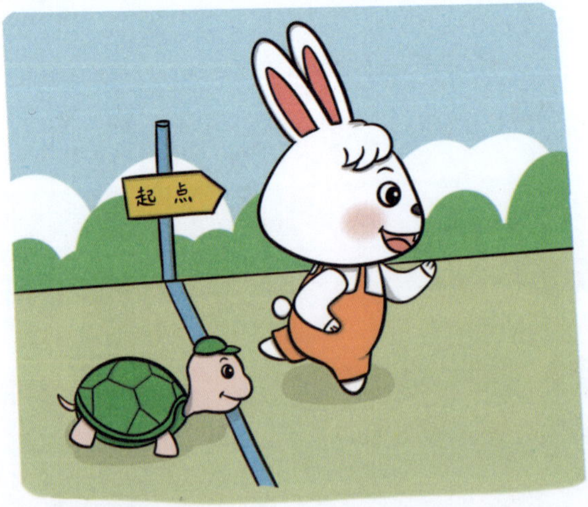

PS：准妈妈在进行美育胎教时，可根据不同的爱好选择不同的作品。比如欣赏中国画、外国画、根雕等。但是，所选择的事物寄托的寓意一定要积极向上，最好能带有恬静、典雅等意境。

DAY 181 多吃富含维生素C的食物，促进铁的吸收

快到孕晚期，孕妈妈容易贫血，饮食上补铁至关重要。日常食物中的铁有以下两种存在形式。

一种是血红素型的铁，叫作二价铁，只存在于动物血液、动物肌肉及动物肝脏里，这是最容易被消化道吸收的铁形式。

另一种非血红素铁，叫作三价铁，比如蔬菜、水果、蛋黄、红枣等含的铁。三价铁需要满足一个条件，再转化成二价铁，被人体吸收利用。这个条件是什么呢？

答案就是维生素 C！孕妈妈平时多吃些富含维生素 C 的食物，可以帮助身体吸收更多的铁。维生素 C 存在哪些食物里呢？请从图中找一找吧！

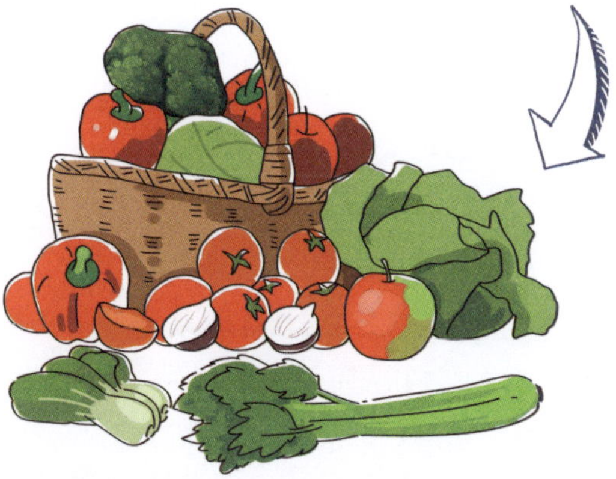

维生素 C 在烹饪过程中特别容易损失，所以要注意烹调方式。比如，绿叶蔬菜要先洗后切，蔬菜入锅后要大火快炒。

DAY 182 这些事可以让准爸爸帮你

孕妈妈的肚子大到快要看不见自己的脚了，一些需要弯腰去做的事情现在做起来有些困难，准爸爸二话不说来帮忙完成吧！

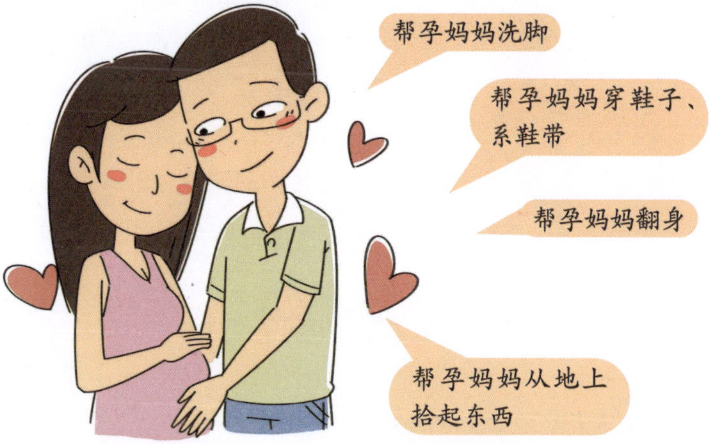
帮孕妈妈洗脚
帮孕妈妈穿鞋子、系鞋带
帮孕妈妈翻身
帮孕妈妈从地上拾起东西

孕27周 宝宝用品可以提前准备

胎宝宝的脂肪增多了，身体已经大得快碰到子宫壁了，现在的他（她）越来越胖，可爱极了，胎宝宝出生后的物品可以开始准备了哦！这个时期的胎动会让孕妈妈大吃一惊，自己的腹部有时会像波浪一样滚动起来，有时又会鼓起一个小包，这可能是小宝贝在撅屁股或者动胳膊呢！

DAY 183 拍个美美的大肚照吧

怀孕是一个幸福的特殊时期，拍一套美美的艺术照，给自己和宝宝留下一段永恒的纪念，多么美好啊！这个时候的孕妈妈肚子已经够大，身体还没达到临产前那样笨重，不妨让准爸爸陪着自己去拍大肚照吧！

拍照时画个淡妆吧

提前预约拍摄时间，选择一个比较温暖却又不太热的时候吧！如果是在夏天，最好上午或者傍晚时拍外景。前一天需要洗头发，告诉化妆师只化淡妆。如果你是敏感肌肤，最好自己带化妆品。

选择你喜欢的风格

如果选择休闲风，一件大衬衣，只系最上面的三颗纽扣，剩下的自然垂下，大肚子就会凸显出来哦！下半身穿条牛仔裤就好。也可以运动上衣搭配运动裤，来一个运动风。如果想要仙气十足，就选择一条长裙吧！对了，别忘了露出你的大肚子哦！

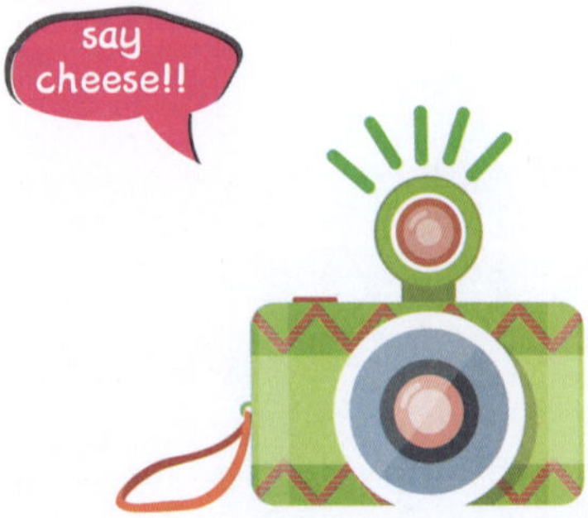

选择拍摄动作

拍照时最好多拍侧身照，更容易凸显孕妈妈的腹部轮廓。孕妈妈根据摄影师的要求做些简单的动作即可，比如手自然地叉腰或抱肚子，也可以拿一些简单的道具，甚至可以邀请准爸爸一起拍照，这可是孕妈妈的第一次全家福照片哦！

PS：

◎在整个拍摄过程中，动作不宜太难，时间不宜过长。

◎不用担心辐射影响，因为照相机产生的辐射微乎其微，基本可以认为对人无害。灯光或者自然光也不会给胎宝宝造成伤害。

DAY 184 提前计算生孩子费用

从怀上胎宝宝之后，各项开支就像流水一样哗哗地往外淌，准爸爸最好提前计算一下生孩子期间，包括孕产检查、分娩时的一系列费用吧！

孕检	全程约为 4000 元
分娩	自然分娩约为 3000 元，无痛分娩约为 4000 元，剖宫产约为 8000 元
住院	每天 150 ~ 200 元，一周约 1400 元
注意：以上价格受孕妈妈所在城市的影响会有所波动；商品价格也不是一成不变的。	

为了迎接宝宝的到来，孕妈妈和准爸爸还得提前准备好以下费用：

★胎宝宝出生后的必备品，包括奶粉、衣物、纸尿裤……

★哺乳期新妈妈的相关花费，主要就是营养品。

DAY 185 宝宝的服饰选哪些

还不知道胎宝宝的性别，衣服怎么买呢？到底需要准备多少宝宝的衣服呢？其实，大多数衣服的款式都是不分男女宝宝的，颜色更是以亲肤为主的柔和色，同样不分性别。

（1）小内衣：准备 3 ~ 4 套（建议选用连体的，上下分离的不适合夏、冬两季用）。

（2）小袜子：准备 3 ~ 4 双（根据宝宝出生的季节选择合适的厚度，袜子口松紧度要适宜，否则会脱落或是勒伤宝宝的脚踝）。

（3）小帽子（根据宝宝出生的季节挑选薄厚适度的帽子）。

（4）小棉袄（根据宝宝出生的季节选择合适的厚度，最好选用连体的）。

（5）小抱被（根据宝宝的出生季节来挑选）。

（6）一次性护脐带。

（7）护脐带（宝宝肚脐上的伤口痊愈后使用，如果恢复得很好就不需要）。

（8）小肚兜：2 个。

你别忘了准备尿布

（1）一次性纸尿布，也就是尿不湿（刚出生的婴儿用NB型）。

（2）纱布尿布（纱布尿布可以防止过敏和湿疹，一旦尿湿要马上更换，尿湿的纱布贴在屁股上很不透气，效果还比不上尿不湿；换下后要马上清洗，防止变黄变硬）。

（3）尿裤（冬天或外出时用）。

DAY 186 宝宝的日用品不是越多越好

因为胎宝宝刚出生时，新妈妈要坐月子，不方便走动。所以，新生儿用品要提前购买，等到胎宝宝出生后，新妈妈也可以全身心地照料宝宝。那么，宝宝究竟需要些什么用品呢？

1. 床上用品

（1）婴儿床（最好配有蚊帐，防止蚊虫叮咬）。

（2）被褥（根据宝宝出生的季节选择合适的厚度，如果是冬天出生，最好用棉花做一条棉被）。

（3）垫被（两床，经常换洗）。

（4）枕头（薄点比较好，不建议选可以调整头型的凹型枕）。

（5）围栏（主要用来防止磕碰）。

（6）小毛毯。

2. 哺乳用品

（1）奶粉（购买小罐装备用，用于乳汁不足的情况）。

（2）奶瓶（如果是母乳喂养，需要2个120毫升的奶瓶，用来给宝宝喂水；如果是奶粉喂养，最好购买4～5个200毫升的奶瓶。还要准备一个可水煮杀菌的耐热玻璃奶瓶，便于消毒；出门时可以带一个塑料奶瓶，轻便防摔）。

（3）奶嘴（开口的大小视宝宝的月龄而定，多准备三四个，方便替换使用）。

（4）奶瓶刷、奶嘴刷。

（5）奶瓶专用洗洁精。

（6）吸奶器（有手动的和电动的）。

3. 清洗用品

（1）婴儿洗发水。

（2）婴儿沐浴露。

（3）婴儿润肤露。

（4）婴儿宝宝面霜。

（5）婴儿爽身粉。

（6）澡盆（买大一些，新生宝宝长得很快）。

（7）浴床（是挂在浴盆上用的）。

（8）脸盆（至少2个，一个用来洗脸，另一个用来洗屁股）。

（9）小毛巾（2条，分别擦脸、擦屁股用）。

（10）浴巾（最好是大而厚实的，冬天比较保暖）。

（11）小方巾（喝奶时用得到）。

（12）宝宝专用洗衣液。

（13）水温计（吸盘式或漂浮式，可显示水温）。

新生宝宝是新妈妈的心肝宝贝，新妈妈都希望把最好的东西给予他们。在购买物品时，很多新妈妈都会选价钱高的，质量好的，而且越买越多。其实，新妈妈不要盲目购买，适合宝宝的才是最好的。

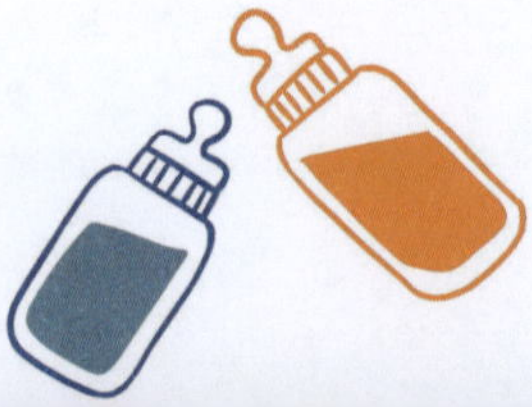

DAY 187 提前备好婴儿车吧

婴儿车是新生宝宝出行的必备工具，宝宝在里面躺着，家长推动车子行走，非常方便。新生宝宝非常脆弱，大部分时间都在睡眠中度过。因此，应该选择大轮高车款式的婴儿推车。如果有乘车需要，最好配备安全提篮。

★现在空气污染较严重，且有害气体大多下沉，婴儿车如果高度较低，新生宝宝会受到很大影响，吸入有害气体，对宝宝的发育会产生一定的影响。

★需要有遮阳篷，最好能够抗紫外线，不仅可以遮阳，还能防风。不需要的时候还可以拆下或者收起，上半部分如果有一个透明开窗就更好了，以便随时查看车内宝宝的情况。

★因为要经常带宝宝外出晒太阳，婴儿车的轮子最好带有转轴，并有强大的防震作用，在比较拥挤的路上可以轻松通过。

★为了方便搬挪婴儿车，轻便还是比较重要的，最好是折叠款式，在不使用的时候不用占据较大的公共空间。

★婴儿车一定要让宝宝觉得舒服，选购的时候应该仔细检查每一个细节，看有没有会影响宝宝舒适度的地方。

★宝宝的皮肤非常娇嫩，婴儿车上的布料会与其产生直接接触，建议选择涤棉或纯棉最好。购买时，可以用白布在坐垫上蹭几下，检查婴儿车的布料是否易褪色。

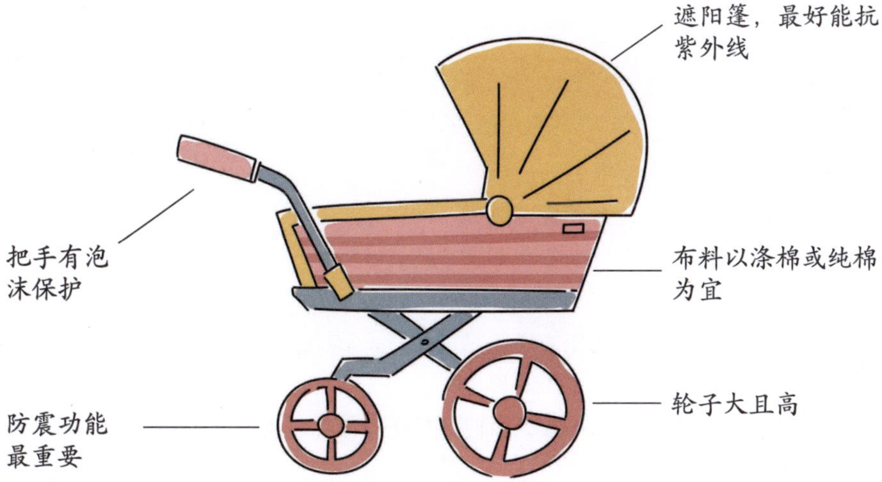

遮阳篷，最好能抗紫外线
把手有泡沫保护
布料以涤棉或纯棉为宜
轮子大且高
防震功能最重要

DAY 188 还是买个儿童安全座椅吧

如果孕妈妈是有车一族，带宝宝出门大多需要开车的话，还是提前准备一个安全座椅吧！

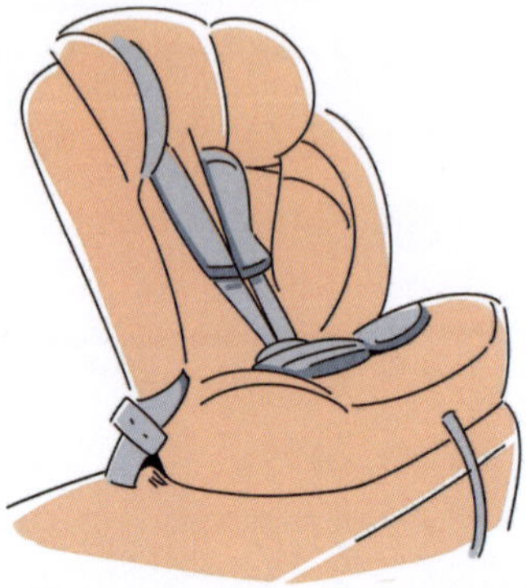

因为车辆上的安全带通常都是按照成年人的尺寸设计的，主要是为了保护成年人的安全。如果宝宝乘坐车辆，安全带并不能完全保护他，这时就有必要使用儿童安全座椅了。将它系在汽车座位上，让宝宝乘坐，扣紧束缚设备，能够保障宝宝的安全。

建议选择适用于宝宝体重在 2.2 ~ 13 千克的安全座椅，这适用于新生儿至 15 个月的宝宝。它装有可摇摆的底部，还有把手，可当作手提篮使用，新生宝宝可以直接用手提篮提着哦！

DAY 189 有些东西没必要买

第一次迎接宝宝的出生，准爸妈可能有点兴奋又迷茫，尤其在给将要出生的胎宝宝准备生活用品时，可能会买到一些根本用不到的东西。

“不实用宝宝用品”清单

1. 安抚奶嘴（不吃或难戒）。
2. 护手（怕抓伤，还是勤剪指甲吧）。
3. 牙胶、磨牙棒（磨牙饼干安全，而且能锻炼咀嚼）。
4. 婴儿鞋（袜子就好，宝宝脚长得太快）。
5. 温奶器（随便一个锅就能温奶）。
6. 吸鼻器（婴儿棉棒蘸婴儿油更好用）。
7. 尿布兜（宝宝躺着时用不着，出门的话还是用尿不湿）。
8. 定型枕（睡不住）。
9. 昂贵的新生宝宝衣服（宝宝长得快，一些舒适、合身的衣物即可）。

孕28周 去做第五次产检吧

胎宝宝从这周开始就会做梦啦，可惜我们没办法知道那是个什么梦！这周孕妈妈要进行第5次产检，并且从这一周开始，产检的时间间隔变为两周1次。为了胎宝宝的健康，再麻烦都是值得的！

DAY 190 做四维彩超的重要性

孕28周意味着你已步入孕晚期，需要增加产检频率了，其中四维彩超就非常重要。四维彩超，可以准确地了解胎宝宝的健康状况，尤其是可以直观地看到胎宝宝是否畸形。

重要的四维彩超

四维彩超可以测定胎儿年龄、分析胎儿的发育情况、进行胎盘定位、检测胎儿异常，还能全方位、多角度地观察胎儿生长发育情况，包括检查出唇腭裂、无脑儿、脑积水、小头畸形、脊柱裂及脑脊膜膨出、脐部肠膨出、内脏外翻、肾积水、多囊肾及巨膀胱、短肢畸形、连体畸形、四心腔、羊水过多还是过少等。

重要提示：四维彩超并非万能的，有些疾病，比如新生儿耳聋、白内障等也不能检测出来。

你家宝宝做四维彩超了吗？
贴上宝宝的四维照片吧！

粘贴处

四维彩超的结果怎么看

1. 看胎头：看四维彩超报告单胎头轮廓是否完整，如缺损或变形则为异常，脑中线无移位和无脑积水为正常。

2. 看胎心：胎心存在，强为正常。

3. 看胎盘：胎盘的正常厚度应在25～50毫米之间。四维彩超报告单中根据绒毛膜、胎盘光点、基底膜的改变，将胎盘成熟度分为四级，其中胎盘Ⅲ级可作为胎儿成熟度的参考。

4. 看脐带：正常情况下，脐带应漂浮在羊水中。

5. 看股骨长度：胎儿大腿骨长度达到正常值，与相应的怀孕月份的双顶径值差为20～30毫米。

6. 看羊水：羊水深度在3～7厘米即为正常。

DAY 191 进入围产期，预防各种病毒

从孕 28 周开始，孕妈妈已进入“围产期”，直至产后 4 周。也就是说，从现在开始宝宝不再只属于妇科医生管理，儿科医生也应该加入管理了。

孕妈妈要进行病原体培养菌实验，确认是否感染上衣原体和淋病，以便确定分娩前的身体情况。在这段时间，还得注意阴道清洁，预防阴道炎的发生。各种病毒感染，如流感、风疹病毒等都应远离。

另外，避免围产期的高危因素，如早产、低出生体重儿、宫内感染、产程延长、出生时窒息、新生儿缺氧缺血性脑病、颅内出血、胆红素脑病等，宝宝发生脑瘫的概率会明显增高。因此，做好围产期保健，也是预防小儿脑瘫的主要措施。

DAY 192 减少性生活吧

在怀孕 7 ~ 10 个月期间，准爸妈得减少性生活了，预产期前 6 周更要完全禁止性生活，以免诱发早产。

1. 胎宝宝发育比较成熟，孕妈妈的腹部隆起明显，动作不再灵活，行动变得迟缓，性生活能少则少吧。

2. 此时胎宝宝迅速生长，子宫显著变大，而且有可能发生宫缩，任何外部刺激对于孕妈妈来说，都存在一定的安全隐患，特别是强烈的外部刺激，如进行性生活。

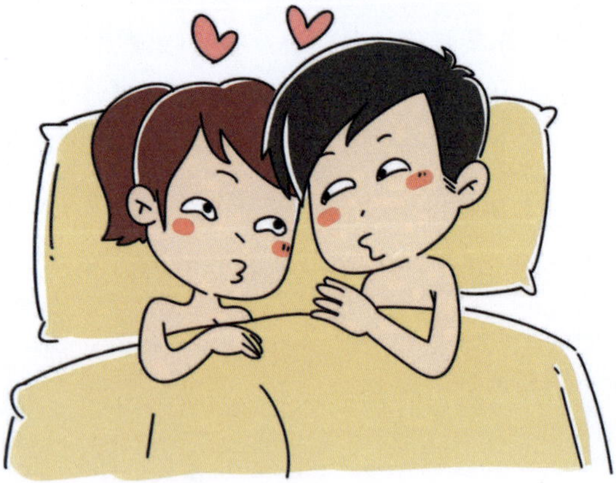

克制！克制！克制！
减少！减少！减少！

温馨提示

此时的性生活不仅要节制，动作幅度也不能太大，更得慎用体位哦！

DAY 193 脑沟开始生长，补充亚麻酸

胎宝宝的脑沟开始生长，在之后的三个月里，需要足够的亚麻酸和亚油酸供给胎宝宝的大脑快速发育。而且，从现在开始，孕妈妈体内会产生两种与DHA生成有关的酶。在这两种酶的帮助下，胎宝宝的肝脏可以利用母血中的α－亚麻酸来生成DHA，以此帮助胎宝宝发育完善大脑和视网膜。此时，胎宝宝亚麻酸的补充不够，极有可能造成胎宝宝发育不良，比如形体偏小，甚至智力低下、视力不好、反应迟钝等。然而，它在体内不能合成，必须从体外摄取。

富含亚麻酸的食物清单

1. 油类：紫苏籽油、黑加仑籽油、葵花子油、大豆油、玉米油、芝麻油、花生油、茶油、菜籽油等。

2. 瓜子、坚果类：葵花子、核桃仁、松子仁、杏仁等。

3. 绿色食叶蔬菜：圆白菜、菠菜、油菜、莴笋等。

4. 深海鱼：建议每周都吃点海产鱼，比如三文鱼、鳕鱼等。

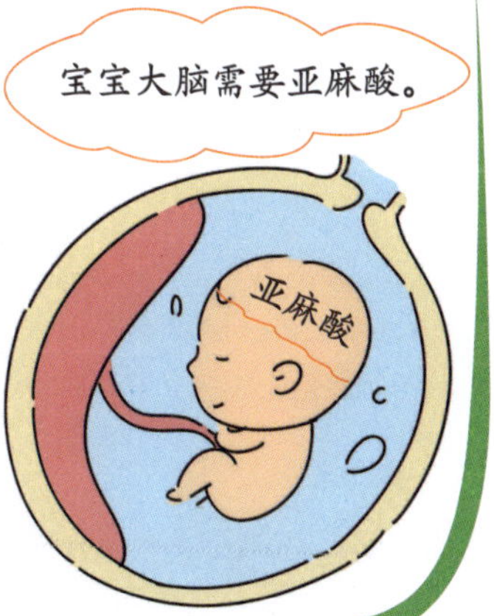

DAY 194 肚子可不能乱摸

不少孕妈妈都会不由自主地抚摸肚子，这小小的一个动作确实是与胎宝宝的交流方式，胎宝宝也确实能感受到父母的爱并能做出反应。但是，孕妈妈抚摸肚子是有一定技巧的，随便乱摸会给胎宝宝造成伤害，比如脐带绕颈、胎位不正等。

抚摸腹部的正确方法

孕7月时，子宫底基本位于肚脐与胸骨剑突的中间位置；孕8～9月时，子宫底已经位于剑突下了，所以孕7月之后（包括孕7月），孕妈妈可以舒服地躺在床上，全身放松，轻轻来回地抚摸、按压、拍打腹部，甚至可以用手轻轻地推动胎宝宝。

注意事项：

动作要轻柔和缓、用力要均匀，时间不要太久，尽量保持在每次抚摸5～10分钟。若是用力不当或时间过长，容易加速子宫收缩，有早产的危险。

DAY 195 胎动频繁，每日坚持监测胎动

宝宝第一次胎动的感觉可能还历历在目，但转眼间，他就要出生了。宝宝在孕晚期的胎动方式变化多样，学会如何数胎动有助于孕妈妈判断宝宝的健康状况，尤其适用于高危孕妈妈。

监测胎动方法回顾

1. 早、中、晚分别选择一段固定的时间来数。
2. 坐下，把脚垫高，或左侧位躺下，把手放在肚子上，持续数胎动 1 小时。
3. 准备好纸，感受到 1 次胎动，就做 1 个记号。
4. 睡前把 3 次测得的胎动次数相加，再乘以 4，得出 12 小时的胎动次数。

建议你做个表格记录下来吧！

怀孕周数	（ ）周						
天数	1	2	3	4	5	6	7
早上 1 小时							
中午 1 小时							
晚上 1 小时							
12 小时胎动次数							

DAY 196 你的体重增长超标了吗

孕中期和孕晚期，孕妈妈需要很好地控制体重，这样能保障顺利分娩，还有利于产后尽快恢复体形。那么，你的孕期体重增长超标了吗？

体重	BMI	孕期体重增加	每周理想的体重增长（孕中期和孕晚期每两周）
偏瘦	≤ 18.5	14 ~ 17 千克	1 ~ 1.2 千克
标准	18.6 ~ 24.9	11 ~ 16 千克	0.8 ~ 1 千克
超重	25.0 ~ 29.9	7 ~ 11.5 千克	0.5 ~ 0.8 千克
肥胖	≥ 30	4.5 ~ 9 千克	0.3 ~ 0.6 千克

孕8月

准备好应对突发情况

孕妈妈： 孕肚已经非常凸出了，子宫不断压迫腹部，尿频的症状明显。你还会觉得很疲劳，睡眠质量不佳，行动起来更加不便，食欲因胃部不适也下降了。现在的你要稳住自我，从容地应对各种突发情况的出现。

胎宝宝： 胎宝宝的体重已经有2000多克啦，成为孕妈妈身上的一大负担。他全身的皮下脂肪也逐渐增多，不要小看了这些皮下脂肪，它们将在宝宝出生后起到调节体温的作用。

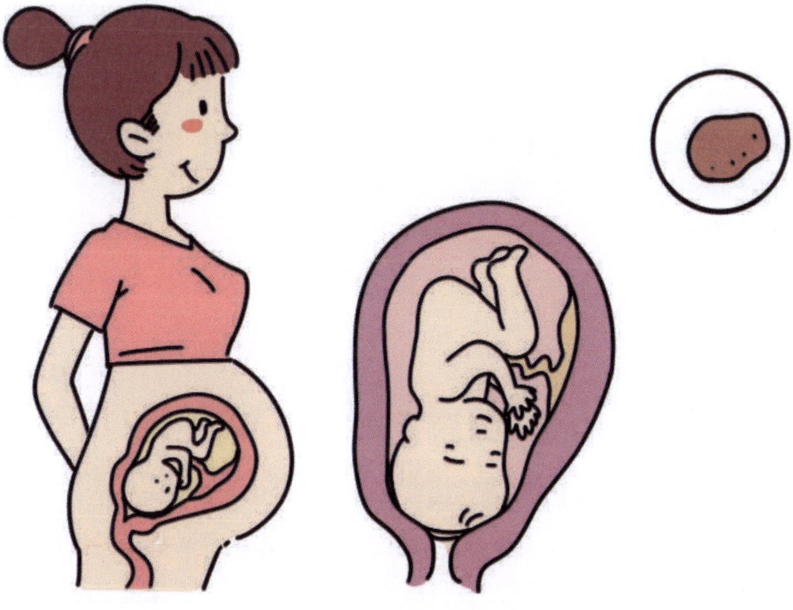

孕29周 你已进入孕晚期

胎宝宝越长越大，他在子宫里的活动空间变小，胎动逐渐减弱，不过依然好动，总让孕妈妈睡不好觉。孕妈妈确保充足睡眠的时候还要警惕早产的发生，身体有任何异样都要及时去医院。

DAY 197 哪些孕妈妈需要提前待产

正常情况下，孕妈妈有了临产的征兆，比如破水、见红、宫缩频繁等情况，再去医院待产就可以了。因为尚未临产，医生也会让孕妈妈回家待产的。但是，有些特殊的孕妈妈还是需要提前去医院待产的。

高龄孕妈妈

1 一般情况下，高龄孕妈妈容易出现各种情况，需要提前去医院，才更安全一些。

怀有双胞胎或多胞胎的孕妈妈

2 这类孕妈妈很辛苦，更容易出现早产情况，还是提前去医院待产吧。

胎位不正的孕妈妈

3 临产时若仍然胎位不正，最好提前去医院待产，因为需要做更多的检查，生产时还容易发生难产等意外，提前去医院让医生判断如何分娩更稳妥。

有妊娠并发症的孕妈妈

4 孕妈妈患有一些妊娠并发症，比如妊娠高血压、妊娠糖尿病等，需要提前去医院待产。

有急产情况的孕妈妈

5 如果一胎发生过急产状况，二胎一定要提前去医院待产，因为二胎更有可能急产。

胎宝宝出现异常情况

6 胎宝宝发育迟缓、胎动异常等，有可能是发生缺氧等问题，最好提前去医院待产。

DAY 198 漏奶了，请不要慌

许多孕妈妈看到这个标题也许会诧异："漏奶不是在哺乳时才会出现的吗？"哺乳的时候，由于宝宝的吮吸，使另外一边乳房出现反射而漏奶。其实，漏奶不仅是哺乳期的专利，在怀孕中也有可能出现，也曾有孕妈妈给我发短信、微信询问漏奶的事情。

漏奶，激素惹的"祸"

怀孕后，胎盘会分泌大量的雌激素和黄体素，这两种激素会刺激乳腺内的腺管及腺泡发育，使孕妈妈的乳房及乳头逐渐变大，乳晕也会变大，颜色还会变深。另外，孕妈妈的脑下垂体开始不断分泌催乳素，催乳素的浓度会随着孕周的增加而变高，到孕晚期时，孕妈妈血中的催乳素浓度可高出平时的 10 倍。因此，在孕中期、孕晚期，有些孕妈妈开始分泌乳汁，甚至有的孕妈妈乳汁外溢，浸湿衣服，也就是漏奶。

漏奶了怎么办

孕期出现漏奶，一些没有经验的孕妈妈很容易慌张。在这里，我要劝告孕妈妈，不论发生什么情况，都不要慌张，一定要保持冷静，只有冷静下来了，才有利于问题的解决。

1. 正常的漏奶

说明孕妈妈的乳房已经迫不及待地想要"工作"了，这是一件值得欣喜的事情。当然，乳汁浸湿衣服，这会让自己觉得尴尬，解决方法很简单，就是在内衣里垫上棉质乳垫。

2. 异常的漏奶

异常的漏奶，其实是其他液体从乳头流出，这种液体并不是乳汁，而是不正常的液体，有可能是乳房疾病导致的。如果怀孕前乳房内有依赖性肿瘤，怀孕后由于雌激素的增加，会刺激这些肿瘤的快速生长。

这种因为疾病所致的不正常液体的流出，很可能同时伴有其他症状，如乳房肿胀、疼痛、液体有异味等，这时孕妈妈就要注意了，要及时就医，排查病因，以便及时治疗，避免更严重的后果。

DAY 199 尴尬的尿频、漏尿，怎么办

孕晚期，子宫逐渐增大，给膀胱造成了极大的压力，膀胱的容量自然变小，孕妈妈上厕所的次数明显增多。而且，怀孕后代谢产物也会增多，胎宝宝的代谢产物也得从孕妈妈体内排出，因此大大增加了肾脏的工作量，增加了尿量。

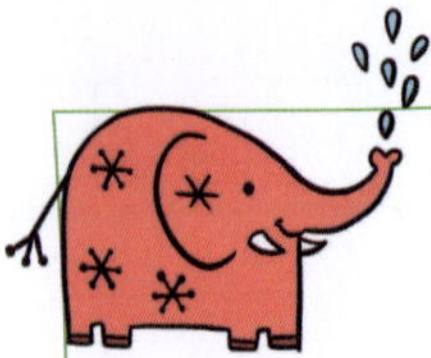

改善尿频、漏尿的方法

1. 少吃利尿的食物：西瓜、冬瓜、海带、红豆、黄瓜等食物有利尿的作用，如果孕妈妈有尿频现象，更要少吃这些食物，尤其是晚餐时。

2. 睡觉时不要采取仰卧姿势：仰卧时，增大的子宫会在一定程度上对输尿管施加压力，加重尿频现象，因此，孕晚期最好采用侧卧睡姿。

3. 多做缩肛运动：这一动作可以锻炼盆底肌的张力，有助于控制排尿，还有利于顺产和阴道的恢复。

两膝分开，用力向内合拢，同时收缩肛门，再慢慢放松肛门。

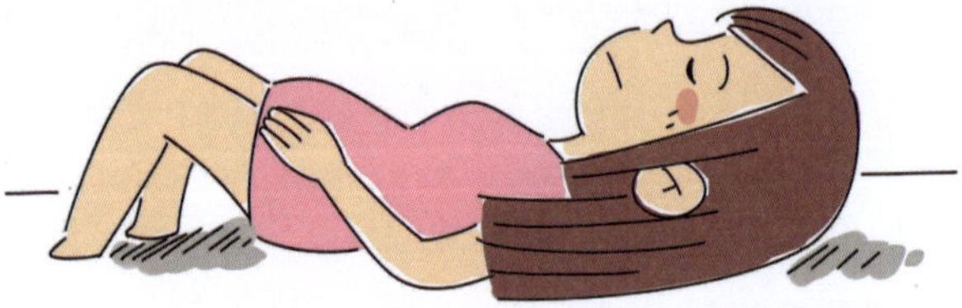

4. 不要憋尿：膀胱有伸展性，如果孕妈妈总是憋尿，容易使膀胱撑大，进而失去弹性，加重尿频、尿失禁。

❀ DAY 200 ❀ 孕妈妈轻松应对心慌、气短

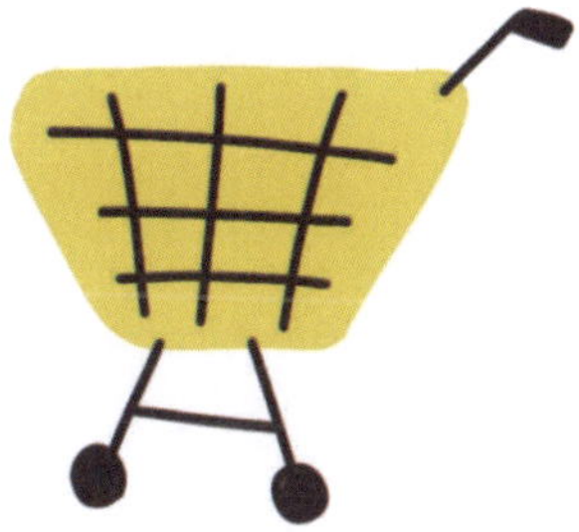

这个月开始，孕妈妈可能在逛超市或上班的路途中感到轻度的心慌气短，摸摸心脏，那里“咚咚咚”跳个不停，频率明显加速。为什么会出现这种症状呢？

为什么会心慌、气短

1. 胎宝宝越来越大，容易顶到孕妈妈的胃或心脏，从而出现恶心、心慌、气短等不适。

2. 孕妈妈忽然改变体位，或者长期保持站立、仰卧等同一个姿势，容易引起血压下降，进而造成脑供血不足，引发心慌、气短。

3. 孕妈妈本身血糖较低，同样会引起心慌气短。

4. 胎宝宝的增大，也会让孕妈妈胸腔内可供呼吸的空间越来越小。一旦孕妈妈处在超市、公交车、地铁、餐厅等人群密集、空气质量差、声音嘈杂的环境中，就容易心慌、气短。

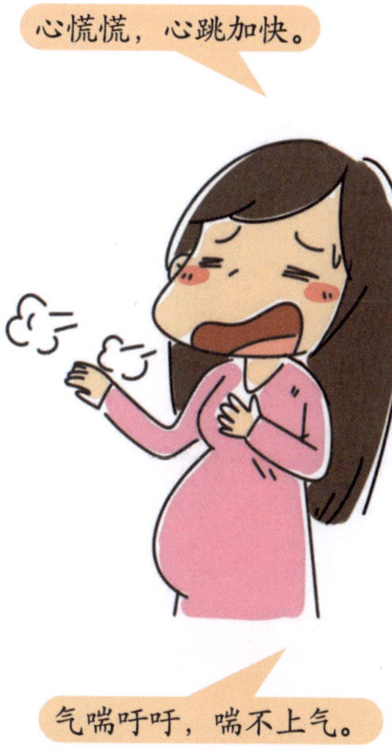

心慌、气短如何应对

大多数孕妈妈的心慌、气短都是正常的生理性表现，对胎宝宝不会有影响，不用紧张，按部就班地应对即可。

1. 及时将孕妈妈移到空气流通的环境，坐下适当休息即可缓解。

2. 平时尽量不要吃得太饱，以减少胃对胸腔的压迫。

3. 睡觉时尽量采取左侧卧位，以减少对胸腔的压迫。

4. 避免剧烈运动，以免诱发或加重心慌、气短。

DAY 201 胎盘还会老化吗

胎盘还会老化？很多孕妈妈觉得不可思议。没错，这个月不少孕妈妈都会遭遇这个问题。但自己真的对胎盘老化了解吗？

什么是胎盘老化

胎盘老化是指胎盘功能减退，可能导致胎宝宝营养不良、缺氧，甚至死胎、新生儿窒息等严重后果。其实，医学上并没有“胎盘老化”这个术语，只有对胎盘的分级定义，主要根据胎盘的成熟程度划分的。胎盘成熟程度越低，说明胎盘的功能越好；胎盘成熟程度越高，说明胎盘的功能越低，也就有胎盘老化的可能。

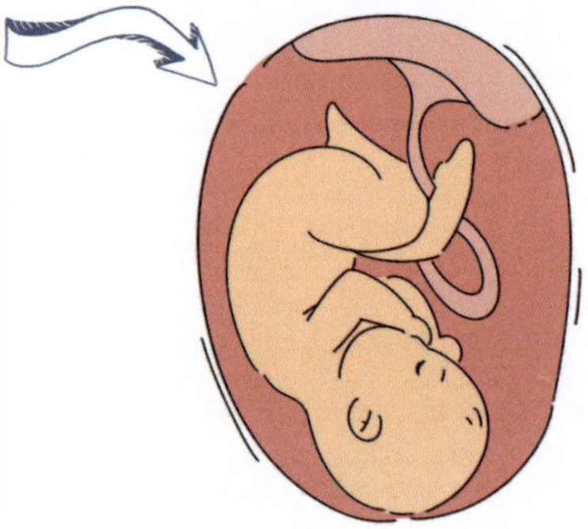

胎盘的成熟分级

医学影像系统将胎盘成熟程度分为四级，也就是孕妈妈在彩超单上看到的胎盘Ⅰ级、Ⅱ级、Ⅲ级等字样。

0级胎盘：孕28周前，胎盘还未成熟。

Ⅰ级胎盘：孕29～36周，胎盘基本成熟。

Ⅱ级胎盘：孕36～40周，胎盘已经成熟。

Ⅲ级胎盘：多见于孕38周之后，胎盘趋于老化。

DAY 202 胎盘老化了，怎么办

胎盘是孕妈妈给胎宝宝传递营养成分的中转站，是胎宝宝营养的来源，还可以代谢胎宝宝体内的废物。胎盘老化意味着胎盘提供营养成分的功能降低，可能对胎宝宝不利。

胎盘老化，别慌

大多数孕妈妈发生胎盘老化时胎宝宝都已经足月了，只要胎宝宝还在正常胎动，孕妈妈就不需太担心，只需遵医嘱严密监护、数胎动就好了。还要切记不可补钙了，以免加速胎盘老化。如果发现异常，需要及时入院，必要时可以选择提前分娩。

DAY 203 感觉腹胀，安静休息

孕晚期，孕妈妈容易出现腹胀不适，吃过饭之后，症状会更严重。很多孕妈妈都开始怀疑是不是自己吃多了。其实，腹胀并非就是吃多了，也可能是孕晚期的正常反应。

孕晚期腹胀原因

1. 孕晚期肠胃蠕动比较困难，分泌出来的胃酸也减少了，消化功能就变弱了，根本不是吃太多的缘故。

2. 孕晚期，胎宝宝长大了，子宫变大了，腹部的空间变小了，肠道容易受到挤压，蠕动受限。一旦孕妈妈有便秘不适，胀气会更加明显。

3. 孕妈妈若是吃了容易产气的食物，诸如大豆、淀粉类食物等，同样会导致腹胀。

腹胀时，休息一下吧

出现腹胀不适，说明孕妈妈需要休息了。在家的话，不妨躺下休息一下；在外面的话，不妨找个地方坐下来休息。有些孕妈妈早上也会有腹胀的感觉，可能是太着急起床的缘故吧，建议稍微休息一下再起床吧！

如果孕妈妈休息了 1 ~ 2 个小时，腹胀不适依然没有得到缓解，可能是某种病症刺激了子宫造成的，及时去医院检查确诊吧。

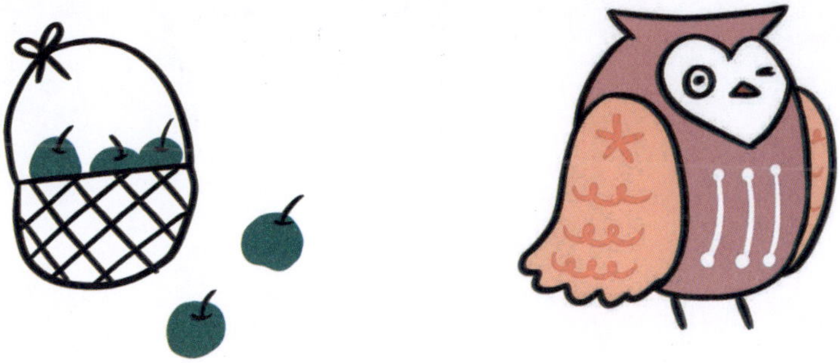

孕30周 去做第六次产检吧

胎宝宝的大脑正在快速发育，神经系统已经很发达了，他的皮下脂肪也在持续增长，看起来胖多了。他现在需要的营养达到高峰，孕妈妈要吃好、睡好来保障他的生长。孕晚期的产检尤为重要，孕妈妈可不要嫌去医院麻烦哦。

DAY 204 尿常规，排除泌尿系统病变

随着子宫一天天的“长大”，膀胱、直肠、输尿管受到极大压迫，容易导致尿液排出不畅，发生尿潴留，从而助长细菌的生长、繁殖。这时候的泌尿系统特别脆弱，容易感染。

今天不妨就去医院做产检，重点项目就是尿常规。它专门对孕妈妈的尿液表象及成分进行分析，检测孕妈妈是否患有泌尿系统病变。

晨尿很重要

尿液中含有很多的化学成分和微生物，它会受到年龄和性别的影响，会因为喝水量、运动量以及心情状态而改变。唯有早上进行尿检最合适，因为经过了一整夜的消化，身体已经处于空腹状态了，尿液会更加平稳，尿检的可信度会更高。

不用每次产检都用晨尿

但是，这并不意味着每次产检都必须是晨尿。刚开始几次产检准备晨尿，之后只要保证是即时尿也可以。但完成尿液采集工作后应该立刻送到尿液检测处，保证尿液能在30分钟内进行检测，以免时间久了影响检测结果的准确性。

收集中段尿液，留取15毫升尿量

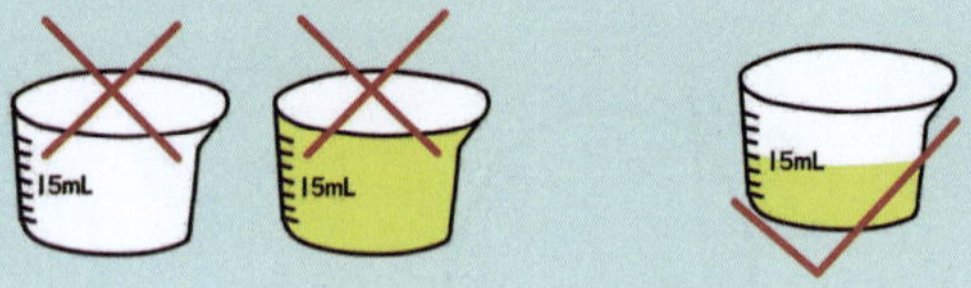

注意啦！

孕妈妈在验尿前要注意，不要刻意憋尿，否则容易压迫子宫，反而影响胎宝宝的发育。

DAY 205 羊水过多，怎么回事

羊水可以保护胎宝宝的健康生长，那羊水过多好不好呢？羊水过多有没有标准呢？

什么是羊水过多

正常来说，羊水量会随着孕周的增加而增多，最后 2 ~ 4 周会逐渐减少。妊娠足月时羊水量约为 1000 毫升，凡在妊娠期内羊水量超过 2000 毫升，则视为羊水过多。

1. 大多数孕妈妈羊水增多速度较慢，会在较长时期内形成，被称为慢性羊水过多。

2. 少数孕妈妈在数日内羊水会急剧增加，被称为急性羊水过多。

为什么会羊水过多

1. 孕晚期若是还没有很好地控制糖尿病病情，羊水往往会过多。

2. 双胞胎或多胞胎更容易造成羊水过多。

3. 尽管胎宝宝的肾脏不断地产生尿液，但因为胎宝宝畸形，比如幽门狭窄、唇裂、腭裂或某种胃肠道梗阻等，导致胎宝宝不能继续吞咽羊水，容易造成羊水过多。一些神经障碍也会妨碍胎宝宝吞咽，比如神经管缺陷或脑积水，也会导致羊水过多。

DAY 206 羊水过多怎么办

如果孕妈妈被诊断出羊水过多，医生会让孕妈妈做高清的 B 超检查，确定胎宝宝是否存在畸形。医生也可能会让孕妈妈做羊水穿刺，看胎宝宝是否存在遗传缺陷。

在剩下的孕期里，孕妈妈还需要定期做胎心监护和 B 超检查，密切监控胎宝宝的生长发育情况。医生还会观察孕妈妈是否有早产的迹象。

羊水过多的影响

1. 对胎宝宝的影响：容易造成早产、脐带脱垂、胎盘早剥等并发症。

2. 对孕妈妈的影响：羊水过多者的子宫往往较大，子宫肌细胞过度牵拉，当羊水突然减少时，平滑肌细胞不能有效收缩，而导致宫缩乏力，胎儿娩出后容易导致产后出血。

羊水过多的食疗方

1. 低盐饮食，以免引发水肿等不适。

2. 多吃些健脾祛湿的食物，比如冬瓜、鲤鱼、玉米、红豆等，利水的同时减少羊水量。

DAY 207 羊水过少，怎么回事

随着我国围产医学和临产超声诊断技术的进步，近年来被检出羊水过少的孕妈妈明显增多。羊水过少的标准又是什么？对胎宝宝有危害吗？

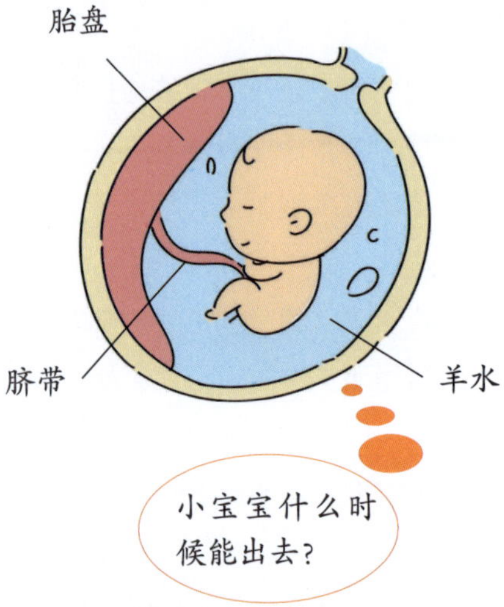

羊水少的标准

孕中、晚期，如果孕妈妈的羊水量少于 400 毫升，即为羊水过少。

羊水过少的危害

1. 孕妈妈的羊水过少，胎宝宝的身体在子宫内自由活动的空间就会减少，受到子宫壁的挤压，容易引起胎宝宝宫腔内缺氧。缺氧让胎宝宝呼吸困难，增加胎动的频率，这种无规则的乱动会大大增加发生脐带绕颈的可能性。

2. 羊水过少会减弱分娩时羊水的缓冲作用，增加孕妈妈的顺产难度和疼痛感，延长产程。为了让胎宝宝尽快娩出，医生会建议孕妈妈选择剖宫产或使用阴道助产术来加快产程。

DAY 208 羊水过少怎么办

孕晚期发现羊水过少者，经检查胎宝宝无畸形，而且孕期没有严重的并发疾病，可在医生的指导下增加羊水。

1. 通过快速喝水、喝豆浆或牛奶等方式来补充羊水。比如，在 2 小时内饮水 2000 毫升，坚持一段时间，一般羊水量会逐渐恢复到正常值。

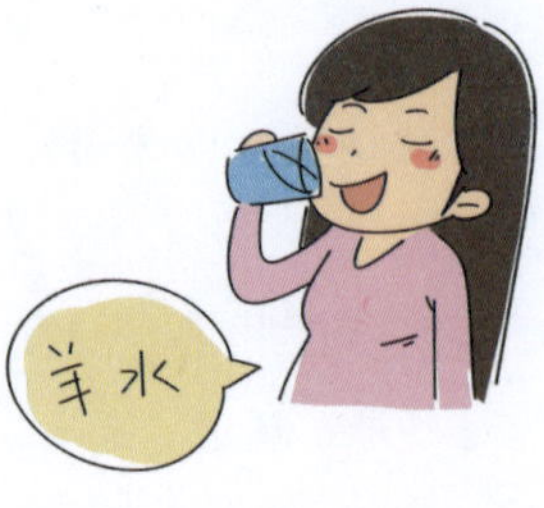

2. 静脉输入液体，每天 2000 毫升，可以提高母体的血容量，促使胎尿增多，保持适当的羊水量。

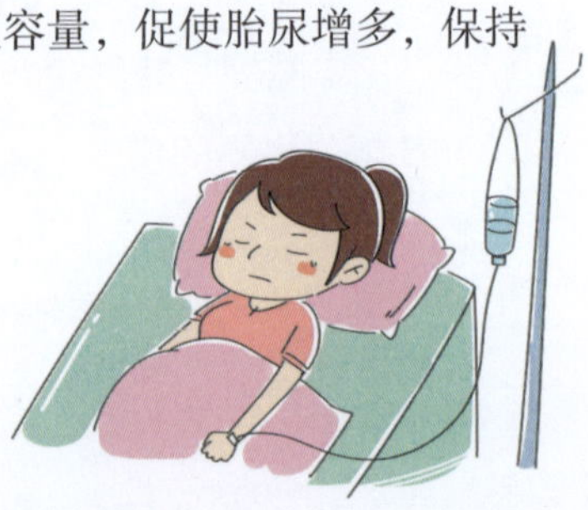

B 超检验孕妈妈羊水过少且合并致命畸形者，建议及早进行引产，终止妊娠。

DAY 209 如何判断胎位正与不正

胎位，就是胎宝宝在子宫里的姿势和位置，是指胎宝宝先露的部位与母体骨盆前、后、左、右的关系。胎位直接影响到分娩方式，因此，孕晚期的孕妈妈要特别留意胎位的变化。

正常胎位 & 异常胎位

胎位	特别说明	分娩方式
正常胎位	正常的胎位应该是胎头俯屈，枕骨在前，分娩时头部最先伸入骨盆，医学上称为“头先露”	若孕妈妈和胎宝宝的情况一切正常，通常采取顺产的分娩方式
异常胎位	虽然头部朝下，但胎头由俯屈变为仰伸或枕骨在后方，属于胎位不正	若矫正无效，建议采取剖宫产
	脚或腿部先露，属于胎位不正，相当于在很有限的分娩通道中设置了障碍，容易导致难产	密切观察，若有分娩征兆，建议采取剖宫产
	臀位，就是分娩时臀部先露。臀位容易导致胎膜早破，造成脐带脱垂或分娩时的出头困难，从而会危及胎宝宝的安全	密切观察，若有分娩征兆，建议采取剖宫产
	横位，就是手臂先露。由于分娩时先露部分不能紧贴宫颈，对子宫的压力不均匀，容易导致子宫收缩乏力，致使胎宝宝宫内窘迫或窒息死亡	密切观察，若有分娩征兆，建议采取剖宫产

DAY 210 简单方法纠正胎位异常

孕 28 周以前，胎宝宝还未占据整个子宫，还有活动空间，通常能自行转正。但是，如果超过孕 30 周，B 超结果仍显示胎位不正，孕妈妈需在医生的指导下矫正胎位。

1. 调换睡姿矫正法

胎宝宝肢侧的位置在左，孕妈妈则应选择左侧卧位；反之，孕妈妈则要选择右侧卧位。

孕妈妈选择正确的睡姿后，因为地球引力的作用，胎宝宝的头部会自然地进入骨盆，形成正常胎位。

2. 胸膝卧位矫正法

孕妈妈双膝跪在垫子上，双膝分开与肩同宽，双臂弯曲成直角支撑着身体，使身体与头部抬高至与地面平行，头偏向一边；慢慢地压低上身，臀部向双脚处移动，形成臀高头低的体位。

改变重心纠正胎位，饭前、饭后 2 小时或早起、临睡前练习，每次 10 分钟。

孕31周 呼吸越来越困难

本周开始，胎宝宝的肺部和消化系统已基本完成了，眼睛还会时开时闭，能够辨别明暗了。孕妈妈体重增长也会特别快，接下来的几周里，自己的体重会持续增加很多，还会感到呼吸困难。不要担心！这只是子宫底上升到横膈膜了，等到胎宝宝头位下降，孕妈妈便可以恢复畅快呼吸了。

DAY 211 脐带绕颈，留心胎动

脐带是由两条脐动脉与一条脐静脉旋转束形成的，呈螺旋状盘曲。脐带一头连着孕妈妈，一头连着胎宝宝。它是母体给胎宝宝供应氧气、营养成分以及胎宝宝排出代谢废物的专用通道，也可以说是胎宝宝赖以生存、生长、发育的生命线。

关于脐带绕颈

脐带围绕胎宝宝的颈项一圈及以上，称为脐带绕颈。孕晚期发生胎宝宝脐带绕颈的情况比较常见，一般绕颈 1 周或 2 周者居多，3 周以上者少见。

脐带绕颈时有时无

因为脐带是悬浮的，当胎宝宝翻身时，不经意间会被脐带给“缠”上。也有可能胎宝宝改变了姿势，缠绕在颈项的脐带又绕回去了，甚至也有可能又多绕了一圈。

另外，脐带“喜欢”的不仅是颈项，也可能会与上肢、下肢或肩膀等部位“纠缠不休”。

出现脐带绕颈的应对措施

当出现脐带绕颈时，孕妈妈需要定期产检，勤听胎心，注意胎动，以便及时采取措施。不一定需要立即做剖宫产，只有胎头不下降或胎心有明显异常时，才需要考虑手术。

注意啦！ 到了孕晚期，为了防止脐带绕颈导致的意外发生，孕妈妈在做检查时一定要注意脐带的扭转情况，如果发现异常，要及时采取措施应对。

DAY 212 出现胎盘前置怎么办

孕妈妈的子宫是一片土壤，胎盘就是胎宝宝这棵小树苗的根。孕期正常的胎盘本来应该附着在子宫腔的后壁、前壁或侧壁之上。但是如果胎盘附着于子宫下段或覆盖在子宫颈内口处，位置低于胎宝宝的先露部，就被称为胎盘前置。胎盘前置是孕晚期出血的主要原因之一，为孕期严重的并发症。

胎盘前置类型

胎盘前置分为不同的类型，每种类型所造成的出血量以及发生的时间、频率等都是不同的。

1. 完全性前置胎盘：第一次出血早，通常在怀孕 28 周；次数多；血量多。情况严重时，一次失血就可能让患者休克。

2. 边缘性前置胎盘：第一次出血晚，通常在怀孕 37 ~ 40 周，或者生产之后，血量较少。

3. 部分性前置胎盘：破膜可以让胎盘受到胎先露的挤压，由此终止出血。频繁或大量的出血可导致贫血，出血越严重，贫血越严重。情况严重时孕妈妈甚至会休克，而胎宝宝也有缺氧窒息的危险。

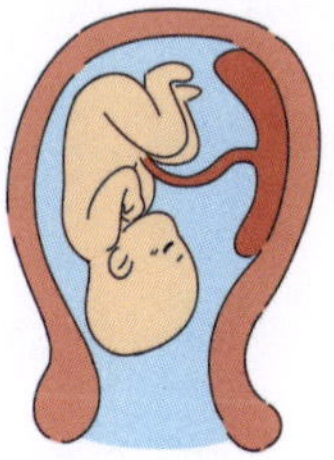
正常胎盘

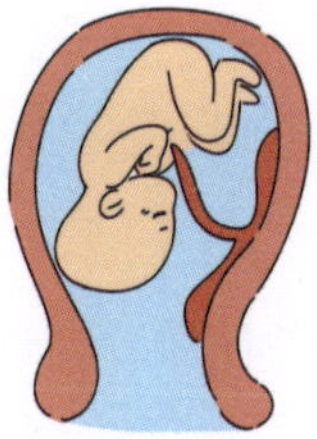
边缘性前置胎盘

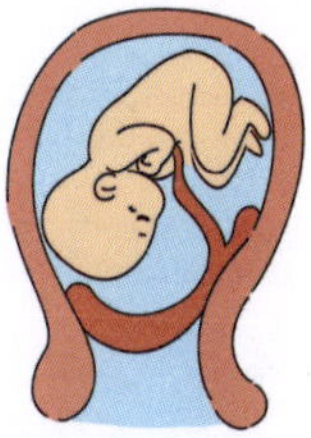
完全性前置胎盘

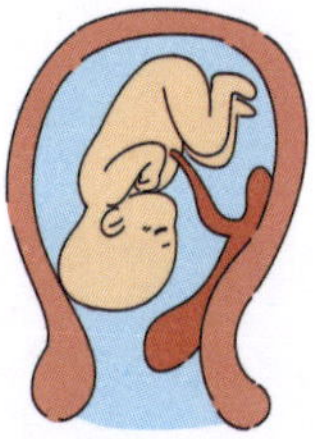
部分性前置胎盘

胎盘前置对孕妈妈的影响

1. 胎宝宝发育缓慢：前置胎盘会引起胎盘供血不足，胎宝宝吸收不到充足的养分，直接影响发育。

2. 胎位不正：如果胎盘堵住子宫口，宝宝便不能安稳地以头朝下的姿势固定住。

3. 早产：前置胎盘出血大多发生于妊娠晚期，很容易引起早产。

胎盘前置如何护理

1. 不出血，无须额外治疗。但如果出现了出血、早产等迹象，请立即就医。

2. 减少活动，卧床休息为主。但是如果休息的过程中伴有疼痛或出血，孕妈妈要及时就医。更不能搬重物或腹部用力，以免发生危险。

3. 多食用高蛋白、高维生素、含铁的食物，避免贫血。如果严重贫血可以考虑输血。

4. 最好采取左侧卧位，还得坚持数胎动哦。

5. 较轻微的前置胎盘的孕妈妈，也要避免太激烈的性行为或压迫腹部的动作。

DAY 213 子宫底上升，呼吸愈发困难

孕晚期，子宫底已经上升到横膈膜，肺部空间变小，容易出现呼吸不畅等问题。这样会不会引起胎宝宝吸氧不足呢？

无须担心，等到胎宝宝头部下降，进入骨盆后，症状明显可以缓解。如果孕妈妈觉得实在难受，不妨想想办法吧！

1. 睡觉时呼吸困难，可以多用几个枕头把头垫高一些。

2. 补充电解质、维生素 B_6，避免脱水的同时还可缓解呼吸不畅。

3. 实在难受，建议去医院吸氧治疗，保证胎宝宝有足够的氧气。

4. 减少活动量，以免加重呼吸不畅。

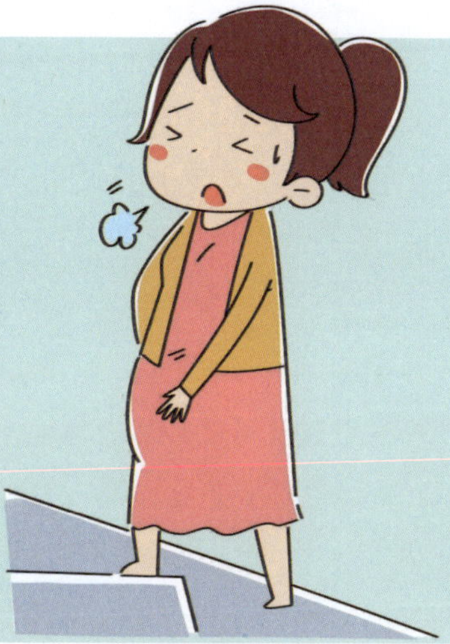

DAY 214 胃灼热，喝杯菊花茶

眼看就要“卸货”了，不料，胃部又开始灼热起来，孕妈妈不仅会感觉上胃部或胸骨下温热、烧灼不适，还会严重影响食欲。有些孕妈妈弯腰、坐着或躺卧时，胃里的灼热不适感会更加明显。随着孕期周数的增加，孕妈妈患上胃部灼热的可能性更大，但一般生完宝宝就可以恢复正常。

1. 少吃多餐，避免胃部填充过多食物，加重不适。

2. 饭后适度散步或者做些简单运动，不要直接躺到床上。

3. 少吃酸味食物或醋，以免加剧不适；也不要吃得太甜，以免胃酸过多。

4. 饭后喝杯菊花茶吧，菊花茶性寒凉，有利于缓解胃部灼热不适。

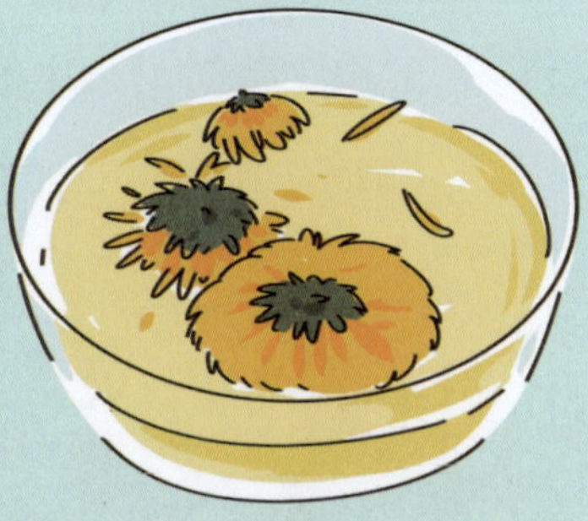

DAY 215 胎动减少是怎么回事

正常情况下，孕 28 ~ 32 周，胎动会达到高峰。但随着时间的推移，胎宝宝长大，子宫内可以供其活动的空间越来越少，他的胎动会不如以前频繁。

细数胎动减少的原因

1. 胎盘功能不佳：胎盘供给胎宝宝的氧气不足，胎动就会减少。

2. 脐带绕颈：虽然脐带绕颈很常见，但如果缠绕得太紧，极大可能会造成宝宝缺氧，继而造成胎动减少。

3. 胎盘剥离：通常会造成孕妈妈剧烈腹痛、大量阴道出血、胎宝宝心跳减速、胎动减少甚至突然停止。

4. 孕妈妈发热：孕妈妈的体温若是持续超过 38℃，子宫和胎盘的血流量会减少，胎动也会减少。

再数胎动确认

当然，这也不能一概而论！怀孕 31 周之后，孕妈妈觉得胎动减少了，最好坚持再认真数数胎动。

选择一个固定的时间（早、中、晚均可），比如：早上 8:00 ~ 9:00、中午 12:00 ~下午 1:00、晚上 6:00 ~ 7:00。

只要在 1 个小时里胎动不少于 3 次，就属于正常。

如果是 2 次或者 1 次，可以再数 1 小时。

如果胎动次数还是不够，建议去医院听听胎心音，确定宝宝是否健康。

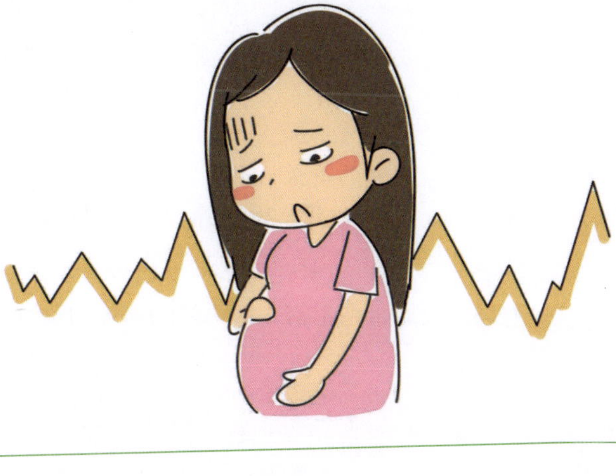

DAY 216 多吃些有利于“下奶”的食物

众人皆知，母乳是新生儿最好的口粮。担心母乳不足的孕妈妈从孕晚期开始就得做好下奶准备了，比如在饮食上可以多吃以下几种食物。

“下奶”食物清单

1. 鱼类：鱼类是优质蛋白质的良好来源，孕妈妈摄入蛋白质丰富，每天的泌乳量可在 800 毫升以上。反之，乳汁分泌量就没有那么多了。

此外，鸡肉、蛋类、猪瘦肉、牛肉、大豆、牛奶等同样富含蛋白质，孕妈妈都可以适当多吃一些。

2. 丝瓜：丝瓜本身就可以帮助女性疏通堵塞的乳腺，孕妈妈适当多吃一些，还有利于通乳下奶。

3. 莴笋：莴笋的叶子和茎部都有不错的下奶作用，孕妈妈若是将莴笋和猪蹄一起炖着吃，比单独做猪蹄汤的下奶效果还要明显。

4. 花生：花生不仅能够给孕期的孕妈妈补血、消除水肿，还能促进乳汁分泌。

美食日志——下奶汤

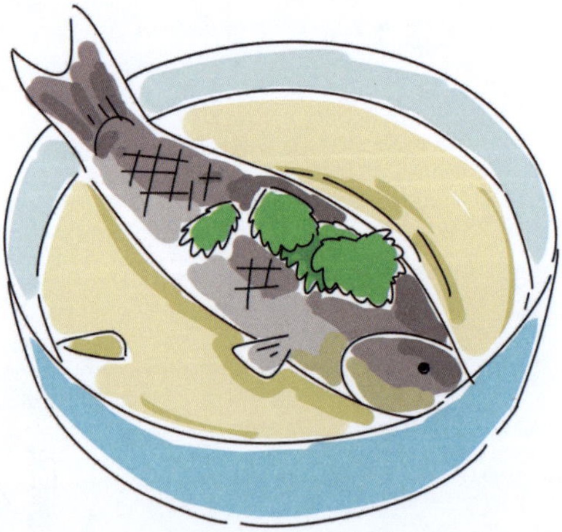

材料：活鲫鱼 1 条，葱丝、姜丝各适量。

调料：盐、料酒和植物油各适量。

做法：

1. 将活鲫鱼洗净后，用开水烫一下，再用凉水洗一遍，刮去鱼身内外的黑衣。
2. 热锅烧油，依次放入葱丝、姜丝炒香，倒入料酒烧出香味，加入适量清水，再将处理好的鲫鱼放入汤中，煮沸后改用小火慢炖 20 分钟左右，调入盐，放上葱丝点缀。

营养价值说：能够下奶的汤水有很多种，比较常见的有猪蹄汤、排骨汤、鲫鱼汤。这些汤水胶原蛋白丰富，有明显的催乳功效。

DAY 217 运动原则：缓慢、陪伴

距离分娩的日子越来越近，孕妈妈需要静养吗？如果孕妈妈的身体无碍，即便进入孕晚期，甚至即将临盆，柔和、舒缓的运动还是有必要做一做的。但最好让准爸爸陪着自己一起运动。

坐姿体操

动作解析

1. 夫妻双方背靠背坐好，呈盘腿状，两臂弯曲，挺胸收臂，双方的肘部与肘部相碰。

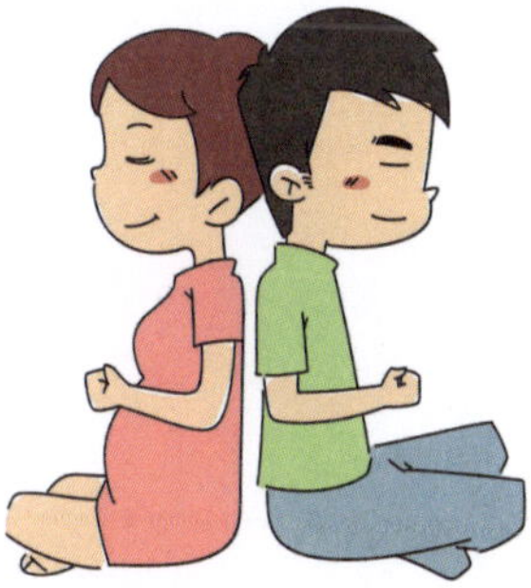

2. 夫妻双方均双臂上举，手背相对，孕妈妈用手背拍打准爸爸的手背。

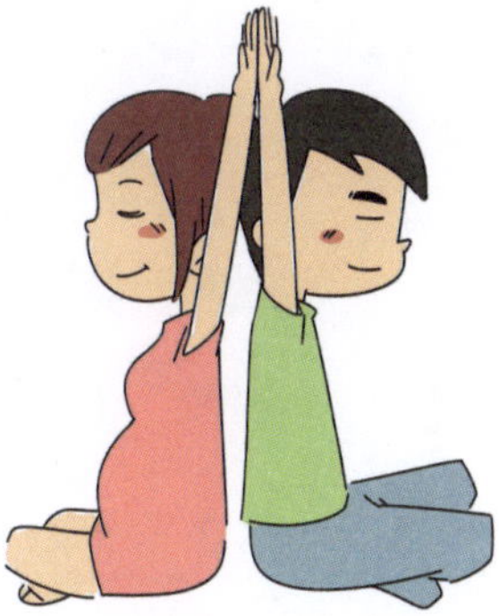

3. 孕妈妈呈盘腿坐姿，双手抱头，放在后脑勺处。准爸爸跪坐在孕妈妈身后，双手轻轻地向外拉孕妈妈的肘部。

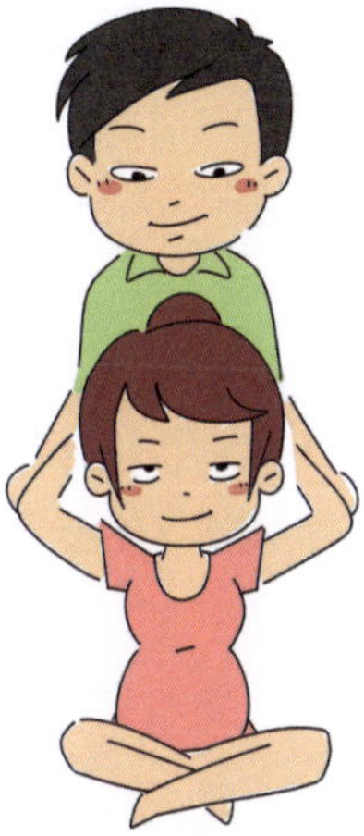

运动功效

此运动能有效地扩展胸腔，拉伸肩胸，活化脊柱柔韧性，增强心肺功能。

站姿体操

动作解析

准爸爸与孕妈妈背靠背站立，双腿自然分开，与肩同宽，相互挽住胳膊向相反方向拉，该动作重复 3 次。

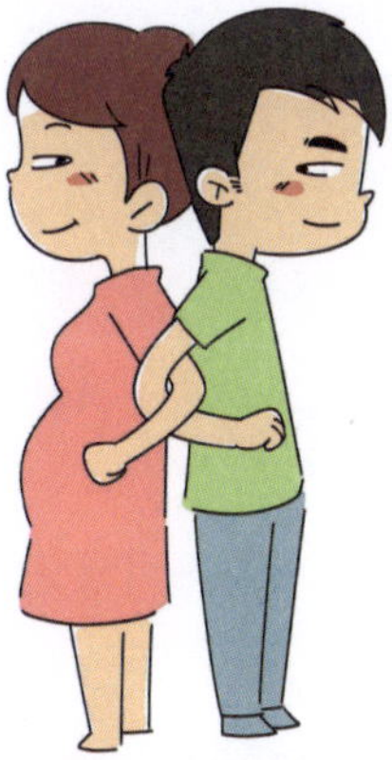

运动功效

该运动能有效地锻炼孕妈妈的手臂和胸部，能提高孕妈妈的健康指数。

孕32周 去做第七次产检吧

本周，胎宝宝的头位开始下降，孕妈妈时常感到疲惫，还总是休息不好，行动开始不方便了，别忘了找个时间去产检哦。胎宝宝已经长出胎发了，只是发量有点少，以后会多起来的。

DAY 218 第七次产检，评估胎宝宝体重

胎宝宝的体重往往也会反映出他的健康水平，如果长期缺乏营养供给或饮食结构受到破坏，胎宝宝的体重多半会出现异常。那么，胎宝宝的体重应该如何计算呢？

胎宝宝体重评估的重要性

1. 胎宝宝体重是判断其发育的重要指标之一。胎宝宝的体重过轻，营养不良，容易感染疾病。体重过重同样容易疾病缠身。

2. 胎宝宝体重对分娩方式有指导意义。比如，胎宝宝体重过大，自然分娩极有可能会造成生产不顺利，难产的可能性大，可能因此倾向于选择剖宫产。

如何计算胎宝宝体重

医生一般会根据宝宝的双顶径、腹围和相关股骨长等信息，运用一个计算公式，计算胎宝宝此时的体重。

计算公式：$Y=1\times BDP\times BDP\times BDP+3\times AC\times AC\times FL$

1. 其中，Y指胎宝宝体重估算值，单位为克。BDP是胎宝宝的双顶径，AC是胎儿的腹围，FL是胎宝宝的股骨长。

2. 以上数据在B超单上都可以找到。

3. 代入数据即可计算结果。

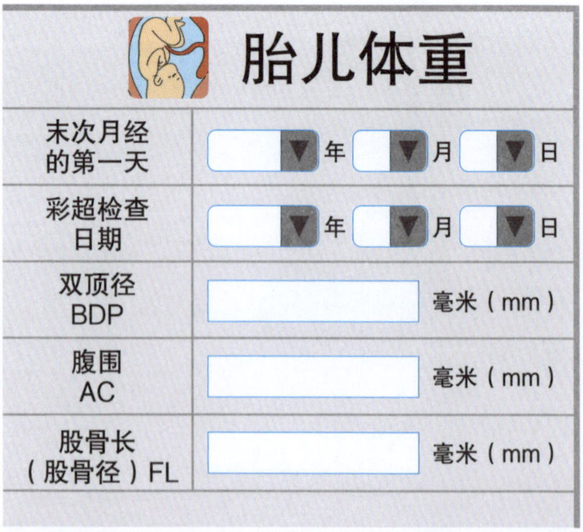

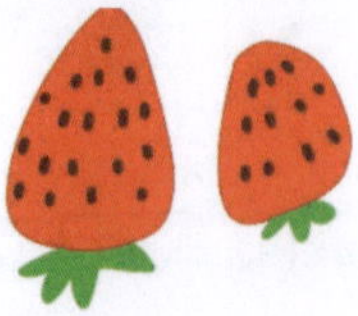

DAY 219 使用托腹带吧

分娩即将到来，“球”越来越大，给孕妈妈的腰背部都增加了不少负担，这时孕妈妈可以选择适宜自己的托腹带或者托腹裤，以支撑腹壁，减轻腰背部的痛苦。

托腹带的种类

<table>
<tr><th>种类</th><th>优点</th><th>购买注意事项</th></tr>
<tr><td>带型托腹带</td><td>轻便、实用，做产检或上厕所时穿戴方便</td><td rowspan="2">1. 不论哪种托腹带，最好购买棉质产品，以免刺激皮肤。
2. 尽量选择有弹力的，以免勒到腹部，同时减少腰部压力</td></tr>
<tr><td>裤型托腹带</td><td>保护腹部，预防腰痛，减少妊娠纹的形成</td></tr>
</table>

正确使用托腹带

孕妈妈如果使用的是裤型托腹带，直接穿裤子，然后整理好即可。

如果使用的是带型托腹带，打开托腹带后，把托腹带缠绕在腹部，然后固定即可。不要包得过紧，记得随时调整长度，以免产生闷热感。晚上睡觉时，记得解开托腹带。

DAY 220 这时候孕妈妈还是别出远门了

随时可能提前分娩，为了胎宝宝与孕妈妈的安全，还是别出远门了吧，毕竟这个时候胎宝宝还没有足月呢！

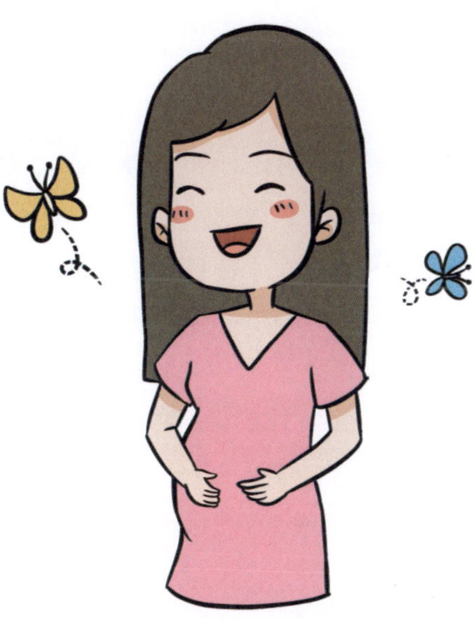

1. 对孕妈妈来说，孕晚期身体活动多有不便，出远门如果是行走，体力恐怕会不支；如果是坐车，长时间坐着也会对身体不利，甚至可能造成胎宝宝缺氧。另外，孕晚期尿频比较严重，出远门找厕所比较棘手。

2. 对胎宝宝来说，他已经逐渐下降了，甚至准备入盆，孕妈妈若是坚持出远门，一旦受到颠簸，很容易造成急产。

DAY 221 学会辨识早产征兆

预产期越来越近，有些胎宝宝特别淘气，已经急不可耐地想要来到这个世界了。如果宝宝在孕 28 ~ 37 周就生出来，即为“早产”。孕妈妈有没有如下早产征兆呢？

早产的第一征兆

腰部和腹部会持续酸痛，常规的休息和按摩也无法缓解。

早产的第二征兆

频繁且剧烈的宫缩。宫缩时间每次持续 20 ~ 30 秒，最好提前住院，做好早产准备。

早产的第三征兆

肚皮发硬、发紧，或者小腹部有绞痛感，排便时感觉更强烈。

早产的第四征兆

见红。胎宝宝向外滑动，宫口处的胎膜和子宫壁发生分离，继而导致出血见红。

DAY 222 动起来，增强骨盆肌肉力量

研究统计表明，喜欢运动的孕妈妈子宫大多更有弹性、更有力度，自然分娩时收缩的频率也会更快些，有利于加快分娩、减轻产痛。下面这套增强骨盆肌肉力量的运动，孕妈妈可以做起来哦！

【练习步骤】

1. 以舒适姿势侧卧在地毯上，上身抬起，右小臂着地并屈肘做支撑动作，右腿向内屈膝，左手臂自然地放在胸前，左腿抬起并向前伸直。心里默数到 10，先深吸气再呼气。身体再转向相反方向侧卧，做同样的动作。

2. 以舒适姿势侧卧在地毯上，右手臂平放在地毯上并伸直，头枕在臂上，右腿向前屈膝弓起，左手臂自然地放在胸前，屈肘并手掌着地，左腿抬起伸直。身体再转向相反方向侧卧，做同样的动作。

【练习功效】

步骤 1 有利于增加大腿牵引力，使骨盆放松，变得灵活。步骤 2 有利于保持腿部肌肉的张力和弹性，并使骨盆得到活动。

温馨提示

结束后要放松身体，可以散散步，再坐在椅子上安静地休息片刻。

DAY 223 起床时动作要平稳缓慢

临近分娩，受大肚子的影响，孕妈妈的行动多有不便，就连起床那点儿事儿，也得谨慎小心些。

正确姿势

将身体转向侧位，面向要下床的方向，肩部向前倾，屈膝，用手支撑起上身，保持背部挺直，慢慢地将双腿从床上移下，然后坐起，再慢慢地站起。

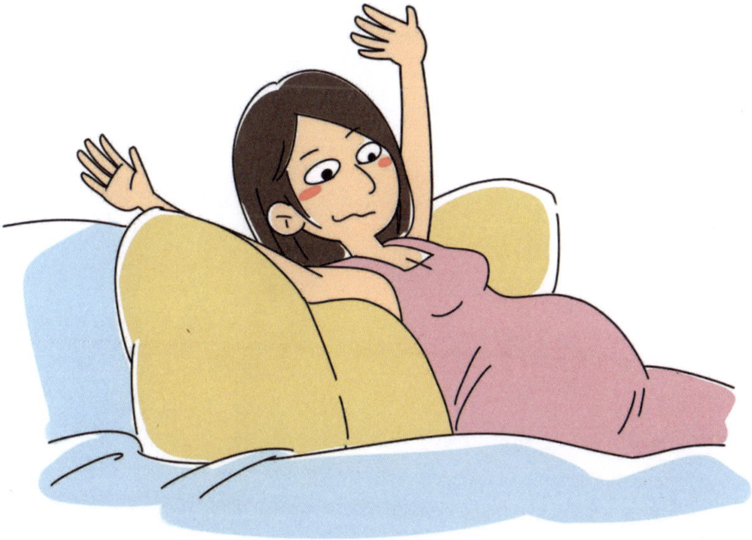

温馨提示

1. 人体在睡眠时，由于身体处于静止状态，全身放松，血压也会随之下降并趋于平稳，当清晨醒来时，血压会从低到高，再趋于另一种平稳状态。在此过程中，孕妈妈不可猛然起床，这样会让血压骤增，出现晕厥。所以，孕妈妈在起床的时候，不要刚睁开双眼就急于起床，可先躺几分钟，醒醒脑，等到血压升高稳定，意识完全恢复以后，再起身也不迟。

2. 若孕妈妈自己起床有难度，可让家人帮忙搀扶，不可逞强坐起。

3. 为避免摔倒，可以在床边放一个质地硬的垫子，孕妈妈下床时可以踩在上面。不要放小凳子，容易踩翻摔倒。

4. 孕妈妈站起来之前，深吸一口气，避免出现头晕、恶心。

如果孕妈妈起床时总是出现头晕的症状，需要去医院检查是否有贫血或低血压等问题，以便及时采取措施调治。

DAY 224 适当控制饮食，避免巨大儿

接近孕9月，预产期越来越近，孕妈妈的饮食需要合理些，避免营养过剩、体重严重超标，避免引发妊娠高血压、妊娠糖尿病等并发症。尤其要避免巨大儿，它也会给分娩带来不少麻烦。

巨大儿的麻烦

一般来说，3～3.5千克为宝宝出生时的标准体重，2.5千克是及格体重。从医学角度看，超过4千克的宝宝即属于巨大儿。

巨大儿出生后对营养的需求量较大，自身的摄入能力又很有限，所以很容易生病。而且，分娩巨大儿时更容易造成母体产道损伤，产后出血概率也比较高。所以，从现在开始，避免巨大儿刻不容缓！适当控制饮食最有效！

饮食控制

1. 少食多餐，建议孕妈妈每天安排5～6餐，多吃一些易于消化吸收的粥、汤和菜，除了早、中、晚三餐，可以在10:00、15:00、21:00各准备一些点心。

2. 每顿只吃七分饱，感觉不饿就可以了。因为子宫底升高挤压胃部，使膈肌上升，吃得过多容易压迫到心脏，孕妈妈会很不舒服。

3. 尽量选择健康、天然的食品，如新鲜蔬菜、蛋、鲜奶、瘦肉、豆类、坚果等食物，这样既可以保证蛋白质的供给，又可避免孕妈妈自己体重增加太多，而宝宝体重却不足的情形。

4. 注意均衡饮食，多吃些优质蛋白、粗粮以及水果，避开热量高、油腻的油炸食品。晚餐不宜吃得过迟、过量。进餐时要细嚼慢咽，以减轻胃部负担，促进消化。

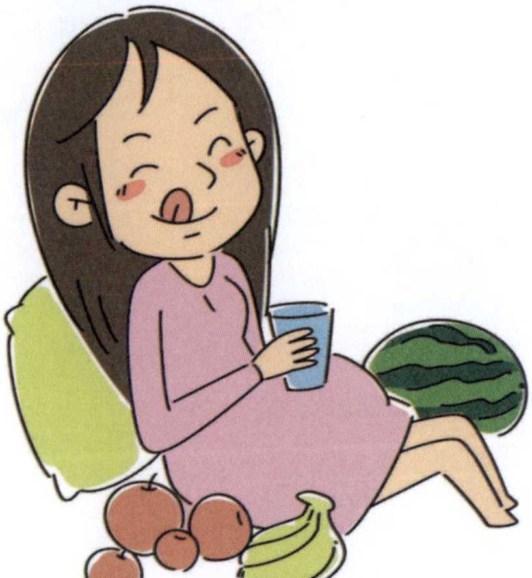

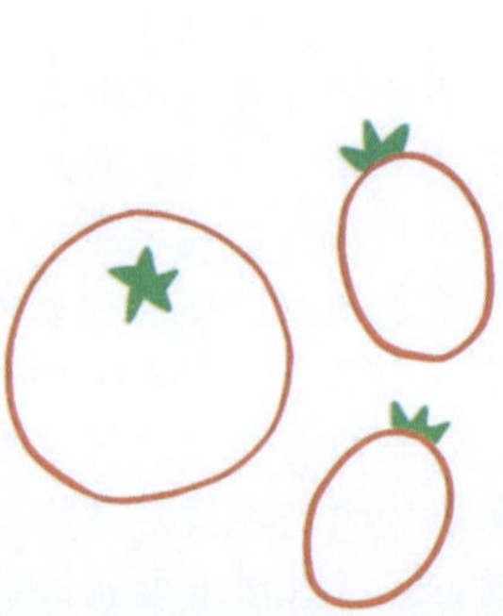

孕 9 月

进入分娩准备

孕妈妈： 你的体重还在继续增加，这时你可能会发现你的脚、脸、手肿得更厉害了，脚踝处更是肿得老高。同时，你的子宫壁和腹壁已经变得很薄，当胎宝宝在腹中活动的时候，你甚至可以看到他的手、脚和肘部。因胎宝宝增大并逐渐下降，很多孕妈妈会觉得腹坠腰酸，骨盆后部肌肉和韧带变得麻木，呈一种牵拉式的疼痛，行动变得更为艰难。

胎宝宝： 胎长为46～50厘米，胎重为2000～2800克。离分娩的日子越来越近啦，胎宝宝也已经为分娩做好了准备，他（她）已经将身体转为头朝下的姿势，头部已经进入骨盆，随时准备冲出孕妈妈的身体。

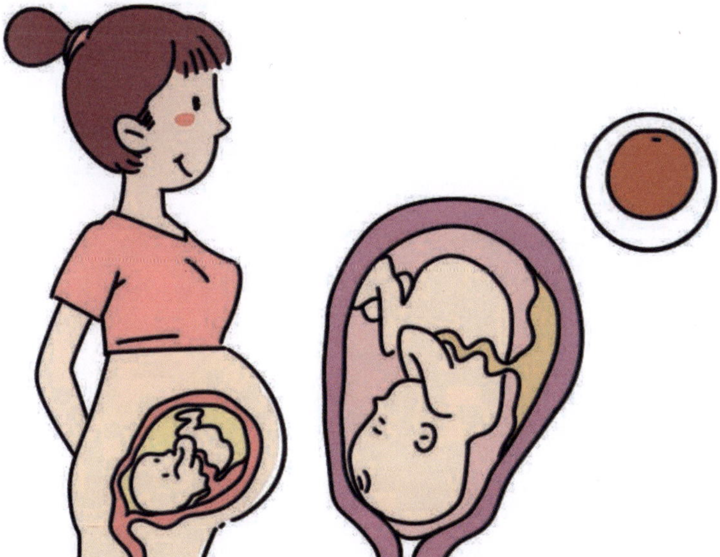

孕33周 开始做胎心监护

这一周大多数胎宝宝都是头位了，这是在为出生做准备。而且，孕妈妈会感到骨盆和耻骨交接处有些酸痛，手指和脚趾的关节胀痛，韧带松弛，虽然有些难受，但是想想宝宝的到来，这一切都是值得的！

DAY 225 胎心监护，让胎宝宝更安全

一般情况下，孕32周产检时就可以做胎心监护了，也有孕36周才做的，高危孕妈妈甚至从孕28周就开始监护了。

胎心监护可以不做吗

孕晚期，胎宝宝特别容易缺氧，比如脐带缠绕、脐带打结、羊水过少、羊水浑浊、胎盘功能老化、孕期低血压或者贫血等。胎宝宝缺氧若是不能及时处理，有可能导致胎宝宝宫内窘迫，甚至胎死宫内。因此，这一阶段的胎心监护很重要！

它利用超声波的原理，通过信号描记瞬间的胎心变化形成监护图形曲线，可以了解胎动和宫缩时的胎心反应，评估胎宝宝宫内状况，尤其可以推测胎宝宝有无缺氧。

胎心监护怎么做

在孕妈妈身上绑两个探头。一个探头绑在子宫顶端，是压力感受器，主要了解有无宫缩及宫缩的强度；另一个放置在胎宝宝的胸部或背部，进行胎心监测。

胎心监护仪将胎心的每个心动周期计算出来的心跳数依次描记在图纸上，显示胎心基线变异。

注意事项

1. 胎心监护的时间通常会持续20分钟左右，胎心监护前孕妈妈不要饿肚子，记得排空膀胱，还得选择一个舒服的姿势，半卧位或坐位都可以。

2. 监护时，胎宝宝若是不愿意动，孕妈妈可以轻轻摇晃腹部，将其唤醒。如果胎心监护结果还不是很好，也不要着急，配合医生检查即可。

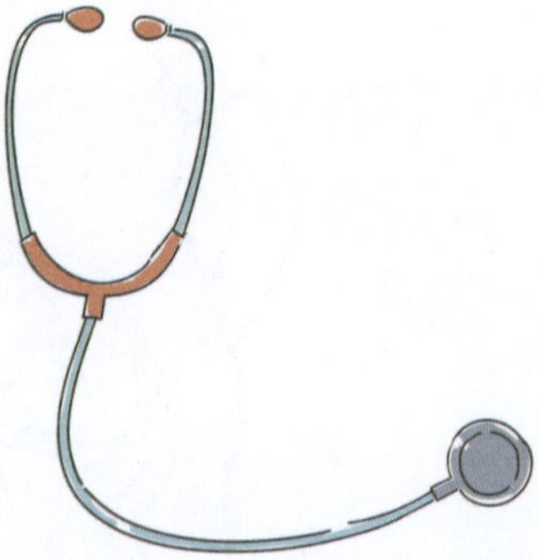

DAY 226 胎心监护图怎么看

大部分做过胎心监护的孕妈妈，其实都是迷迷糊糊的，有点看不懂胎心监护图。没关系，下面我们就一起学习一下怎么看胎心监护图吧！

胎心监护图上的两条线

胎心监护图上有两条线：上边那条是胎心率变化曲线，下边那条是宫缩曲线。

1. 胎心率变化曲线：在胎宝宝正常的情况下，胎心率的波动应该维持在每分钟 120 ~ 160 次。它和心电图一样，是一条锯齿状的波形曲线。产生胎动时，曲线会向上升。相反地，胎动结束后，曲线就会下降。如果胎心率变成一条直线，胎宝宝有可能不太好。

2. 宫缩曲线：当孕妈妈出现宫缩时，曲线会升高；宫缩结束时，曲线会降低。胎心会随着宫缩的出现而加速。如果出现异常减速，多半要注意胎宝宝是否异常。

胎心监护图正常吗

胎心有一个比较稳定的速度基线，而且胎宝宝至少有 2 ~ 3 次在活动时胎心率加快，比休息时的胎心率每分钟至少快 15 下，每次持续至少 15 秒，即为正常。

如果胎动时胎心率没有加快，有效胎动达不到 2 ~ 3 次，或者每次胎动时胎心率变化不大甚至下降，这可能是异常的提示。此时，孕妈妈需要吸氧，过 1 小时后再做一次胎心监护，或者进一步检查。

快来，贴上你的胎心监护图吧！

粘贴处

DAY 227 待产医院、待产包提前准备

就要和宝宝见面了，十月怀胎的艰辛早已经烟消云散，取而代之的是幸福。幸福的同时，孕妈妈还要准备好住院的物品，这样出现分娩征兆时才不至于手忙脚乱，能够从容不迫地入院。现在来看看孕妈妈的待产包里都需要准备哪些东西吧！

绝对不能少的重要东西

◎夫妻双方身份证、户口本

◎医保卡

◎母子健康手册

◎诊疗卡

◎准生证

◎现金、银行卡或手机支付（住院押金可事先向医院咨询）

孕妈妈的物品

卫生巾	产前讯息来临时及产后恶露变少时使用，准备2种尺寸就可以
一次性卫生床垫	医院会配有1张，建议孕妈妈准备2～3张，在恶露较多的时候直接铺在床上，孕妈妈躺着时不需要穿内裤
盥洗用品	洗脸和洗脚的毛巾各1条，洗脸和洗脚的盆子各1个，梳子、镜子各1个，牙刷、牙膏各1支
袜子、拖鞋	准备1双透气性好的拖鞋或凉鞋。袜子是为了避免脚部受凉
卫生纸、湿纸巾	住院时经常要使用卫生纸。母乳滴落时可以使用湿纸巾擦拭
产褥内裤	恶露稳定后，改用大型的生理用内裤亦可
母乳垫子、清洁棉	防溢乳垫可放在胸罩的内侧，谨防母乳流出弄脏衣服；清洁棉是处理恶露时用的
前开襟的内衣	较为宽松的内衣，方便产后喂乳

宝宝的物品

纸尿裤或尿布	NB型号的纸尿裤，同时再准备一些纱布或棉质尿布，以防宝宝对纸尿裤过敏
婴儿湿巾	婴儿柔肤湿巾、婴儿纸巾各1包
配方奶	准备一袋婴儿配方奶，以防母乳不足
棉花棒	准备2盒，清洁宝宝耳、鼻时使用

DAY 228 准爸爸应该带些什么去陪产

孕妈妈快要生了，准爸爸可能需要去医院陪产了，别忘了给自己准备一些有用的东西。准爸爸应该要带上干净的衬衣、舒适的鞋、剃须刀、能吃饱的点心（注意不要带有浓烈气味的食品）。如果孕妈妈选择了水中分娩，所在的医院正好允许陪产的话，准爸爸还可以带上泳裤。

DAY 229 快速缓解坐骨神经痛

孕妈妈快生了，腰部、背部、腿部的负担都会越来越重，没想到，坐骨神经也来凑热闹了。想要彻底消除这种疼痛比较困难，虽然分娩过后一般都会恢复正常，但还是需要想办法适当缓解痛苦。

引起坐骨神经痛的主要原因

1. 孕晚期子宫增大会压迫到周围的脏器，比如胃部、肠道、肺部等。

2. 孕晚期身体会分泌一种激素，会让耻骨松弛，为顺产做准备，但同时也会引起坐骨神经痛。

缓解坐骨神经痛的方法

1. 最快、最有效的方法就是侧卧休息，一般疼痛非常剧烈的时候可以快速地缓解不适。

2. 避免久坐，孕妈妈长期久坐，腰椎、坐骨神经都会很不舒服。

3. 出现疼痛时，还可以适当按摩或者热敷来缓解疼痛。

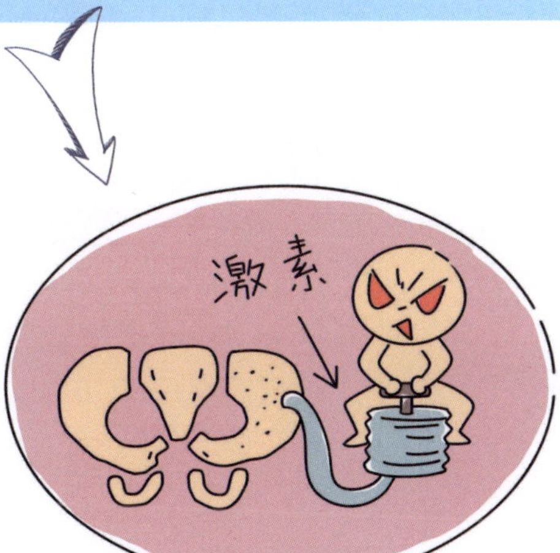

DAY 230 巧克力能不能多吃

可能很多人都听说过孕妈妈分娩时吃巧克力可以提升体力，但是，吃巧克力会不会影响胎宝宝的健康呢？

孕晚期能吃巧克力吗

孕晚期，孕妈妈可以吃点巧克力

1. 巧克力含有丰富的铜元素，对胎宝宝的成长发育是有好处的。

2. 巧克力富含碳水化合物、锌及维生素，能够在很短时间内被孕妈妈吸收与利用，进而产生大量热能，供孕妈妈分娩时消耗。所以，孕妈妈若是在临产前吃 2 ~ 3 块巧克力，能够补充消耗的热量，保持体力。

孕晚期不能吃太多巧克力

但是，巧克力不能吃太多。因为巧克力含有咖啡因，孕妈妈一旦摄入过多的咖啡因，极易给胎宝宝造成伤害，比如流产、体重下降，甚至影响胎宝宝的神经发育。

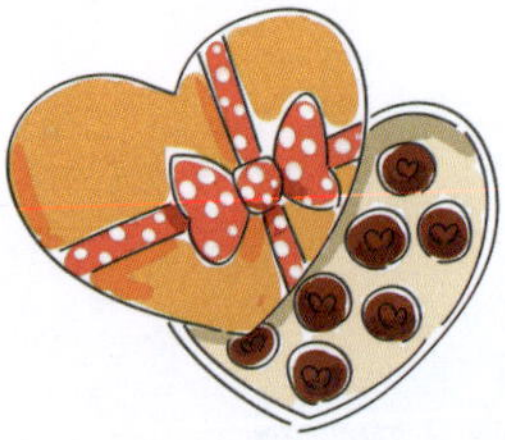

DAY 231 如果孕妈妈是剖宫产再孕

如果孕妈妈属于剖宫产再孕，容易出现子宫破裂，整个孕期还是小心为妙，主要体现在以下 3 点。

1. 避免腹部受到压迫：孕妈妈在步行、坐车时，遇到人群拥挤的情况，要注意避让；做家务时避免弯腰、下蹲等动作；睡觉时以左侧卧位为主，暂停同房，以免腹部受到挤压。

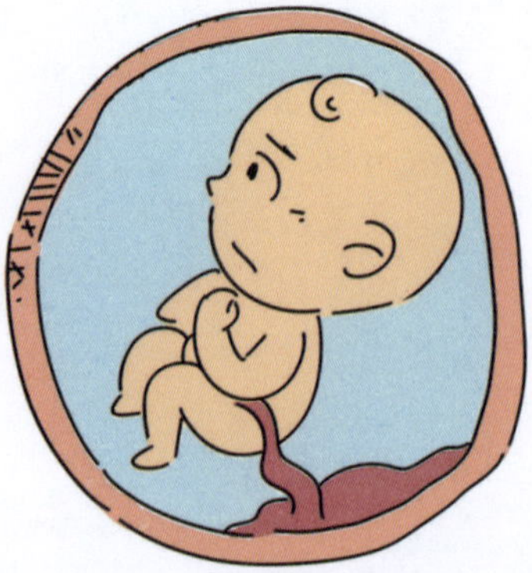

2. 发生腹痛及时就医：孕周不断增加，子宫里的压力增加，在没有任何诱导因素的情况下，子宫也都从瘢痕处胀发，容易引起子宫破裂，主要表现为腹部疼痛。

3. 最好提前住院待产：瘢痕子宫在孕晚期，距离预产期越近，破裂风险就越大，孕妈妈最好提前半个月入院待产。而且，最好还是选择剖宫产，以免增加风险。

孕34周 去做第八次产检吧

离预产期又近一周了，宝宝的各项发育趋向成熟，头已经转向下方，进入骨盆。不过还是会有一些胎宝宝臀部或腿朝向子宫颈，也就是“臀先露”。孕妈妈的消化功能持续减退，更加容易引起便秘，所以此时一定要注意饮食的调整，并做好分娩准备。

DAY 232 心电图检查，为分娩做准备

孕期心电图检查是为了排除心脏疾病，确认孕妈妈是否能承受分娩这一过程。孕晚期，血容量增加，在孕 32 ~ 34 周达到高峰，心脏的负荷加大，在分娩时孕妈妈的血液处于瘀滞度上升状态，外周循环阻力增强，容易诱发部分孕妈妈心脏功能不全甚至衰竭。因此，建议在孕晚期进行心电图复查。

心电图检查的原理

心脏在收缩与舒张时，有微小的生物电产生，利用心电图即可从身体表面不同部位探测这种电位的变化并记录下来。

描记心电图时，先将金属小板的电极放在身体上的两点，再将通道线连接到心电图描记器中电流计的两端，构成电路，方便进行描记。

心电图描记时毫无痛苦，对身体无害。

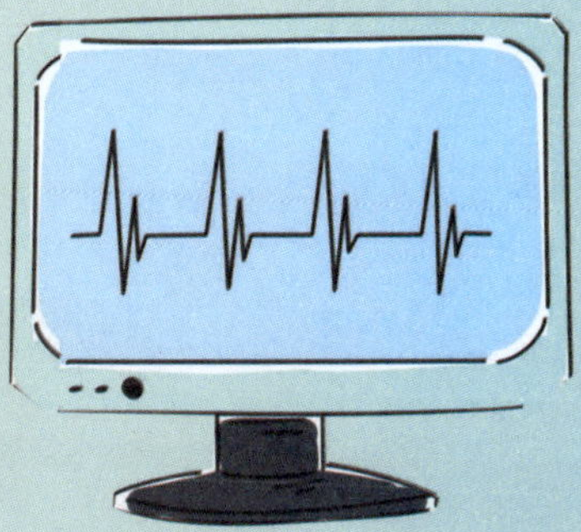

注意事项

1. 不要空腹做心电图检查，以免发生低血糖，有可能会影响心电图的结果。

2. 做心电图检查时，孕妈妈既不要紧张，也不要说话，否则同样会影响心电图的清晰度。

3. 做心电图检查时，最好穿一些容易穿脱的衣服，特别是冬季。

4. 如果身上有手表、手机，最好取下来放在一边，以免对心电图机器产生电磁干扰而影响结果。

5. 如果孕妈妈心脏有异常情况，可以做 24 小时心电图检查，这种检查可以将全天每一时刻的心电图都记录下来。

DAY 233 随时分娩，多吃果蔬

怀孕 9 个多月，胎宝宝对孕妈妈的胃肠压迫变小，孕妈妈的食欲会变得比之前好一些，但是不能盲目地胡吃海喝，要注意控制进食量。因为此时，不仅要考虑母婴的营养需求，还得保证顺利分娩。

建议孕妈妈多吃一些新鲜果蔬，因为它们含有丰富且较为全面的营养成分，还不容易引起便秘或导致营养过剩。

只是，食用果蔬时，孕妈妈最好要保证果蔬种类的多样性，确保身体能够摄入全面的营养。

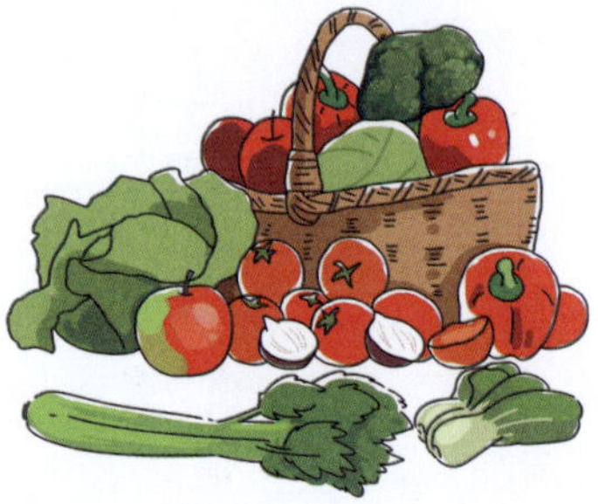

DAY 234 什么情况下应该吸氧

子宫逐渐增大，顶到腹部的膈肌之后，胸腔因为受到挤压而导致呼吸不畅，于是大多数孕妈妈就担心氧气会不会不够用，是不是需要立即吸氧？

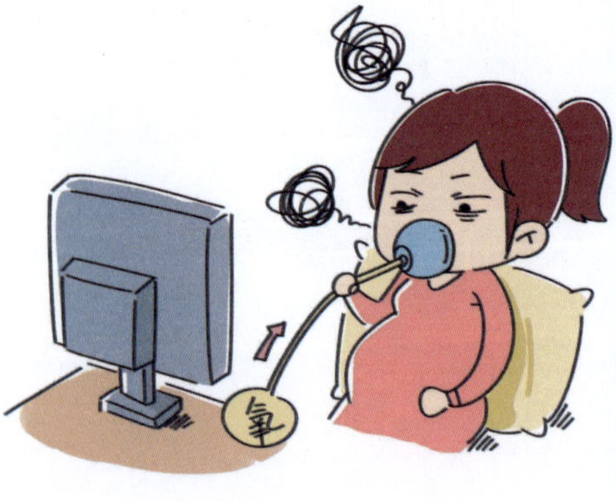

哪些情况需要吸氧

1. 胎动变化大。如果孕妈妈觉得肚子里的胎宝宝突然胎动增加或减少，就要去医院检查胎宝宝在宫内是否缺氧，确诊后就要按医嘱吸氧。

2. 胎心有异常。胎心过快（每分钟大于 160 次）或过慢（每分钟小于 120 次）时，就要怀疑是否宫内缺氧，确认是否需要吸氧。

3. 其他情况。慢速但不间断地上楼梯到四楼，如果有明显的心慌、气短、满头大汗，则多是缺氧表现，需要吸氧。孕晚期经常处在密闭不透气或是人多的场合时，也可能需要适当吸氧。

这样吸氧更安全

吸氧 15 分钟，停 5 分钟，再吸 15 分钟。每天吸氧 1 ~ 2 次，每次不超 30 分钟。这样吸氧时间不长，对胎宝宝没有不良影响。

DAY 235 肚子有点痛是要生了吗

快到预产期了，肚子有点痛，可能是宫缩！开始宫缩时肚子的疼痛可能是在腹部，也有可能是在腰部。别紧张，有些腹痛也许只是假性宫缩，不是真的要生产了。

假宫缩

症状表现：起初，用手摸肚子时才感觉到宫缩；偶尔感觉肚子发紧、发硬、疼痛；宫缩无规律，而且持续时间很短。

备注：持续时间长、次数频繁的无规律宫缩需引起重视，应及时就医。

PK

真宫缩

症状表现：有规律且逐渐增强的宫缩，每次持续30秒以上，每次间隔5～6分钟，而且这种疼痛无法缓解。

备注：这是将要分娩的信号，准备入院。

那么，在孕晚期出现频繁的假性宫缩正常吗？需不需要到医院就诊呢？

一般情况下，产前出现假性宫缩属于正常现象，孕妈妈长时间保持一个姿势站立或坐着，会感到腹部变硬，尤其是自觉疲劳，这种现象更加频繁。但如果假性宫缩非常频繁，需要到医院就诊，医生会根据孕妈妈的实际情况，配合相关的检查来判断胎宝宝是否发育正常。

你对宫缩的误会有多深

一般计算宫缩时，如果每小时宫缩次数在10次左右就属于比较频繁了。

不要自行用药，而且服用药物一般也不能缓解，这时，孕妈妈要注意休息，尤其不能刺激腹部。

宫缩只会出现那么一两次，然后就分娩了，这是不对的。在分娩前的一个月，宫缩会经常出现，一般离生产日期越近，宫缩就会越厉害。

DAY 236 警惕羊水早破

羊水早破是早产的征兆，主要指胎宝宝尚未足月，羊水就已经破了。羊水是包在胎膜（由羊膜和绒毛膜组成）里的无色透明的液体，其中包含着白色小块的胎脂和胎毛。羊水在整个妊娠期间，可以使胎宝宝在孕妈妈的子宫内活动自如，免受外力的挤压，缓解外力的碰撞，因此对胎宝宝有良好的保护作用。

如何判断羊水是否破了

1. 通过气味来辨别，可以闻一下体内流出来的液体是什么气味，如果是刺鼻的氨水味，那么就是尿液，如果有甜味，那么很有可能是羊水破了。

2. 如果孕妈妈明显感觉有液体从阴道内流出，刚开始时是大量地流出，后面就变少了，并且在腹压增加时，如咳嗽、打喷嚏或者负重时，会有更多液体流出，那么多半是羊水破了。

3. 最简单的方法其实就是pH试纸法，用pH试纸蘸一点体内流出的液体，若试纸变成蓝色，则多半是羊水早破。

羊水早破的表现

羊水早破的表现主要可分为两种。

1. 低位破水，即破水的地方靠近阴道处，孕妈妈能明显感觉到有水状的液体从阴道内流出，并且量是比较多的。

2. 高位破水，即破水的位置在子宫颈附近，羊水是缓慢流出的，或者是间断的，孕妈妈阴道会有潮湿感，这种情况类似于阴道发生感染时有分泌物流出。

知识盘点：羊水是怎么形成的

孕早期，羊水主要由孕妈妈血清的透析物质和胎宝宝的血浆组成，此时的羊水是清澈透明的，能清楚地看到胎宝宝的皮肤。

孕妈妈在怀孕16周以后，羊水量明显增加，羊水的成分也发生了变化。因为此时胎宝宝的泌尿系统已经形成，羊水组成中有一部分就是胎宝宝的尿液。

羊水的含量会随着孕期的不断推进而逐渐增加。在孕16周时，羊水量大约为200毫升；到孕34～35周，羊水量达到巅峰，大约为1000毫升。

DAY 237 羊水早破，孕妈妈怎么办

羊水早破，意味着羊水会不由自主地流出，子宫就会变小，从而不断刺激子宫收缩，影响产程进展和胎盘的血液循环，导致滞产和胎宝宝缺氧。若是胎宝宝不足月的话，情况会变得更加糟糕，由于新生宝宝发育不全面，更容易受到羊水中细菌的感染，继而引起吸入性肺炎。因此，孕妈妈一定要警惕羊水早破。

破水时，别站着

1. 当孕妈妈察觉到羊水破了的时候，如果仍然是站立的姿势，很容易让羊水通通流掉，造成宫内的胎儿窘迫，发生胎儿窒息等并发症。这个时候孕妈妈应该第一时间平躺下来，放松心情。

2. 可让家人观察羊水流出的情况，如果羊水流出的量多，平躺后应立刻将枕头放在臀下，尽量保持头低臀高位，防止脐带脱垂，尤其是胎宝宝臀位和双胎的孕妈妈更应该注意。

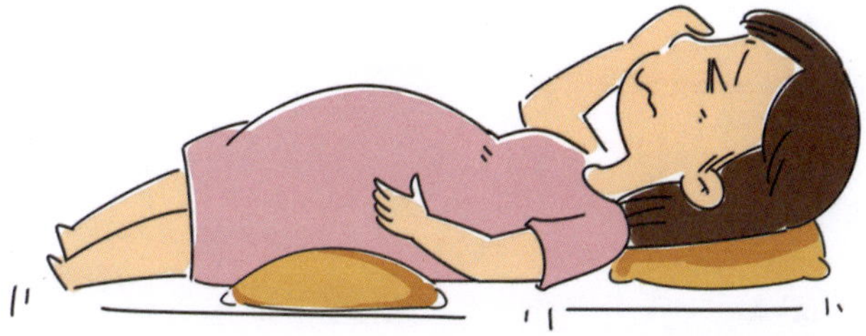

羊水早破

3. 保持外阴干净，孕妈妈可以垫上一片干净的孕妈妈卫生巾，吸收羊水，保持干净，降低外阴感染的可能性。

4. 立即赶往医院。只要发生破水现象，不管孕妈妈是否到了预产期、有没有子宫收缩，都必须立即赶往医院就诊，医生会根据孕妈妈的具体情况确定治疗方案。

需要注意一点：不管是呼叫救护车还是准爸爸驾车前往医院，在赶往医院的途中，都需要帮助孕妈妈保持抬高臀部的躺卧姿势，避免羊水过早地流出。

DAY 238 乳房按摩，给哺乳做准备

孕晚期，乳房和乳头的护理工作可以提上日程了，孕妈妈可以每天轻轻地抚摸或按摩乳房，促进乳腺发育，为分娩后乳汁分泌做好准备。

孕期乳房按摩进行时

乳头按摩

1. 一只手放在乳房下面托住乳房，另一只手轻轻按压乳晕，使其变柔软。

2. 用中指、食指与拇指垂直夹起乳头，轻轻地向外拉乳头。

乳房按摩

1. 两只手从乳房四周沿着乳腺管向乳头方向轻轻地推抚，有利于增强乳房的血液循环，促进乳腺管的通畅。

2. 如果乳房有硬块，可以从柔软的地方向硬块部位慢慢地推揉，直至整个乳房变柔软。

3. 用食指、拇指挤压一下乳晕四周，增强催乳效果。

乳房底部按摩

1. 将乳房向中间推，使两个乳头尽可能地靠近，有利于乳房基底部更好地活动。

2. 将拇指放在腋下，其余四指放在乳房底下，横着托住乳房，两个胳膊肘往里收紧，使胸部挺起来。

3. 双手包住乳房，像揉面团一样，朝着手指方向，轻揉乳房。

环形全乳房按摩

1. 清洁乳房。

2. 将双手手掌分别放在乳房的上面和下面，环形按摩乳房。

螺旋式全乳房按摩

1. 清洁乳房，擦干水分。

2. 左手手掌心托住左侧的乳房，右手的中指和食指以螺旋的方式按摩乳房，从乳房的外围一直按摩至乳头。

3. 换成右侧的乳房进行按摩，方法同上。

指压式全乳房按摩

1. 将乳房和双手分别清洗干净。

2. 左手的五指张开，放在左侧乳房的周围；右手手指张开，放在右侧乳房的周围。

3. 从乳根处开始，朝着乳头的方向，轻轻地挤压乳房。

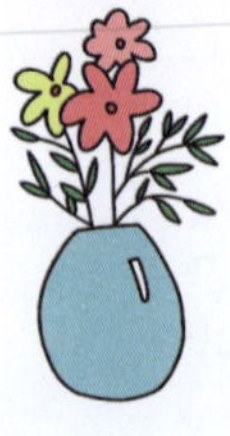

孕35周 临近分娩，放松身心

孕妈妈一天比一天笨重，胎宝宝已经发育完全，已经基本接近它出生时该有的样子了。临近分娩，或许现在的孕妈妈有些紧张了，记得要放松心情，和家人多沟通，一切都会很顺利的。孕妈妈身体上的多种不适在分娩后也会逐渐消失，不用过于担心。

DAY 239 快生宝宝了，舒缓产前焦虑

辛苦怀胎，经历孕吐、恶心、便秘、水肿等诸多“磨难”，终于胜利在望了，但有些孕妈妈却产生了过多的担忧，甚至开始焦虑。

导致产前焦虑的原因

孕妈妈的忧虑：对于大多数第一次怀孕的孕妈妈来说，由于缺乏经验并且通过各种渠道耳濡目染了很多有关分娩痛苦的信息，所以担心自己也将面临这样的“灾难”，从而对分娩充满了恐惧和焦虑。

担心身体状况：一些孕期患有疾病的孕妈妈，由于担心自己的身体状况会影响腹中的胎宝宝或担心分娩难以顺利进行，从而在分娩前烦躁不安，容易出现焦虑的心理。

缓解产前焦虑，需要家人的帮助

孕妈妈的家人要多抽出时间，陪孕妈妈参加一些有利于培养她积极乐观心理的健康活动，转移和分散她的注意力。

同时，准爸爸要督促孕妈妈多和其他孕妈妈或已经做妈妈的女性朋友交流，向她们请教，解决自己的疑问，以便排解产前焦虑。

另外，建议准爸爸要和孕妈妈一同学习分娩的相关常识，消除孕妈妈对自己不能顺利分娩的怀疑，增强其信心。

产前焦虑表现

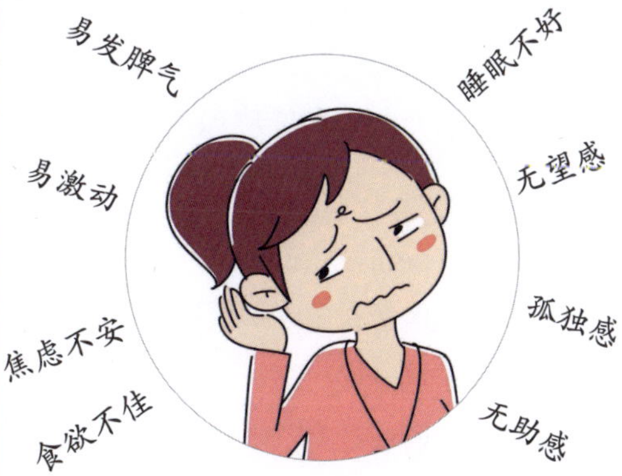
易发脾气
睡眠不好
易激动
无望感
孤独感
焦虑不安
食欲不佳
无助感

DAY 240 亲子时光：感受大自然

现在，胎宝宝已经接近足月，各个器官基本发育完善，正准备着在接下来的几周与孕妈妈见面。这个时候可以对胎宝宝进行自然胎教。大自然中的新鲜空气，是保证胎宝宝健康的关键因素呢！

1. 让胎宝宝多听听自然界的虫鸣鸟叫，比人的声音更能有效地刺激胎宝宝五官的发育。

2. 在大自然中接受风浴，不仅能给孕妈妈提供新鲜的氧气，风吹在皮肤上，还能增强皮肤的呼吸、代谢、体温调控等功能。进行风浴的时候，最好备条毛毯，随时保暖。

3. 在大自然中还可以和胎宝宝对话，描述着眼前的风景，能给孕妈妈带来更多的灵感。

4. 若是结合散步，还能加速血液循环，不仅能够缓解孕妈妈在孕晚期的腰酸腿痛，还能让分娩更顺利。

DAY 241 临产啦，吃些牛肉菜品

预产期越来越近了，孕妈妈不妨吃点牛肉吧，不怕胖，还对身体有益，更重要的是对产后恢复有帮助。

美食日志——小炒牛肉

材料： 牛肉 90 克，冬笋 30 克，葱、生姜各适量。

调料： 干淀粉、酱油、肉汤、料酒和植物油各适量。

做法：

1. 将冬笋、葱、生姜、牛肉均切成丝，加干淀粉、料酒浸好。
2. 将剩下的干淀粉调成水淀粉。
3. 热油锅，将牛肉丝过油，捞出。
4. 另热油锅，先煸炒冬笋丝、葱丝、姜丝，倒入酱油、料酒、肉汤，再加牛肉丝翻炒，倒入水淀粉勾芡即可。

营养价值说：

1. 牛肉富含蛋白质，可缓解孕晚期肌肉疼痛。
2. 牛肉富含铁质，可有效地预防孕晚期缺铁性贫血。
3. 经常吃些牛肉，对新妈妈产后补血有益，还能帮助新妈妈尽快修复组织伤口。

DAY 242 胎头入盆是怎么回事

产检时，快到分娩的孕妈妈大多都会紧张地问，“宝宝入盆了吗”“怎么还没有入盆”……相信很多孕妈妈同样很想知道类似的问题吧。

关于入盆

入盆，顾名思义，就是胎头进入骨盆之中。准确来说，是胎宝宝头部的双顶径进入了孕妈妈的盆腔入口以下，也称为“胎头入盆”。胎头入盆，这是有可能进行自然分娩的第一步，也说明了胎宝宝已经做好了分娩准备。

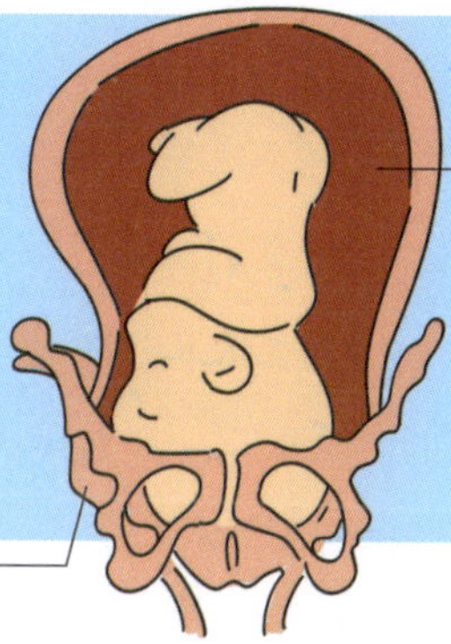

胎头入盆后孕妈妈的身体变化

胎头入盆，孕妈妈可能会遭遇尿频、便秘、宫颈口胀等不适，这都是正常的。当然，孕妈妈一定要注意一些重要的身体变化，比如见红、宫缩、破水等，要及时入院。

入盆等于早产吗

一般来说，胎头会在孕 37 ~ 39 周入盆。如果没有宫缩的存在，其他指征正常，入盆也并不等于早产。但是，如果伴有宫缩，孕妈妈需要提防早产的可能，尤其要注意卧床休息，甚至需要提前入院待产。

迟迟不入盆的应对措施

妊娠足月时，胎头迟迟不入盆，在医学上称为“初产头浮”。出现这种情况有下面几种原因。骨盆狭窄，胎头与骨盆不相称，胎头无法进入骨盆；骨盆正常，但胎头过大、胎位异常、前置胎盘等，也会影响胎头入盆；羊水过多或胎宝宝脑积水，都有可能不入盆……

胎头迟迟不入盆，孕妈妈也不要过于担心。只要孕妈妈的骨盆和胎宝宝的情况都正常，在医生的指导下，临产时通过宫缩的挤压，将胎头“挤压”至骨盆中，也可以进行自然分娩。

DAY 243 练习腹式呼吸法

孕晚期，耗氧量明显增加，胎宝宝生长发育又快，胎宝宝需要的氧气会更多，如果孕妈妈练习腹式呼吸，不仅能给胎宝宝输送新鲜的空气，还可镇静神经，缓解紧张与不适感，在分娩或阵痛时还能缓解紧张情绪。

孕晚期怎么做腹式呼吸

1. 使心情保持平静，轻轻地告诉胎宝宝："妈妈要给你输送新鲜空气啦！"

2. 孕妈妈自然站立，挺直全身，尽量放松双手，并轻轻放在腹部。

3. 在脑海里想象胎宝宝此时正舒服地居住在一间宽敞的大房间里，然后彼此慢慢地长吸一口气，直到腹部鼓起为止，最后缓慢呼出，腹部下瘪。

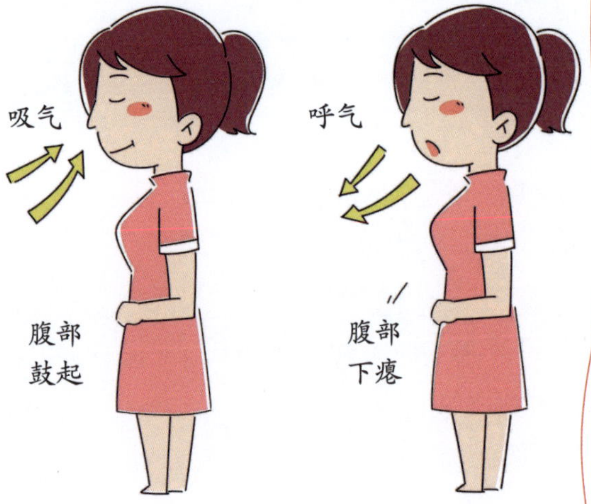

注意事项：

1. 练习腹式呼吸时，可以在背后靠一个小靠垫，把膝盖伸直，全身放松。

2. 吐气时，把嘴缩小，缓缓地将身体内的空气全部吐出来。吐气要比吸气时更用力，慢慢地吐哦！

3. 腹式呼吸适宜每天做 2 ~ 3 次，每次 10 ~ 20 分钟。

4. 尽量拉长呼吸的周期，保证呼气、吸气的比例是 1 ∶ 1，不要憋气。如果不会拉长呼吸，可以采用补吸和补呼的方法，也就是在吸满或者呼出一口气之后再有意识地扩张或收缩腹部。这种方法可以补充气体的体积，增强练习效果。

5. 练习时若出现不适的情况，要立即停止，调整到自然顺畅的呼吸。

DAY 244 有助于分娩的运动

孕妈妈在分娩之前多积攒一些分娩知识，并配合一些简单运动，就可以在分娩过程中相对轻松些，还可以增强体质，有利于产后恢复。

下蹲动作

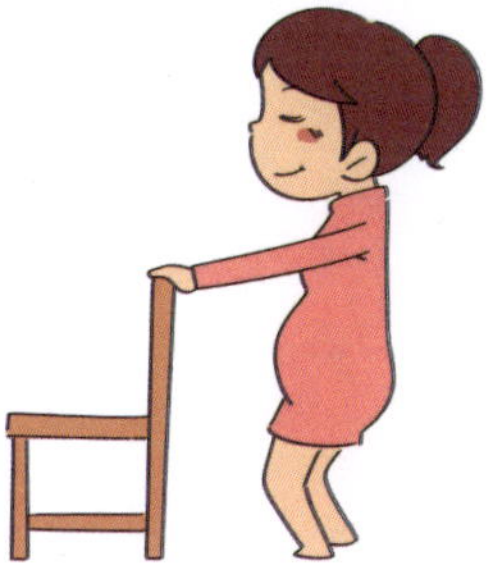

【练习功效】孕妈妈经常做下蹲动作，能使骨盆关节变得灵活，增加背部和大腿肌肉的力量和会阴的皮肤弹性，对顺利分娩很有帮助。

【练习步骤】孕妈妈两腿分开少许，面对一把椅子站好，保持背部挺直，两腿向外分开并且下蹲，同时双手扶着椅背。只要觉得舒服，下蹲的姿势就可以尽量保持久一些。

【注意事项】起身时，动作要缓慢，不要太猛，避免头晕眼花。

盘腿练习

【练习功效】盘腿练习能帮助孕妈妈增加背部的肌肉力量，使大腿及骨盆更加灵活，还能改善下半身血液循环，从而使两腿在分娩时能长时间地分开。

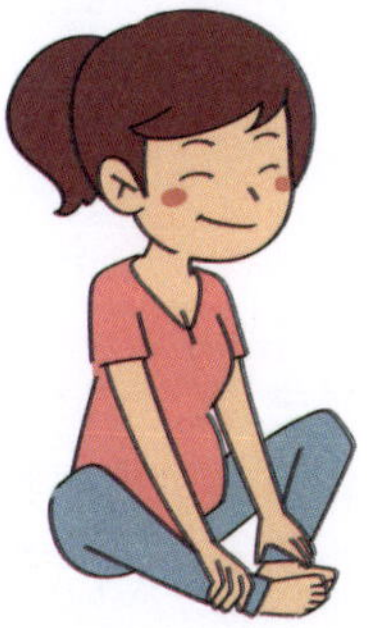

【练习步骤】孕妈妈背部挺直，坐下，两腿弯曲、脚掌相对，双手抓住脚踝，尽可能地使脚跟贴近会阴部。上身前倾，用双肘分别向外压大腿内侧，使其尽量伸展，保持 20 秒。

【注意事项】若孕妈妈盘腿困难，可以在大腿两侧放一个垫子，而且要不停地更换两腿的前后位置，以免腿部发麻。

抬臀运动

【练习功效】抬臀运动能帮助孕妈妈锻炼骨盆的灵活性，还能帮助孕妈妈增强腰部肌肉，减轻腰痛等不适。

【练习步骤】孕妈妈取仰卧姿势，屈膝，抬臀，尽量抬高，然后缓缓下落，恢复至平躺状态，重复数次。

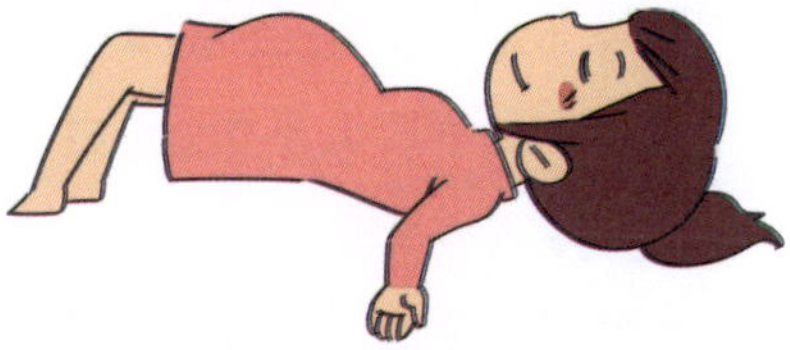

脚踩低台运动

【练习功效】缓解孕晚期的水肿、腰酸、背痛等问题。

【练习步骤】孕妈妈站好，一只脚踩在矮凳或者低台上，左右脚一上一下轮流踩。

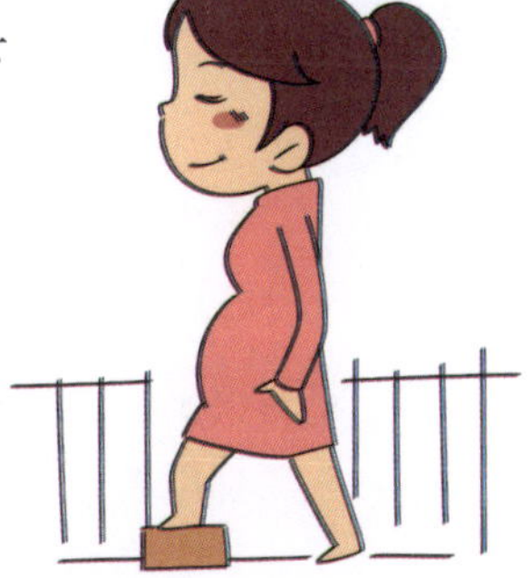

DAY 245 说说分娩中的“难言”问题

十月怀胎，一朝分娩。从进产房到胎宝宝出生，通常需要数十个小时。就算分娩前孕妈妈已经准备充分了，很多人还是会经历一些令人脸红、尴尬的难言问题。

剃毛

分娩时的剃毛，通常只会在靠近会阴部（肛门口至阴道口）的地方进行，而不是把所有的阴毛都剃掉。 1

【目的】在生产过程中，若会阴遭受撕裂伤，在产后处理会阴部伤口时会比较容易进行。

【补充说明】这个步骤虽不是绝对需要，但是对于产科医师在处理会阴伤口时，还是会有一定的帮助。

灌肠

2 只是让靠近直肠部分的宿便先行排掉，以免孕妈妈在生产过程中污染会阴伤口，增加感染的机会。

【补充说明】生产前的灌肠手术与一般外科手术或是肠胃检查前，须将整个肠道完全净空的程度大不相同。此类的灌肠对于孕妈妈不会有不适的感觉，而且这个步骤也不是绝对需要的。

会阴切开

会阴切开术是使用外科剪刀切开会阴，用来扩大产道以协助分娩的一种手术。 3

【补充说明】进行会阴切开时，一般都会先打局部麻醉药剂后再进行。切口可以从会阴后端以直线，或是从会阴中端以斜线方式剪。待胎宝宝与胎盘完全分娩出来后，再以外科缝合的方式修补。

哪些情况需要切开会阴

1. 胎宝宝出现窘迫迹象，需要尽快娩出胎宝宝。
2. 产程过长，需以产钳或是真空吸引方式来协助生产时。
3. 有难产状况，如臀位生产或是肩难产（胎宝宝肩膀卡住出不来）时。

孕36周 去做第九次产检吧

这个时候孕妈妈体重的增加已经达到高峰了，肚子很大、很沉，连肚脐眼都凸出来了，同时会感觉下腹坠胀，就好像胎宝宝快要出来了一样。胎宝宝的头部还比较柔软，小脑袋保持着变形的能力，可以随时根据孕妈妈产道的需要改变自己脑袋的形状。

DAY 246 B超检查是重点

这周孕妈妈将进行第9次产检。除了常规检查项目外，医生可能会为自己安排一次B超检查。

1. 常规产检项目

这周常见的常规检查项目包括血压、体重、宫底高度、腹围、胎心率、胎位、尿常规、胎心监护等，这些检查能让医生了解孕妈妈和胎宝宝的基本状况，以及分娩的身体条件。

2. 重点产检项目

B超是整个孕期检查的一项重要项目，孕晚期进行的B超检查对胎盘定位、羊水测量有重要意义。如果出现羊水过少、胎盘钙化、脐带绕颈等问题，对胎宝宝的影响会非常大，B超能及时发现、规避这些问题。

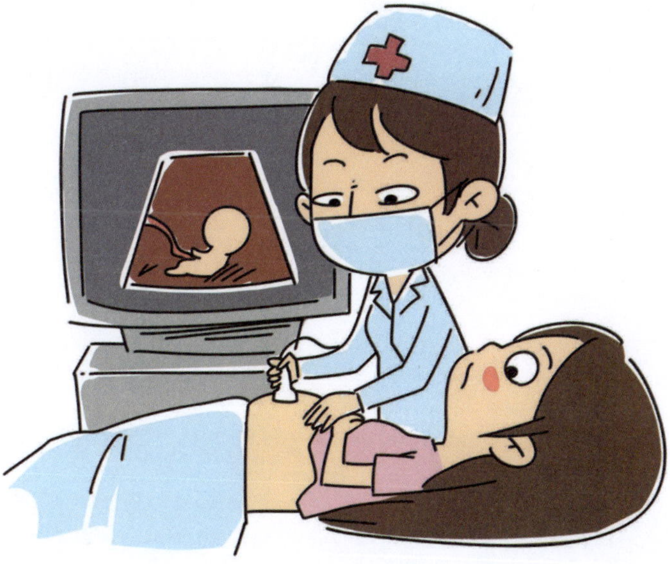

DAY 247 极力避免一些危险动作

离预产期越来越近了，生活中的一些简单动作都得小心谨慎些。一些危险动作更要避免，以免给胎宝宝带来不可逆转的伤害。

跷二郎腿

1

这个动作很可能会影响孕妈妈下肢的血液循环，而且还可能会挤到胎宝宝。坐着的时候，孕妈妈最好将双脚平放，也可以在座椅上加一个靠背缓解腰酸背痛等不适。

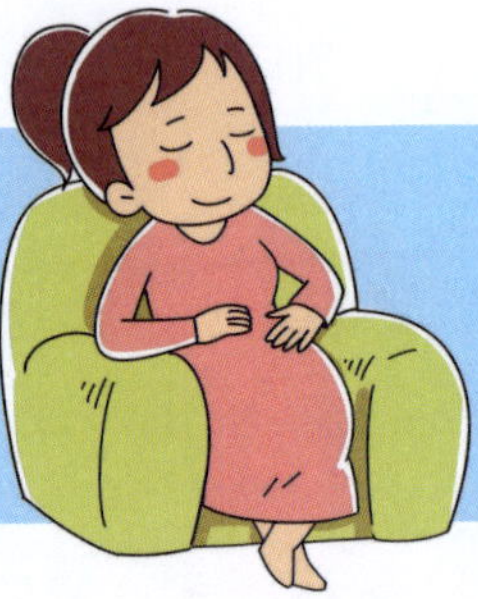

踮脚尖

2

孕妈妈肚子越来越大，行动不便，站在高处踮起脚尖去取高处的物品容易使身体失去平衡摔倒。而且，孕妈妈有可能被高处掉落的物体砸到。

如果孕妈妈需要拿高处的东西，最好叫家人或者朋友帮忙，要学会保护自己和腹中的胎宝宝哦！

提重物或抱小孩子

3

提重物或抱小孩子，都需要不少力气，还需要腰部来支撑，这会令孕妈妈腰酸；而且，小孩子如果比较调皮，容易踢到孕妈妈的肚子，身体还容易因失去平衡而摔倒。

长时间跪着或蹲着

4

孕晚期，孕妈妈若是喜欢跪着或蹲着干活，时间长了，不仅会对肚子造成挤压，孕妈妈起身的时候还容易出现晕眩感而导致站不稳。

突然弯腰

5

孕晚期，孕妈妈的肚子比较大，如果突然弯下腰去，腰部的受力突然过大，不仅会损伤腰部，还会挤压到胎宝宝，增加早产的风险。所以，临产前的孕妈妈尽量慢点儿活动，少弯腰。

DAY 248 脸上怎么会长黄褐斑呢

孕晚期，常见的面部色素沉着称为黄褐斑，由于它主要集中在鼻尖和两个面颊部，而且对称分布，形状像蝴蝶，也被称为蝴蝶斑。

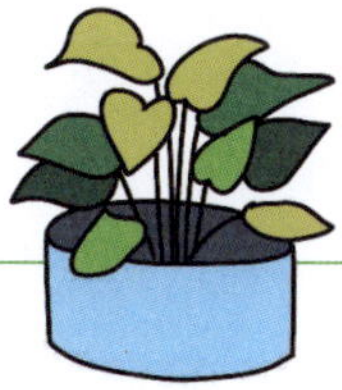

孕期长黄褐斑怎么办

一、孕妈妈应做好防晒，避免紫外线照射

1. 涂抹绿色安全的防晒霜，出门打伞、戴上墨镜、戴上帽子等。

2. 避免 10:00 ~ 14:00 这段时间出门，此时的紫外线最强。

3. 出门回家后要记得清洁皮肤，可以先使用卸妆乳，再用温和天然的洗面奶洗脸，否则防晒霜的残留物会伤害孕妈妈脆弱的肌肤。

二、这些食物可以消除孕晚期黄褐斑

1. 多吃一些富含维生素 C 的水果，例如，猕猴桃、西红柿、柠檬等，有效抑制黑色素的产生，加快新陈代谢。

2. 多吃豆制品和动物肝脏，这类食物富含维生素 E，有利于消除黄褐斑。

3. 多喝补血益气的汤水，比如猪蹄莲藕炖红枣、椰香芦荟煲乌鸡、当归黄芪羊肉汤、莲子桂圆炖老鸭等，让肌肤足够饱满滋润，进而消除或改善斑点肌肤。

当然，产后雌激素的分泌若是能恢复到正常水平，面部色素也会自行变淡，甚至消退。只有少部分孕妈妈的面部会留下一些很淡的痕迹，可以配合使用祛斑产品来淡化。

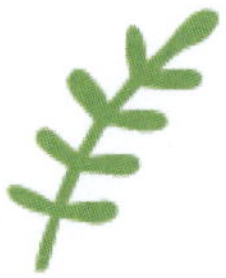

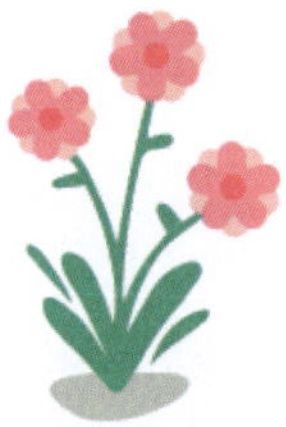

DAY 249 手指关节也在痛

在怀孕的不同阶段，孕妈妈的身体都会有不同程度的变化，有些变化还会让孕妈妈感觉很难受，比如不少孕妈妈在孕晚期连手指关节都会跟着痛起来。

手指关节痛的原因

1. 孕期雌激素与催乳素等的逐渐增加，往往会让孕妈妈的肌肉、肌腱的弹性以及力量发生不同程度的下降，关节囊和关节附近的韧带张力也跟着下降，进而引起关节松弛，造成手指关节或手腕关节疼痛。

2. 孕期血压升高，特别是孕晚期，心、肺、肾脏负担太重，往往容易引发水肿，这也使得局部出现明显的疼痛不适，尤其是肢端或关节痛。

3. 为分娩做准备，孕妈妈的内分泌使得关节、韧带急速松弛，俗称“开骨缝”。这会给孕妈妈带来诸多不适，其中就包括手指关节疼痛。

指关节疼痛的症状

1. 常见症状为手部麻木，并伴有刺痛感。

2. 少数孕妈妈还会感到拇指、食指、中指、无名指的前半截出现阵发性疼痛、麻木，有针刺或烧灼的感觉。

3. 严重的时候甚至会让手部丧失活动功能，无法做出抓握动作。

DAY 250 手指勤活动，缓解手指关节痛

孕晚期，手指关节痛只是暂时的毛病，在宝宝出生不久之后，痛感就会自动消失。平时做一做简单的小运动来预防并改善疼痛吧！

手指弯曲：将一只手手指弯曲，用另一只手的指尖往这只手手掌方向尽量靠近，再将整个弯曲的手指往下推向掌心方向。

其他小细节

1. 注意手指关节的保暖，尤其寒冷季节尽量不要接触冷水，涮洗用温水最佳。

2. 白天和夜里都尽量把手放到高一点儿的地方，保证血液回流。

DAY 251 补锌有利于自然分娩

孕晚期摄入富含锌的食物，可以提高自然分娩的概率，这在妇产科临床医学上已经得到了证实。这是因为锌可以增加子宫相关酶的活性，促进子宫肌肉收缩，帮助孕妈妈更快地将胎宝宝娩出。反之，缺锌会导致子宫肌肉收缩力减弱，加重孕妈妈自然分娩的痛苦，甚至无法自行娩出胎宝宝，需借助产钳、吸引等外力，甚至需要改为剖宫产。

富锌食物在这里

1. 海产品和动物内脏含锌量较多，孕妈妈可以多吃猪肝、海带、紫菜、牡蛎等。

2. 豆类中含锌也比较丰富，孕妈妈早餐可以喝黄豆浆、红豆浆、绿豆浆等。

3. 核桃、栗子等坚果也富含锌，孕妈妈当零食吃挺好，但别吃太多。

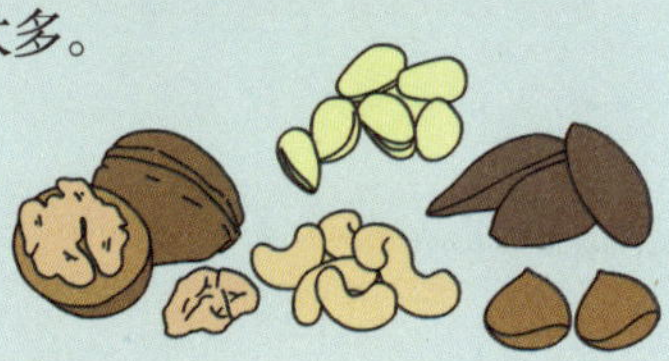

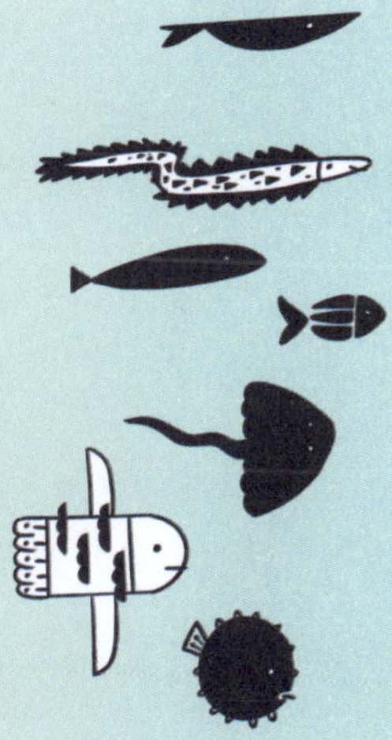

美食日志——核桃花生粥

材料： 大米200克，花生10～15粒，核桃仁3～5个。

调料： 白糖适量。

做法：

1. 将大米淘洗干净，花生、核桃仁用清水洗净。
2. 锅内放清水、花生、核桃仁，烧开后放入淘洗干净的大米，大火烧开后改小火煮30分钟左右，再加入适量白糖继续煮3～5分钟即可。

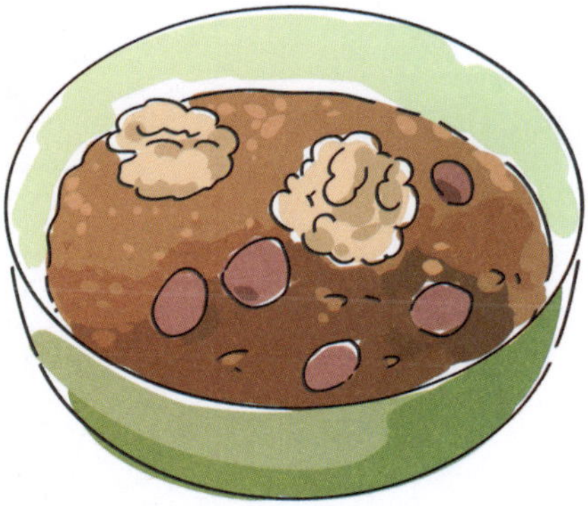

营养价值说： 花生和核桃不仅含有丰富的锌，给孕晚期希望自然分娩的孕妈妈助力，还富含对胎宝宝眼睛、大脑和神经系统发育有益的不饱和脂肪酸，为胎宝宝的健康助力。

DAY 252 提前商量好胎盘与脐带血的处理

关于胎盘和脐带血的处理，很多孕妈妈与准爸爸常在最后一刻才想起来，有的甚至不太了解胎盘和脐带血的相关知识。那么脐带血和胎盘到底应该怎么处理，孕妈妈最好提前考虑好，以免生产时紧张得来不及思考，之后有可能会后悔哦！

胎盘的处理

胎盘的营养相当丰富，有的地方会把胎盘直接制作成营养品来食用，有的地方则是自己带回家销毁。不管选择哪种方式，医院都会尊重孕妈妈和准爸爸的选择。

可是，有些人因为临时做的决定，带回家后也不知道怎么处理，很多都是埋在树下处理掉的。如果孕妈妈和准爸爸实在不知道怎么处理的话，建议还是交给医院统一处理吧，避免因为处理不当带来不好的影响。

脐带血的处理

脐带血是宝宝出生时，脐带剪断和结扎时，残留在胎盘和脐带中的血液。随着医学技术的进步，研究发现，脐带血的造血细胞有一定的分化能力，在一定程度上可以治疗白血病。所以现在很多孕妈妈和准爸爸也会选择保留脐带血，但是脐带血不是自己在家保留的。如果孕妈妈一旦决定的话，需要提前跟保存脐带血的相关机构取得联系，做好相关的沟通。如果提前储存好了脐带血，一旦孩子需要脐带血的时候，不用配型即可出库，而且使用后不会出现任何排异反应。

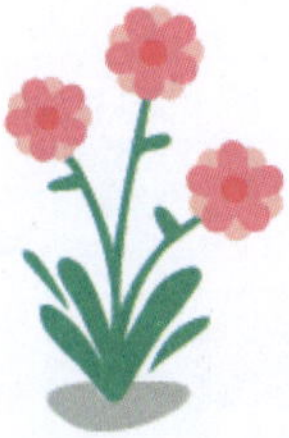

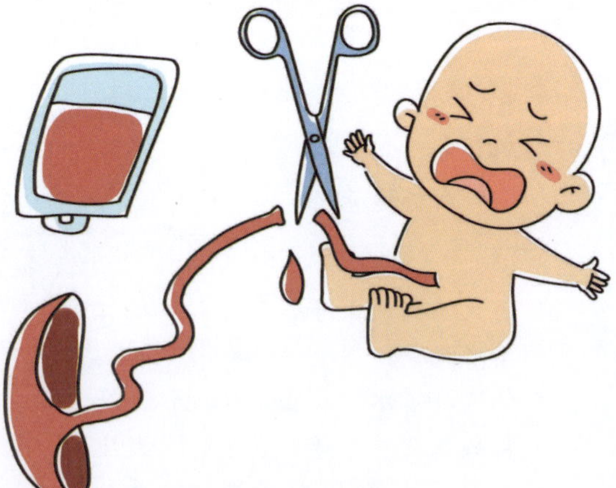

注意啦！ 并不是所有人都可以保存脐带血，脐带血经过检测后，确定没有任何问题才可以被保存起来。脐带血的保存是需要付费的，孕妈妈要提前做好准备并熟知哦！

孕10月

迎接新生命

孕妈妈： 预产期临近，孕妈妈的体重达到高峰，还会感觉下腹部的压力越来越大，肚子逐渐下坠，这就是“入盆”的表现，孕妈妈要做好随时分娩的准备。

胎宝宝： 胎长约为51厘米，胎重为3000～3500克。胎宝宝的手脚肌肉变得发达，骨骼变硬了。他身体里的各个器官已经发育完成，其中肺部是最后一个成熟的器官，但在宝宝出生后的几个小时内就能建立正常的呼吸模式了。

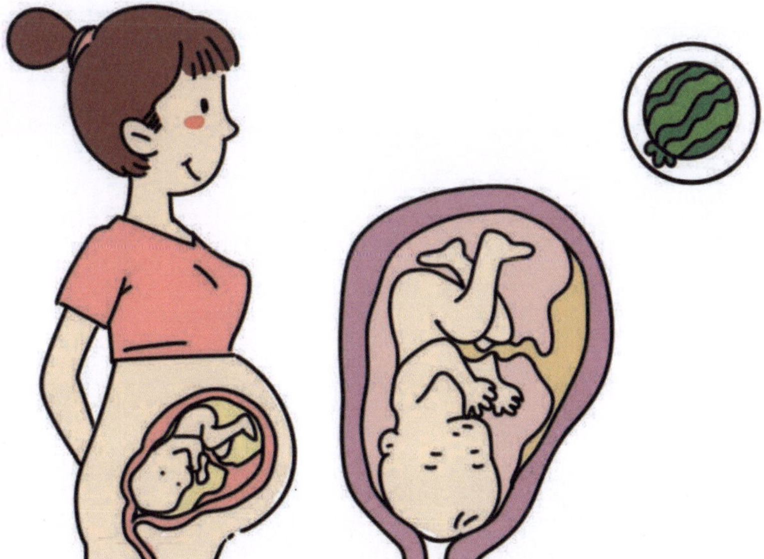

孕37周 宝宝已足月

终于熬到了孕期的最后一个月，孕妈妈可能迫不及待地想看到宝宝了。在这周里，孕妈妈要充分休息，密切关注身体变化，随时迎接生产的到来。

DAY 253 第十次产检：宫颈成熟度检查

本周将进行第10次产检了，并且别忘了，下周也要产检哦！除了常规的检查项目，还要做宫颈成熟度检查。宫颈成熟度是分娩前宫颈变软、缩短、消失及扩张的程度，是判断分娩时机的重要因素之一。

宫颈成熟度检查的作用

1. 宫颈成熟的过程有长有短，检查它的成熟度可以更加准确地判断分娩时间，避免突然分娩，发生意外。

2. 如果足月前宫颈已经过度成熟，可能有流产和早产的危险。如果已经足月了宫颈还不成熟，可能会导致过期妊娠、产程延长。所以，此时检查宫颈成熟度很重要。

3. 计划剖宫产的孕妈妈更需要检查宫颈成熟度，便于决定手术时间，一般从本周就可以开始检查了。

宫颈成熟度检查的方法

宫颈成熟度检查的方法主要有腹部B超、会阴检查法，但最常用的方法还是会阴检查法，怎么做呢?

医生会将自己的双手和孕妈妈的外阴进行消毒，再戴上无菌手套，检查宫颈的软硬、长度、位置、扩张情况以及先露部的位置等，最终确定孕妈妈是否临产。

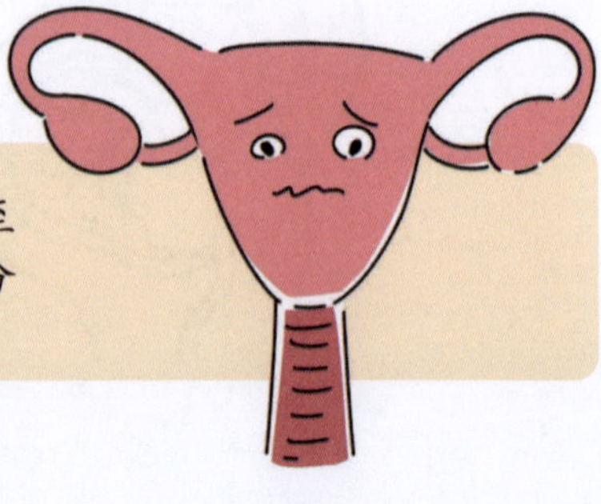

温馨提示

宫颈成熟度的检查可能会导致轻微出血，甚至还伴有些许疼痛，孕妈妈们要尽量放松，不要过分紧张。

DAY 254 孕妈妈怕疼，试试无痛分娩吧

分娩总是和疼痛紧密联系在一起。对于怕疼的孕妈妈，无痛分娩也是轻松度过难熬产程的一个不错方式。无痛分娩对产程无不良影响，还可以加速产程，相对安全，对孕妈妈和胎宝宝的不良作用小，药效快，操作还简单。

实际上，我们通常所说的“无痛分娩”，在医学上称为“分娩镇痛”，可以让孕妈妈不再经历疼痛的折磨，减少分娩时的恐惧和产后的疲倦，让她们在时间最长的第一产程得到休息，当宫口开全时，因之前积攒了体力而有足够力量完成分娩。

麻醉药物来镇痛

药物镇痛，就是用麻醉的方式缓解孕妈妈的疼痛，但孕妈妈仍能感觉到宫缩的存在，在无痛的环境下分娩胎宝宝。现在较为理想的麻醉镇痛方式是硬膜外麻醉。

虽然在麻醉后孕妈妈宫缩时仍有感觉，但疼痛会明显减轻，而且孕妈妈可以在整个产程中得到休息。到了第二产程，由于麻醉的影响，宫缩时孕妈妈没有向下排出的迫切感，而只有肛门和会阴部的坠胀感。由于腹直肌及肛提肌较为松弛，此时需要阴道助产的机会明显增多。因此，硬膜外麻醉阻滞止痛主要适用于有妊娠并发症的孕妈妈。

药物麻醉虽然能有效地缓解疼痛，但也有一些局限性，如有可能延长产程，需要注射催产素加强宫缩来加快产程。整个过程需要妇产科医生和麻醉师共同配合，全程监控。

实施无痛分娩的麻醉药物用量只有剖宫产麻醉药物用量的1/10，甚至更少。所以，无痛分娩在某种程度上而言，不仅对妈妈和宝宝不会造成什么影响，而且能使妈妈们在分娩的时候美美睡上一觉，直到子宫口开到八指时，妈妈们就会有足够的体力将宝宝在很短时间里分娩下来。

无痛分娩的特别提示

无痛分娩可以在很大程度上缓解分娩的疼痛，但并不是完全无痛，镇痛效果因个人体质有所差异。

无痛分娩虽好，却并不是人人都适合的，需要在妇产科和麻醉科医生认真检查后才能知道你是否可以采取这种分娩方式。

DAY 255 自然分娩有三大产程

医院里，每天都有小生命诞生。新生命的降临自然是值得庆幸的，真的很佩服那些与分娩产程做斗争的孕妈妈，只有你们坚强地挺过三大产程（剖宫产的孕妈妈除外），才能有新生命的开始。

第一产程

1. 初期：宫口开大 2 ~ 3 厘米，宫缩每隔 5 ~ 6 分钟 1 次，持续时间 30 ~ 50 秒，疼痛不太强烈。如果孕妈妈的羊水未破，可以下床走动，有利于胎位下降，分散宫缩阵痛；如果羊水已破，最好卧床，宫缩时用鼻子深吸一口气，再用嘴巴把气体呼出，尽量保持吸气量和呼气量均衡，缓解阵痛。

2. 后期：宫口开大 4 ~ 10 厘米，宫缩每隔 1 ~ 3 分钟 1 次，持续时间长达 60 秒左右，疼痛难以忍受。这时孕妈妈需要继续保持鼻吸气、嘴呼气的原则，并随着宫缩的增强或减弱来加快或放慢呼吸，缓解阵痛。

第二产程

此时宫口已经全开，宫缩也越来越强烈，阵痛间隔时间短且每次持续时间较长。这时，孕妈妈要配合医生或助产士，宫缩时用力，宫缩停止则休息。在宫缩开始时，要用力用鼻子吸一大口气，然后憋住气（尽量憋气 20 ~ 30 秒），听医生指挥，慢慢地随着宫缩用力向下使劲，就像用力排大便的感觉。呼气后马上大口吸气，再憋气，同时用力，至宫缩结束。

第三产程

生完宝宝后，医生会用力按压产妇的腹部，刺激子宫收缩，加快胎盘剥脱。而另一边，护士会帮忙清理宝宝的口鼻黏液，处理脐带，并进行常规检查。

宫口开大情况与痛觉关系

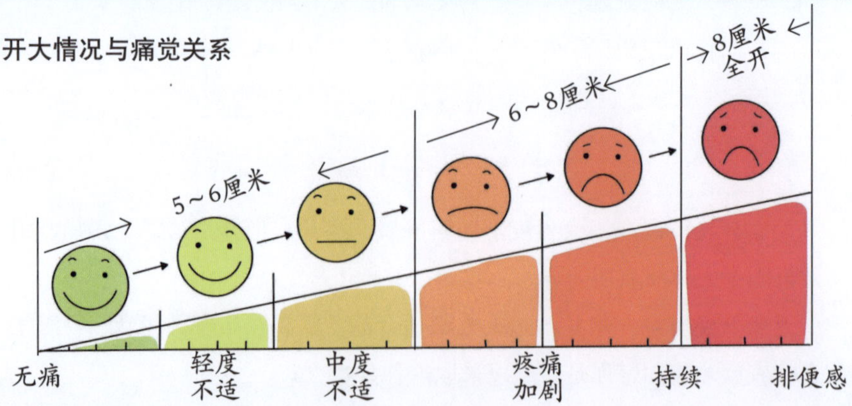

DAY 256 产程太慢，怎么办

生孩子需要多长时间因人而异，有的两三个小时就生下来，有的则要一两天。孕妈妈最害怕的就是产程太慢、太长，这到底是怎么回事呢？

产程太慢的原因

一般来说，分娩超过 24 小时为滞产，也就是产程太慢。这种情况的出现大多都是由多种因素造成的，比如孕妈妈过分紧张或害怕等心理问题，孕妈妈的体质差异、子宫收缩乏力、胎位不正、骨盆形状特别、骨盆内部体积不够大、骨盆曾经受过外伤等。

如何加快产程

【医生这么做】

1. 如果孕妈妈宫缩不强、羊水浑浊、胎头下降情况不太好，多半会选择人工破水来加快产程。

2. 催产素也可以加速宫缩、缩短产程，但要严格控制用量，避免过度刺激子宫。因为宫缩一旦变得太强、太频繁，容易使胎宝宝宫内缺氧。

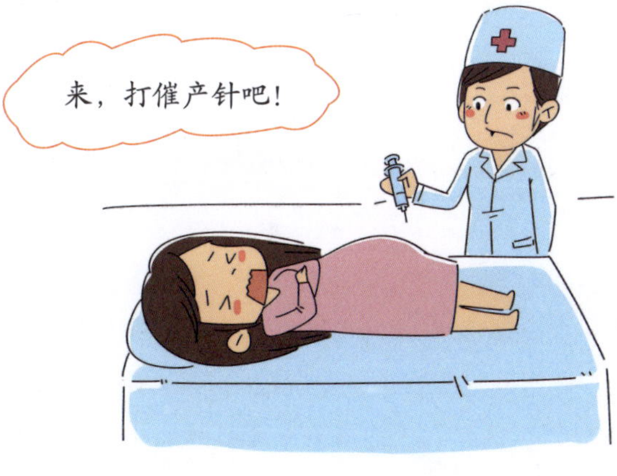

【孕妈妈这么做】

1. 保持直立的姿势，身体会同时受到多种力量的牵扯，比如子宫肌肉的收缩力、自身向下用的力和地球引力，这样宝宝更容易生出来哦。

2. 两腿分开，坐在瑜伽球上，轻轻晃动身体，减轻会阴承受的压力，促使子宫口快速打开。

DAY 257 必要时还得选择剖宫产

并不是所有孕妈妈都能顺产的，有时候剖宫产也是有必要的。孕妈妈千万不要以为剖宫产就不如顺产。毕竟在现代医疗条件下，剖宫产还是很安全的。因此，必须剖宫产时，孕妈妈及其家属最好积极主动地配合医生，安心地接受手术。

哪些孕妈妈需要剖宫产

⊙孕妈妈具有母体并发症或合并症，如心脏病、高血压、胎盘早剥、前置胎盘等。

⊙孕妈妈骨盆异常：骨盆较小、骨盆倾斜、骨盆狭窄、骨盆畸形等。

⊙胎宝宝为巨大儿：即胎宝宝体重较重，一般体重超过 4000 克为剖宫产的相对指征，超过 4500 克为绝对指征。

⊙胎位异常：胎宝宝横位、臀位等。

⊙胎宝宝宫内窘迫：胎宝宝缺氧。

⊙头盆不称：胎宝宝头部与孕妈妈骨盆大小不相称。

⊙多胎妊娠等。

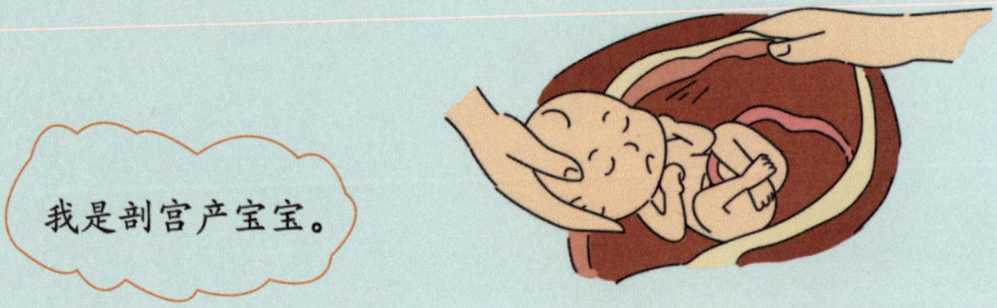

DAY 258 剖宫产前要做的准备

既然已经决定剖宫产，就需要事先做好准备，做到万无一失，确保手术的成功，同时保障孕妈妈与宝宝的安全。

1. 做好心理准备。孕妈妈要自己调节情绪，克服手术前的焦虑与不安。准爸爸也得正确引导并纠正孕妈妈的异常心理，安抚她的不安情绪，增强剖宫产的信心。

2. 做好身体准备。纠正贫血和出血倾向，维持水、电解质和酸碱平衡，改善营养状况和低蛋白血症，积极处理并发症等。

3. 做好入院手续准备。一般医院会要求孕妈妈提前一天住院，要按照医院要求办理入院手续，提前缴费。

4. 做好手术前的各项身体检查等。剖宫产手术前的半个小时孕妈妈需要做身体检查、插导尿管，同时会扎针输营养液、消炎液等。

5. 手术前禁食。孕妈妈在手术前 4 小时禁食、禁水，以免引起呕吐及反流，使胃部内容物误吸入气管内，导致机械性气道阻塞。

DAY 259 三大产程中应该怎么吃

自然分娩一般分为三个产程，第一产程是子宫颈扩张，这个阶段持续时间很长；第二阶段是胎宝宝娩出，宫缩阵痛最厉害；第三产程是胎盘娩出，时间较短。根据产程的不断进展，孕妈妈应该安排适宜的饮食，及时补充体力，保证顺利分娩。

第一产程：补充能量

第一次产程前期，每 5 ~ 6 分钟阵痛 1 次，每次持续 30 秒左右。这只是“战争”的开始，在接下来的分娩中可能只需要几个小时，也可能一天一夜甚至更长时间，需要消耗大量的体能。因此，孕妈妈必须趁宫缩间隙较长的时候正常进食，补充能量。

美食日志——荷包蛋挂面汤

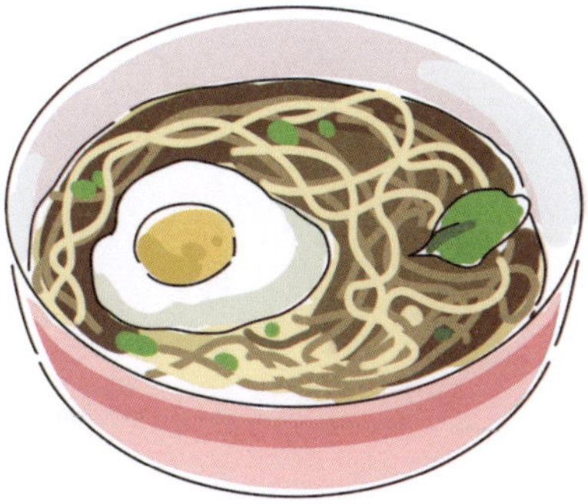

材料： 鸡蛋 1 个，西红柿 1 个，挂面 1 把，葱花适量。

调料： 盐、香油、香醋和植物油各少许。

做法：

1. 西红柿洗净，切块。
2. 油锅烧热，爆香葱花，放入西红柿爆炒至出汁，加入 1 碗清水烧开。
3. 水开后，磕开鸡蛋，从锅边滑入鸡蛋，待 1 ~ 2 分钟荷包蛋成型后，放入挂面继续煮开。
4. 待面熟时调入盐，滴入香醋，淋上香油即可。

营养价值说： 挂面最好是比较细的龙须面，这样更易于孕妈妈消化吸收，并迅速转变为能量。

第二产程：滑胎饮食

进入第二产程后，宫缩频繁强烈，体力消耗剧增。除了吃巧克力这种高能量的食物快速补充体能外，还可以多喝些滑胎易产的汤粥。

第三产程：补充体力

第三产程通常不会超过半小时，产妇一般不用吃任何东西。如果产程延长，可以喝一碗红糖水或者吃块巧克力以支撑体力。

孕38周 密切关注临盆征兆

这周，胎宝宝身上覆盖着一层细细的绒毛，大部分白色的胎脂逐渐脱落，皮肤皱纹逐渐消失，胎宝宝已经完全发育好了，他已经可以在孕妈妈的子宫以外生存啦！他随时都可能会出来，孕妈妈要做好准备，密切关注临盆征兆的出现哦！

DAY 260 第十一次产检：骨盆测量

不少孕妈妈已经开始担心自己能不能顺利生产了，在实际分娩过程中能不能顺产与多种因素有关，其中骨盆大小对分娩方式就有着重要意义。

骨盆大小与分娩方式的关系

孕妈妈的骨盆大小对分娩有着一定的影响。骨盆大，容易顺产；骨盆小，则建议剖宫产。当然，还得检查一下骨盆的形状，因为骨盆异常极易导致胎位异常或者头盆不称，甚至导致难产。

骨盆窄，极有可能造成生产时宝宝的头出不来，如果孕妈妈还强行顺产，医生可能会动用一些辅助性工具，比如产钳。所以骨盆窄，最好还是剖宫产吧。

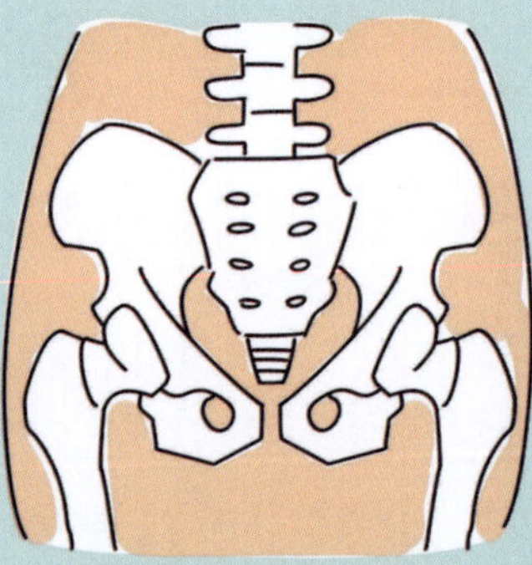

骨盆，原来长这样！

测量骨盆大小

【测量方法】

1. 孕妈妈仰卧在床上，两腿弯曲并用两手抱膝，使大腿贴近腹壁，并使臀部抬高，便于检查。

2. 医生戴手套，将中、食两指伸直轻缓地插入阴道，沿骶骨前面自下而上寻找骶岬，将指根部稍用力压向会阴。

【结果显示】 正常骨盆的骶岬不能触及，表示对角径大于11.5厘米。如果能触及骶岬，医生的中指尖端应紧紧接触骶岬，而将食指紧接于耻骨联合下方，并用另一只手的食指在该处做一标记，然后退出手指，测量标记至中指尖端的距离即为对角径的长度。

【测量时间】 怀孕28～34周时测量骨盆，37～38周时再做一次确认。

【注意事项】 整个过程的时间不长，但是会有一点痛，孕妈妈放松心情才能保证检查顺利进行。

DAY 261 这是要生宝宝了吗

怀胎十月，一朝分娩。大部分孕妈妈都会因为即将分娩而感到紧张和害怕，身体稍微有点不适，孕妈妈就会坐立不安，甚至慌乱不已，毕竟预产期并没有那么准确。那么，孕妈妈如何判断自己是否就要生产了呢？

突然变轻松

孕妈妈自觉上腹部轻松，呼吸比以前畅快，食欲大开，食量增加。

有些孕妈妈还会感觉下腹部沉重，伴有下坠感。

小便次数增多

随着胎宝宝的位置逐渐下降，孕妈妈的子宫也会慢慢向下移动。子宫会不断压迫孕妈妈的膀胱，使膀胱的容量变小，孕妈妈小便次数明显增多。

子宫频繁收缩

在开始前，子宫收缩不规则，随后会逐步转变为规律性宫缩，而且宫缩越来越强烈。根据产程的进展，有些宫缩会持续时间长达 1 分钟，宫缩的间歇期可以缩短到 1 ~ 2 分钟，还是规律性的，子宫收缩明显增加。

阴道流出清亮液体

孕妈妈阴道突然流出清亮的液体，说明孕妈妈体内的羊水已经破了，有时在这些液体中还会含有胎脂或者胎便，这种情况被称为胎膜破裂。

在发生破水之后，逐渐出现规律性宫缩，而且宫缩会一直持续到宝宝娩出。

阴道分泌血性黏液

有些孕妈妈在临产前会从阴道中排出少量的血性黏液，这种情况叫作见红。如果出血较多或者是鲜血的话，最好及时到医院待产。

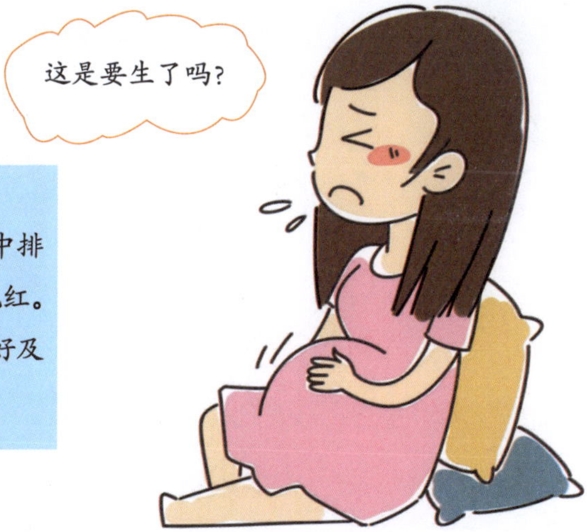

DAY 262 到了医院又被劝回是怎么回事

前一晚突然感觉腰部有点酸，而且腹部阵阵发硬发紧，有较强的坠胀感，以为快生了，便半夜赶去医院。但医生说还不能生，这是怎么回事呢？

其实，这种情况并不少见，大部分是因为孕妈妈还没分清假临产与真临产。

假临产：多发生在孕 36 ~ 40 周，有 5 大特征。

1. 腰部轻微酸痛。
2. 腹部阵发性发硬，有拉扯感。
3. 腹部坠胀，感觉胎宝宝在慢慢往下降。
4. 宫缩不规律，躺下休息就会消失。
5. 张力较弱，多发生在夜间。

真临产：也有 5 大特征。

1. 宫缩越来越密集，规律且剧烈。
2. 宫缩间隔时间短，子宫收缩持续 30 ~ 70 秒，子宫阵阵发硬，伴有疼痛与腰痛。
3. 张力大，疼痛越来越剧烈。
4. 即使变换位置或躺下休息，宫缩依然那么剧烈，没有减轻的迹象。
5. 子宫收缩的位置由腰部开始慢慢移到腹部。

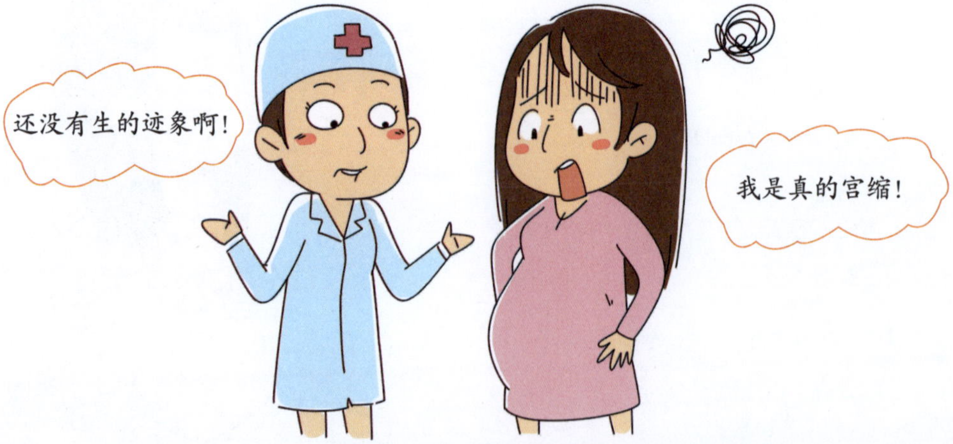

DAY 263 真临产到了，宝宝多久生出

宝宝多久生出，这是因人而异的，初孕妈妈一般为 10 ~ 16 小时，经孕妇是 6 ~ 8 小时。初孕妈妈宫缩间隔每 5 分钟 1 次就要去医院了，如果是经孕妇宫缩间隔每 10 分钟 1 次也得去医院了。

温馨提示

1. 正常来说，先有假临产，再到阵痛，再到破水，最后到分娩。

2. 当腹部有强烈的疼痛，没有缓和的迹象，也要立即去医院，这种情况有可能是胎盘早期剥离。

3. 有妊娠高血压、妊娠糖尿病、胎位不正、前置胎盘或突然头痛眼花的孕妈妈还是提前入院待产吧！

DAY 264 临产前不该吃这些

分娩时，医生多半会告诉孕妈妈：用力。孕妈妈此时若是掌握不好方法，很容易用力地排出大小便。这种情况不仅让孕妈妈尴尬，还苦了接生的医生与护士。所以，临产前最好在饮食上多注意点，有些东西还是不吃为妙。

1. 粗纤维多的食物：分娩前摄入过多粗纤维，比如杂粮、红薯、土豆、芹菜等，可能会产生较多的粪便。

2. 辛辣、气味重的食物：蒜、韭菜、辣椒、大葱等食物容易刺激胃肠道，引发腹泻，继而让分娩更加难堪。

3. 蛋白质含量过高的食物：过度摄入蛋白质，比如鸡蛋吃太多，会使孕妈妈胃肠道充盈或过度胀气，容易引起腹胀，严重影响产程的进展。

4. 油腻的汤：临产时，孕妈妈的胃肠道消化功能会下降，孕妈妈若是还在喝一些油腻的汤，可能会增加肠胃的负担，影响分娩的顺利进行。

DAY 265 分娩姿势，你会选哪个

即将分娩，孕妈妈想好用什么样的姿势分娩了吗？分娩姿势有没有好坏之分？

第一阶段的分娩姿势

◎**半躺**：在膝盖之间放一些枕头，可使孕妈妈更舒服。

◎**半坐**：坐在床上，靠着丈夫的胸口，一只脚提起来，可防止骨盆侧倾，也能帮助胎宝宝找到最好的出生体位。

第二阶段的分娩姿势

◎**仰卧**：孕妈妈平躺，两腿张开抬高。可依孕妈妈需求，调整床头的倾斜角度。

优点：帮助胎宝宝转换胎位，便于分娩。

缺点：

1. 仰卧时增大的子宫容易压迫静脉，使得流回心脏的血量减少，可能引发胎宝宝窘迫。
2. 骨盆的可塑性受到限制，产道较狭窄，增加难产的可能性。
3. 胎宝宝的重力失去原有的作用，导致产程延长，容易使孕妈妈乏力。
4. 孕妈妈外阴部容易发生撕裂。

◎**前倾跪式**：孕妈妈将手放在床上或者支撑物上，两腿分开。

优点：降低阴道撕裂或者进行会阴切开术的概率，有助于长期臀位的胎宝宝顺利分娩。

缺点：膝盖所承受的重力较大，时间过长可能会受不了，可放些抱枕、靠垫在膝盖和手下面垫着，使其舒服一些。

◎**站立式**：孕妈妈直立站着，可有人搀扶或手抓握栏杆等。

优点：

1. 直立姿势可以充分利用重力的作用，直接压迫子宫下段的宫颈部，从而使子宫收缩强而有力，有效地缩短第二产程。
2. 胎宝宝重力与产道方向一致，胎头在产道中可顺利旋转。

缺点：产程比较快的孕妈妈不适合此种分娩姿势。

DAY 266 了解产房，不要害怕

产房和手术室一样，属于半封闭科室，除医务人员外，其他人是不可以进入产房的。现在，就让我带孕妈妈一起“参观”产房吧！

产房的人员配置

◎**医生：**在孕妈妈进入产房的时候，会有1～2名医生陪伴在孕妈妈的身边，随时检查孕妈妈宫口大小、羊水多少等。等宝宝出生后，医生还会给宝宝做健康检查和评估。

◎**助产士或护士：**在分娩的过程中，助产士或护士会在旁边告诉孕妈妈如何呼吸、如何用力，直到宝宝成功娩出。

产房里的大小“机关”

◎**产床：**产床两边有扶手和脚踏板，当孕妈妈需要用力时，可以脚踩在踏板上，同时两手往上提扶手，这样能帮助孕妈妈把全身的力量都集中在下半身。

◎**产钳：**当孕妈妈出现难产时，医生会用产钳小心地将宝宝夹出来。

◎**硬膜外穿刺包：**无痛分娩装置，麻醉师注射麻醉药物时使用。一般情况下，当宫口开到2～3指时，麻醉师就会给孕妈妈注射麻醉药物。

◎**婴儿辐射台：**宝宝娩出后，医生会将宝宝抱到辐射台上，让助产士或护士做一些常规处理，例如，给宝宝擦拭全身、吸羊水、消毒、处理脐带、测量身高和体重等。

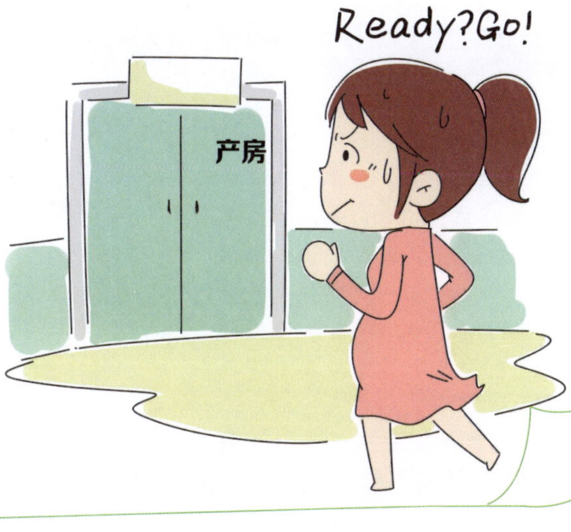

◎**负压吸引器：**宝宝成功娩出，如果体内有羊水或黏液残留，需要用负压吸引器进行处理。

◎**吸氧装置：**在产床和婴儿辐射台旁边的床上，都会安装吸氧装置，便于突发情况时使用。

孕39周 学学镇痛的方法吧

现在出生的胎宝宝就是足月儿啦，但他现在还在继续长肉，这些脂肪储备将有助于宝宝出生后的体温调节。孕妈妈每天要适当运动，再学学镇痛方法，有利于顺利分娩哦！

DAY 267 第十二次产检：血压测量

孕妈妈的每一项产检都很重要，接近预产期了，血压仍然每次都得坚持测量哦！孕妈妈本就是特殊人群，血压的高低无论是对自己还是对胎宝宝都有影响。临近分娩，血压更不可以过高或者过低。那么，临产前孕妈妈的血压多少才正常呢？

正常的血压：收缩压 < 130 毫米汞柱，舒张压 < 85 毫米汞柱。

理想血压：收缩压 < 120 毫米汞柱，舒张压 < 80 毫米汞柱。

正常高限：收缩压 130 ~ 139 毫米汞柱，舒张压 85 ~ 89 毫米汞柱。

低血压：一般成人肱动脉血压 < 90/60 毫米汞柱。

特别说明

1. 血压的通常记录形式为两个数字，例如 140/80 毫米汞柱。医生或护士更加关注第二个较小的数字，即舒张压。

2. 年轻的、身体健康的女人平均血压在 180/70 ~ 120/80 毫米汞柱。但对孕妈妈来说，如果平时正常，但在一周内 2 次或更多次高于 140/90 毫米汞柱，就需要着重检查是否已经患有先兆子痫。

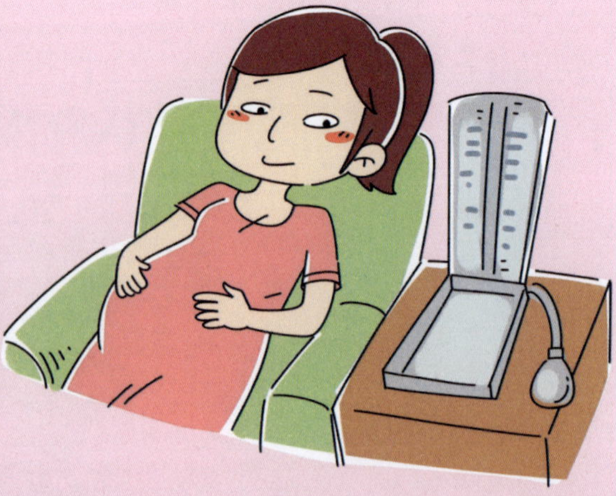

3. 偶尔一次血压异常并不能代表什么，心情稍微平静后可以再测量 1 次。

DAY 268 产前见红，要冷静

子宫收缩，子宫颈管逐渐扩张，子宫颈里的黏液与子宫颈管壁少量出血混合在一起，便会形成“见红”。可见，见红其实就是子宫颈管扩张的信号，也是临产的可靠信号。

产前见红的症状

1. 茶褐色、粉红色、红色都是可能出现的颜色。
2. 出血量明显比生理期的出血量少。
3. 一般在阵痛前24小时出现，但因人而异，也有孕妈妈在1周前就反复出现见红的情况。
4. 混合黏液流出，质地黏稠。

如何区分出血和见红

1. 是否能马上止住。出血后1～2天内还没有停止，就要尽早去医院做检查，看是否是其他原因引起的。

2. 是否疼痛。如果疼痛十分强烈，可能有特殊情况，马上去医院检查，如果不能动要叫救护车。

3. 是否是黏糊糊的状态。见红时流出的血混合着黏液，而出血不混合黏液。

4. 出血量是否很多。如果比月经出血量多，并且用卫生巾的量比平时多的话，就要马上和医院联系。

总之，孕妈妈出血后，在1～2天内若是没有什么新的情况，就不用过分担心，多半不要紧。如果出血不能止住，并且在出血的时候伴随着规律性阵痛，最好立即去医院。

见红后，孕妈妈应该马上到医院检查胎心以及羊水是否正常。如果羊水正常，只是有少量血丝，还不是临产征兆，没有必要住院，孕妈妈回家观察就可以了。如果羊水不正常，就需要住院待产了。

DAY 269 见红多久会出现宫缩

见红就是流血的意思，在快要分娩的时候有些孕妈妈会先见红，有些孕妈妈会先破水，还有些孕妈妈会有宫缩的感觉。那么，见红后多久会宫缩呢?

有一些孕妈妈在见红后马上就会宫缩，且生产也比较快。

但有些孕妈妈见红后宫缩并不规律，这多半也表示胎宝宝还不着急出生。

甚至，有些孕妈妈见红后并没有宫缩，可能胎宝宝只是已经碰到了孕妈妈的血管，导致破裂，继而出现少量出血，但还没有准备好出生。

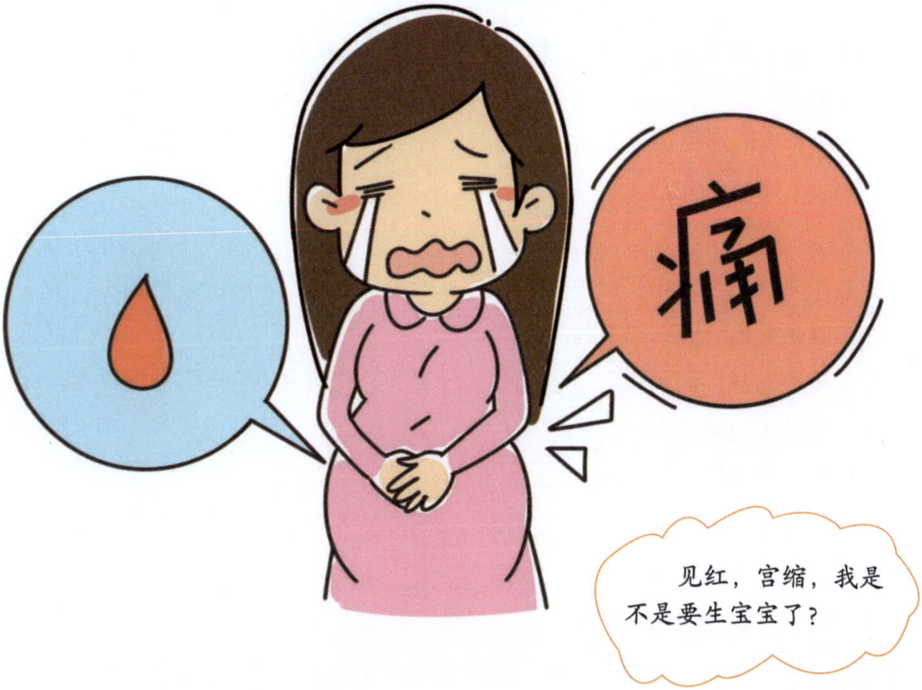

DAY 270 羊水破了，多久生出宝宝

羊水破了，说明胎宝宝将要出生了。如果此时不及时分娩，胎宝宝会因为缺氧而发生危险，所以一旦破水要及时去医院生产。但是破水后的情况也不相同，是否立即分娩还要根据羊水流失的情况由医生进行判断处理。

通常来说，孕妈妈在羊水破裂后的 24 小时内就会临产，12 个小时之后就要使用抗生素，防止胎宝宝与孕妈妈出现感染的情况。如果 24 小时后还没有分娩的迹象，就要使用催产素进行催产。但催产素不可以一直使用，如果超过 3 天还没有分娩，就要选择剖宫产了。

DAY 271 运用拉梅兹呼吸法，减轻阵痛

孕妈妈们最难熬的就是分娩，那种撕心裂肺的痛让每个当妈的女人都毕生难忘。研究表明：呼吸可以分散注意力，可以在分娩时使用，有助于减轻产痛。这就是著名的“拉梅兹分娩呼吸法”，具体有5个步骤。

Step1

胸部呼吸法。阵痛5～20分钟1次，每次疼痛30～60秒。宫缩时，孕妈妈用鼻子深深吸一口气，随阵痛开始吸气、吐气，反复进行至阵痛停止，恢复正常呼吸。

Step2

嘻嘻轻浅呼吸法。阵痛2～4分钟1次，每次疼痛持续45～60秒。宫缩强烈时，孕妈妈用嘴巴轻轻吸入一小口空气，保持轻浅呼吸，让吸入及吐出的气量相等，呼吸完全用嘴，保持呼吸高位在喉咙，就像是在发出“嘻嘻”的声音。

Step3

喘息呼吸法。阵痛1～1.5分钟1次，每次疼痛持续30～90秒，产程最激烈、最难控制的阶段。孕妈妈先将空气完全排空，深吸一口气，紧接着快速做4～6次的短呼气，就像在吹气球，比嘻嘻轻浅式呼吸还要更浅，可根据宫缩的程度来调解速度。

Step4

哈气运动。此时医生或助产士会叮嘱孕妈妈不要太用力，避免会阴撕裂，等待宝宝自己挤出来。阵痛开始，孕妈妈先深吸一口气，接着短而有力地哈气，如浅吐“1、2、3、4”，接着大大地吐出所有的“气”，就像在吹一个很费劲的东西。

Step5

用力推。此时宫颈全开了，助产师也要求孕妈妈在即将看到宝宝头部时，用力将宝宝娩出。孕妈妈此时要长长吸一口气，略抬头，憋气，用力使肺部的空气压向下腹部，完全放松骨盆肌肉。需要换气时，保持原有姿势，马上把气呼出，同时马上吸满一口气，继续憋气和用力，直到宝宝娩出。当胎头已娩出产道时，孕妈妈可使用短促的呼吸来减缓疼痛。

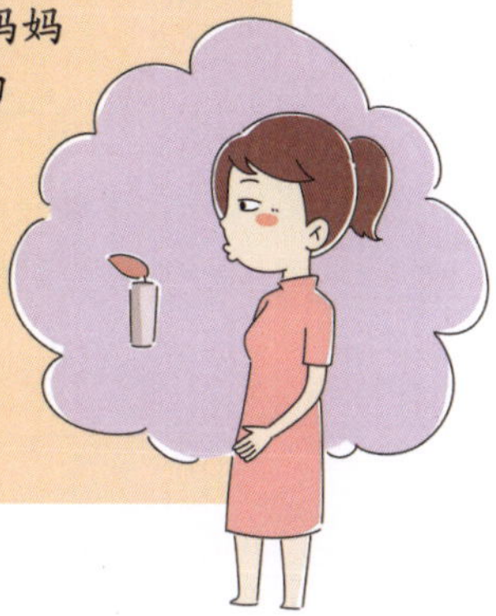

DAY 272 还可以这样缓解产前阵痛

产前阵痛是孕妈妈与胎宝宝之间复杂而又默契的互动结果，胎宝宝的小脑袋越向下坠，给子宫口造成的压力越大，孕妈妈会越痛。脑垂体接收到这个信号就会释放出更多令人疼痛的激素，激素一旦被发动，子宫收缩就算可以被控制减速，也无法让其停止了。除了呼吸法，孕妈妈还能拿产前阵痛怎么办呢？

1. 小声呻吟

为了尽快顺利地把宝宝生出来，分娩疼痛时尽量不要大喊大叫。当然，如果孕妈妈疼得实在受不了，小声地呻吟也是可以的。

2. 下床走走

一般阵痛来临时，孕妈妈都只是躺在床上呻吟或喊叫。也许是由于疼痛太厉害，让孕妈妈没工夫管别的事儿。其实，只要孕妈妈还没有进入产房，就可以适当下床走动，因为站立比躺着更容易让宝宝下降。

3. 轻轻按摩

如果孕妈妈实在不想动或不想下床的话，准爸爸不妨在孕妈妈呼吸的时候配以正确的按摩，减轻妻子的疼痛不适。

4. 拳头压迫

如果孕妈妈此时的腰部感到极度不适，不妨将手握成拳头，轻轻压迫腰部或耻骨联合处，暂时能感觉舒服点。

5. 给予抓握的实体

可以为孕妈妈提供温暖、柔软的东西，如手、枕头、被子或有护垫的床栏等，这可让孕妈妈感到有所依靠，可有效地帮助孕妈妈发泄，转移痛感，也可帮助孕妈妈维持清醒，进行自我控制。

6. 和准爸爸说说话

一般在进入产房之前，家人是可以陪伴着孕妈妈的。孕妈妈如果疼痛得厉害，可以试着转移自己的注意力，不要总惦记阵痛，和准爸爸多聊聊天，说自己感兴趣的或你们彼此生命中那些重要的时刻。

DAY 273 意想预产法：平安顺产

并不是所有孕妈妈都会在预产期内顺利分娩，或许会推迟 1 ~ 2 周。日渐临近分娩让孕妈妈感到有些紧张，不妨试试意想胎教吧！

摆出舒服的姿势，全身放松，想象最令人愉悦和安定的场景，沉浸在美好的想象之中，格外珍惜腹中宝宝，以博大的母爱关注着宝宝的变化。胎宝宝通过感官得到这些健康、积极、乐观的信息，这便是最好的胎教过程。

意想预产法

孕妈妈既可以选择在室内进行意想预产胎教，也可以在大自然中找块空地进行。

1. 在心里祈求平安和顺产时，坐下来，放松全身及呼吸。

2. 后腰部挺直伸展，两腿盘起，双手自然放在膝盖上。

3. 深吸气，将深深吸入的空气聚集在肚脐下面，然后慢慢呼出去，如此反复。

4. 听着舒缓的音乐或者沉浸在美好的回忆里进行冥想。

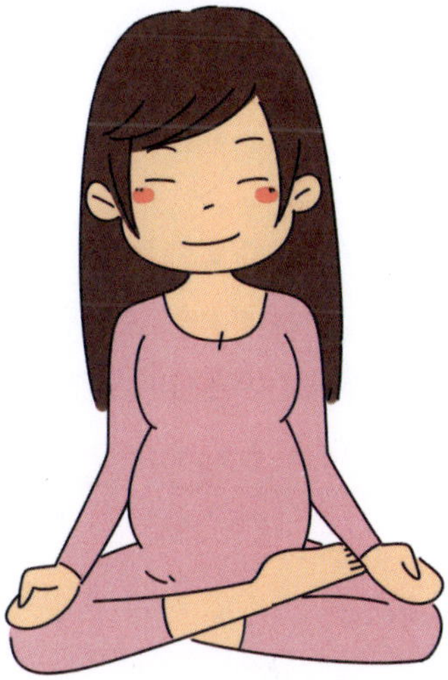

结合分娩过程意想

孕妈妈想象一下：产程已经开始了，自己正躺在舒适的产房里，全身放松，慢慢呼吸，把全部的注意力放在呼吸上。

阵痛开始了，子宫颈张开，宝宝将从子宫里出来了，调整呼吸。

现在有点痛了，但还是能接受的，孕妈妈要暗示自己：宝宝正在给妈妈发见面的讯息哦。这时，自己可以在心里默默地告诉宝宝：妈妈的全身器官都在为他的出生而努力。

然后放松，子宫颈张开得更大了，宝宝的头这时已经出来了，再次调整呼吸，慢慢地，妈妈把宝宝挤出了产道，宝宝的大部分身体已经出来了，再等等，宝宝顺利地来到了这个世界。

孕40周 迎接小宝贝的到来

孕妈妈终于可以看到小宝贝了，时刻准备入院迎接他的到来。本周，胎宝宝的内脏和神经系统功能已经健全，手脚肌肉发达，脑细胞发育基本定型。如果过了预产期，肚子还没有动静，请及时去医院检查，防止过期妊娠哦！

DAY 274 最后一次产检：胎心监护

已经到了预产期，通常胎宝宝会在这一周出生，但也有些胎宝宝会推迟 1 ~ 2 周才出生，孕妈妈一定要留心自己的身体变化，同时要勤去产检。这一周的产检也是非常重要的，胎心监护是重点检查项目哦！

常规产检项目：

这周检查的常规项目有血压、体重、宫底高度、腹围、胎心率、胎位、尿常规等基础检查。

临产期的常规项目检查有利于医生更好地了解孕妈妈的身体状况以及胎宝宝的发育情况，为接下来的分娩做好准备。

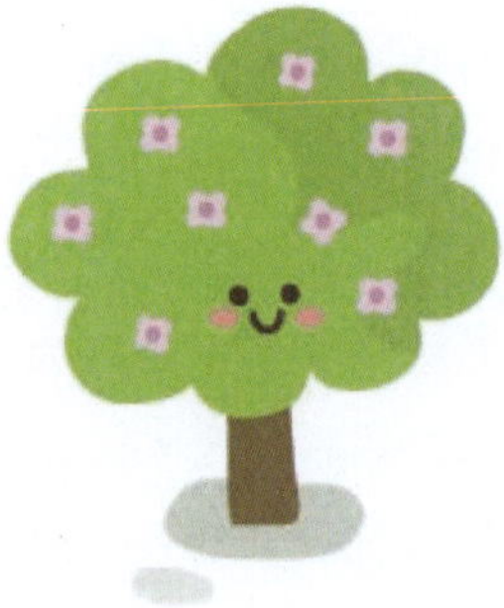

重点产检项目：

胎心监护是这周产检的重点。临产时子宫收缩可降低子宫胎盘循环血量，影响母胎间血气交换，每一次宫缩，胎宝宝都要接受缺氧的考验。

临产时进行胎心监护能及时发现胎儿窘迫现象，积极处理，比如通过吸氧或改变体位等，使缺氧状态得以改善，可以降低新生宝宝窒息的概率和死亡率。

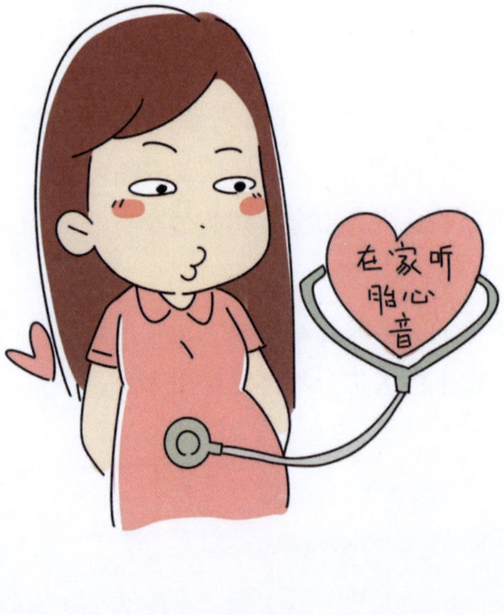

DAY 275 助产运动练起来

一般来说，阵痛开始后，孕妈妈最好还是多走动走动或做一些助产动作，保持身体的直立，能够借助地心引力，确保充足的血液流向胎盘，为即将进入“战斗”的胎宝宝提供更多的氧气。

凯格尔锻炼

1

孕妈妈做凯格尔锻炼，可以锻炼盆底肌，有利于增强会阴与阴道的肌肉弹性及张力，从而减少产道撕裂伤，避免分娩时大小便失禁及产后尿失禁，还能促进盆底肌的产后恢复。

孕妈妈站着，有意识地收缩骨盆底肌肉，缩紧会阴部并向上提拉肌肉，就像努力憋尿一样。每次收缩肌肉几秒钟后再放松，然后再收缩、再放松，如此反复。重复 5 ~ 10 次为 1 个小节，每天坚持做 3 ~ 4 个小节。

爬楼梯

2

待产时，不妨多爬爬楼梯，有利于宝宝入盆，促进顺产哦！

但是，临产时孕妈妈最好不要一个人去爬楼梯，以免发生意外。

当然，如果孕妈妈身体太沉，也可以让准爸爸扶着你爬楼梯。另外，散步同样能帮助胎宝宝入盆。

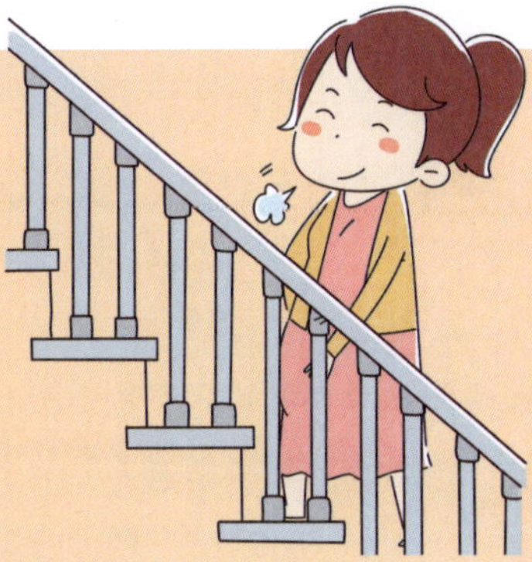

压腿运动

3

孕妈妈要将一只脚放在比较稳固的床上，使身体前倾，形成压腿姿势。在宫缩到来时，就摇晃臀部。这样，当一条腿抬高时，骨盆也会相应地打开，胎宝宝下降的空间也会变得宽敞些。

身体前倾运动

4

在桌子或床上，放一个枕头，并将身体向前倾，随意地趴靠在枕头上。当宫缩来的时候，孕妈妈就开始摇晃臀部。

DAY 276 过了预产期，要不要打催产针

胎宝宝“留级”了，医生说到 42 周仍然没有动静就用催产针，再拖下来胎盘老化会影响胎宝宝的生长发育。可是催产针会不会让胎宝宝发生不良反应，也许胎宝宝还没长到时候，他出生会不会营养不良、发育不全呢？

过期妊娠的危害

预产期超过 2 周还未有分娩征兆，在医学上称为过期妊娠。过期妊娠危害有 3 方面。

1. 母体胎盘老化，羊水量减少，胎宝宝无法从母体的胎盘吸收更多的营养物质，还可能因为羊水减少而出现缺氧、胎心变慢等情况，严重时甚至可能出现死胎、死产。

2. 缺氧引起胎宝宝肠胃蠕动增加，排出胎便造成羊水污染，胎宝宝吞入有胎便的羊水容易造成窒息或肺部感染。

3. 胎宝宝颅骨硬化，不宜顺产，甚至有些胎宝宝因为不再生长而变成皮肤褶皱、身体瘦长的“小老人”。

催产针到底是什么

医生所说的催产一般是指药物催产，主要使用催产素（缩宫素）和前列腺素制剂对孕妈妈进行催产。催产素通过静脉注入孕妈妈体内，前列腺素制剂则是通过阴道给药。

这些药物可以诱发或增强子宫收缩，从而达到催产的目的。

催产素对孕妈妈的影响一般可以忽略不计，正规医院在使用催产素的过程中会对孕妈妈和胎宝宝进行严密监护，一般不会对胎宝宝产生影响。

DAY 277 打催产针的注意事项

打催产针虽然对胎宝宝没有什么副作用，但还是不能大剂量使用，否则可能会引起孕妈妈脉搏加快、血压升高或呕吐等反应，还有可能引起子宫收缩过强，导致胎宝宝缺氧或吸入胎便。那么，使用催产针需要注意哪些问题呢？

1. 每 15 分钟做 1 次胎心监测，及时了解胎宝宝对宫缩的耐受情况。

2. 先用空白液体开放静脉，再加催产素，开始小剂量滴注，根据孕妈妈宫缩情况逐渐加大液体的速度或浓度，并时刻关注孕妈妈和胎宝宝的耐受情况。

3. 出现强直宫缩，需要立刻停药，及时监测胎心，同时孕妈妈还得吸氧。

4. 规律宫缩超过 4 小时仍无分娩征兆，停药休息，第二天再重新评估。

DAY 278 会阴侧切不会影响夫妻生活

会阴侧切在很多孕妈妈眼中是恶魔一般的存在，光想想要用剪刀把自己身上那么敏感的位置剪开就令人心惊胆战。

但其实，会阴侧切其实是一种保护性手术，可以避免会阴被自然分娩时胎宝宝的头部撑得四分五裂，还能帮助胎宝宝轻松娩出。

不少孕妈妈可能现在就开始担心，会阴侧切这个小手术会影响今后的夫妻生活。实际上，只要会阴切开的伤口比较平整，修补后没有愈合不良的瘢痕，之后的性生活也不会出现问题。

会阴侧切后护理有道

1. 保持正确的卧姿，如左侧切应采取右侧卧位或仰卧位，以免恶露污染伤口。

2. 保持外阴清洁、干燥，及时更换卫生巾，24 小时内让护士为你做会阴冲洗 2 次。如厕后，如有条件应使用流动水冲洗会阴；便后擦拭时应从前向后擦，以免污染伤口。

3. 早期坚持做缩肛运动，促进盆底组织、会阴组织及产道的恢复。

在伤口缝合时阴道口是用肠线缝合的，不用拆，有的孕妈妈以为线没拆干净。其实，当肠线吸收到一定程度时，线就会松，孕妈妈在清洗外阴时轻轻将线拉出就可以了。

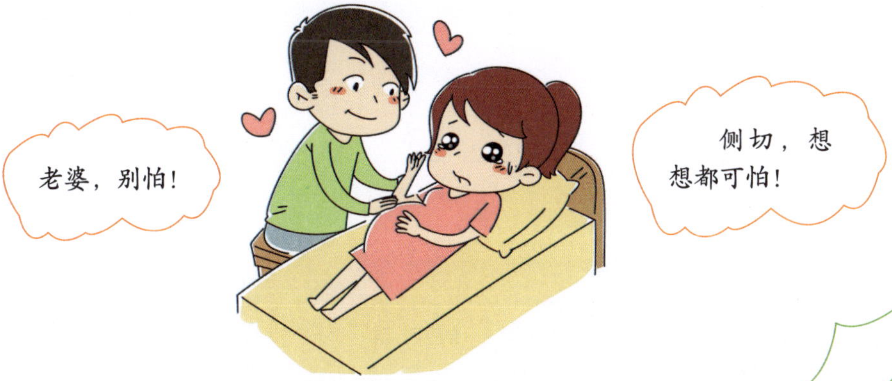

DAY 279 分娩时怎么会大出血呢

分娩时大出血，俗称产后大出血，是指胎宝宝娩出后 24 小时内出血量超过 500 毫升。这是分娩期的严重并发症，也是产妇死亡的最主要原因。

分娩大出血的原因

1. 宫缩乏力。这是分娩大出血的最常见原因。羊水过多、巨大儿、多胞胎等造成子宫扩张太大，或者产程过久造成子宫乏力，进而诱发大出血。

2. 产妇产道损伤。胎宝宝过大、产道明显水肿、静脉曲张、急产、上胎为剖宫产这胎尝试自然分娩者，容易出现产道裂伤，进而大出血。

3. 胎盘滞留。胎盘部分残留和胎盘粘连或植入，也会造成分娩大出血。

4. 产妇存在凝血功能障碍。

DAY 280 分娩时大出血如何护理

要保障母胎的生命安全，必须有效预防分娩大出血。

分娩时大出血医生的基本对策

第一产程出血：医生和助产士要对产妇进行宣教，让其以平和的心态迎接分娩的到来，同时可在阵痛间隙多进食碳水化合物，补充能量，必要时给予镇静剂和导尿，减轻膀胱压力。

第二产程出血：根据产妇的宫缩情况考虑是否加用缩宫素，并严密监护，正确指导其进行用力和呼气，避免因急产造成产道损伤。

第三产程：胎宝宝娩出后，立即给产妇静脉滴缩宫素，20 分钟未娩出胎盘者则根据具体情况给予其他药物，并进行人工剥离胎盘术。如果出血过多要立即进行清宫术。

分娩时大出血护理措施

1. 产程结束后，常规导尿，产后 2 小时严密观察出血情况及宫缩、膀胱充盈情况，根据产妇具体情况给予饮食，补充体力。

2. 嘱咐产妇注意会阴部卫生，预防产褥期感染；鼓励母乳喂养，可以刺激子宫收缩，有利于子宫恢复。